◆ 医学临床诊疗技术丛书 ◆

妇产科疾病临床诊疗技术

贾晓玲　宋立峰　林森淼　主　编

U0206023

中国医药科技出版社

内容提要

本书较为系统、全面地介绍了妇产科疾病的诊断方法和治疗技术，包括疾病的临床表现、辅助检查、诊断、鉴别诊断和治疗等方面的知识，并结合临床实际，重点介绍了诊断和治疗上的临床经验，以及如何做好病情记录、医患沟通等方面的方法与要求。本书立足临床实践，内容全面翔实，重点突出，是一本实用性很强的妇产科疾病诊疗读本。适合妇产科专业人员以及基层医务工作者阅读。

图书在版编目（CIP）数据

妇产科疾病临床诊疗技术/贾晓玲，宋立峰，林森森主编.
—北京：中国医药科技出版社，2017.6
（医学临床诊疗技术丛书）
ISBN 978 – 7 – 5067 – 8595 – 2

Ⅰ.①妇…　Ⅱ.①贾…　②宋…③林…　Ⅲ.①妇产科病—诊疗　Ⅳ.①R71

中国版本图书馆 CIP 数据核字（2016）第 191231 号

美术编辑　陈君杞
版式设计　郭小平

出版　中国医药科技出版社
地址　北京市海淀区文慧园北路甲 22 号
邮编　100082
电话　发行：010 – 62227427　邮购：010 – 62236938
网址　www.cmstp.com
规格　787×1092mm ¹⁄₃₂
印张　12⅜
字数　277 千字
版次　2017 年 6 月第 1 版
印次　2017 年 6 月第 1 次印刷
印刷　北京昌平百善印刷厂
经销　全国各地新华书店
书号　ISBN 978 – 7 – 5067 – 8595 – 2
定价　**36.00 元**

编 委 会

前　言

　　为了在广大临床医师中普及和更新妇产科疾病诊断及治疗知识，满足妇产科相关专业人员的临床需要，促进广大临床医师在临床工作中更好地认识、了解相关疾病，从而正确诊断与治疗疾病，并最终提高临床疾病的诊断率与治愈率，编者在参阅国内外相关研究进展的基础上，结合临床经验编写此书。

　　本书涉及妇产科临床中各种常见疾病，内容包括妇产科临床工作中遇到常见疾病诊断和治疗的要点。对每一种疾病的诊疗过程进行了清晰阐述，包括临床表现、辅助检查、诊断、治疗方案和临床经验。同时，妇产科的医疗活动具有高风险性，医疗纠纷发生率呈现上升趋势。为此，本书重点突出诊断和治疗处理上临床经验介绍，把有丰富临床经验高年资医师的临床思维方法和经验介绍给年轻医师。在临床经验介绍中，书中特别强调了如何做好病情告知、医患沟通等方面的问题，帮助年轻医师更好地构筑和谐医患关系。

　　在本书编写过程中，得到了多位同道的支持和关怀，他们在繁忙的医疗、教学和科研工作之余参与撰写，在此表示衷心的感谢。

　　文中不足之处望广大读者诚恳赐教。

编者

2017 年 5 月

目　录

第一章

妊娠病理 ◆◆◆

第一节 流 产

妊娠于 28 周前终止，胎儿体质量不足 1000g，称为流产（abortion）。妊娠不足 12 周发生流产者称为早期流产，发生于 12 周至不足 28 周者称为晚期流产。按流产的发展过程分为先兆流产、不全流产、难免流产和完全流产。胚胎在子宫内死亡超过 2 个月仍未自然排出者称为过期流产。自然流产连续 3 次或 3 次以上者称为习惯性流产。

早期流产的原因多数是遗传因素（如基因异常），其次为母体因素（如孕妇患急性传染病、胎儿感染中毒死亡、黄体功能不足等），此外母儿双方免疫不适应或血型不合亦可引起流产，晚期流产则因宫颈内口松弛、子宫畸形等因素所致。

【诊断】

（一）临床表现

1. 先兆流产 妊娠 28 周前出现少量阴道出血和（或）轻微下腹疼痛或腰酸下坠感，无破水及组织排出，妊娠反应持续存在；检查宫口未开，胎膜未破，子宫大小与停经月份符合；妊娠试验阳性；B 超显示有孕囊及胚芽，孕 7 周以上者有胎心波动。如胚胎发育正常，经休息和治疗后出血及腹痛消失，妊娠可以继续；若胚胎发育异常或出血增多、腹痛加重，则可发展为难免流产。

2. 难免流产 多由先兆流产发展而来，流产已不可避免。阴道出血量增多（常多于月经量），腹痛加重，呈阵发性下腹坠胀痛，可伴有阴道流水（胎膜破裂）。妇科检查见宫口已扩张，可见胚胎组织或胚囊堵塞于宫颈口，子宫大小与停经月份符合或略小，尿妊娠试验可呈阴性或阳性，B超宫腔内可见胚囊胚芽，有时可见胎动及胎心搏动。

3. 不全流产 妊娠物已经部分排出子宫，尚有部分残留于子宫内，由难免流产发展而来。残留妊娠物影响子宫收缩，有持续性阴道出血，严重者可发生休克。检查时可发现宫颈口扩张，有血液自宫颈口流出，有时可见妊娠物在宫颈口或阴道内出现，部分仍残留在宫腔内，子宫大小一般小于停经月份。

4. 完全流产 常发生于妊娠8周以前或12周以后。经过腹痛及阴道出血后，妊娠产物已完全排出，阴道出血逐渐停止或仅有少量出血，腹痛消失。妇科检查见宫口关闭，子宫略大或已恢复正常大小，妊娠试验阴性或阳性，B超显示宫腔线清晰，可有少量血液，但无组织残留。

5. 过期流产 胚胎或胎儿在宫内已经死亡，但没有自然排出。胚胎或胎儿死亡后子宫不再继续增大，反而缩小。妊娠反应消失，胎动消失。检查时发现宫颈口关闭，子宫小于停经月份，听不到胎心。

6. 习惯性流产 每次流产往往发生于相同妊娠月份，流产经过与一般流产相同，早期流产的原因常为黄体功能不全、甲状腺功能低下症、染色体异常等。晚期流产较常见的原因则为宫颈内口松弛、子宫畸形、子宫肌瘤等。

7. 孕卵枯萎 也称为空卵，在超声检查时发现有妊娠囊，但是没有胚胎，说明胚胎已经死亡，不再发育。

8. 流产感染 流产过程中若出血时间长、有组织残留、非法堕胎或不洁性生活可引起宫腔内感染，严重者感染可扩散到盆腔、腹腔乃至全身，引起盆腔炎、腹膜炎、败血症甚至感染性休克。患者除有一般流产症状外，尚有发热、下腹痛、阴道分泌物臭或流脓性液体等感染症状及相应体征，可因感染性休克而导致患者死亡。

（二）辅助检查

1. 妊娠试验 胚胎或绒毛滋养细胞存活时，妊娠试验阳性，当妊娠物与子宫壁分离已久失活时妊娠试验阴性。

2. 激素测定 定期测绒毛膜促性腺激素（hCG）、胎盘催乳素（HPL）、雌二醇（E_2）及孕酮（P）的含量，动态观察其变化情况，如有进行性下降，提示将发生流产。

3. 细菌培养 疑有感染时做阴道或宫腔拭子的细菌培养及药物敏感试验，有助于感染的诊断和治疗。

4. B超检查 显示子宫增大，明确宫腔内有无孕囊、胚胎、胎心搏动及残留组织或积血，以协助诊断。

5. 病理检查 对于阴道排出的组织，可以用水冲洗寻找绒毛以确定是否为妊娠流产。对于可疑的病例，要将组织物送病理检查以明确诊断。

（三）诊断要点

1. 生育年龄妇女，既往月经规律，若有月经过期，出现早孕反应，妇科检查子宫增大，尿妊娠试验阳性应诊断为妊娠。

2. 妊娠后阴道出血、下腹坠痛、腰骶酸痛，要考虑流产的可能。流产可以分为许多种不同类型，在诊断时需要根据不同的病史、临床表现及辅助检查来进行判断和区分。

（四）鉴别诊断

需与异位妊娠及葡萄胎、功能失调性子宫出血、盆腔炎及急性阑尾炎等进行鉴别。

1. 异位妊娠 特点是有不规则阴道出血，可有腹痛，但常为单侧性；超声检查显示宫腔内无妊娠囊，在宫腔以外部位，特别是输卵管部位可见妊娠囊或液性暗区；hCG 水平较低，倍增时间较长。

2. 葡萄胎 特点是有不规则阴道出血，子宫异常增大而软，触摸不到胎体，无胎心和胎动；B 超检查显示宫腔内充满弥漫的光点和小囊样无回声区；hCG 水平高于停经月份。

3. 功能失调性子宫出血 特点是有不规则阴道出血，子宫不增大，B 超检查无妊娠囊，hCG 检查阴性。

4. 盆腔炎、急性阑尾炎 一般无停经史，尿妊娠试验阴性，hCG 水平正常，B 超检查宫腔内无妊娠囊，血白细胞总数 $>10 \times 10^9/L$。

【治疗】

1. 先兆流产

（1）一般治疗：卧床休息，避免性生活。

（2）药物治疗：①口服维生素 E，每次 10mg，每天 3 次；②肌内注射黄体酮，每天 20mg，共 2 周；③肌内注射 hCG，每天 1000U，共 2 周；或隔天肌内注射 hCG 2000U，共 2 周。

（3）其他治疗：经过治疗后进行定期随访，症状加重或胚胎（胎儿）死亡时，及时手术终止妊娠。

2. 难免流产 治疗原则是尽早排出妊娠物。

（1）药物治疗：晚期流产时，子宫较大，可静脉滴注缩宫素，具体方法是缩宫素 10U 加入 5% 葡萄糖 500ml 静脉滴注；加强子宫收缩，维持有效的宫缩。

（2）手术治疗：早期流产时行吸宫术或刮宫术。晚期流产当胎儿及胎盘排出后，检查是否完整，必要时行清宫。

3. 不全流产

（1）药物治疗：出血时间长，考虑感染可能时应给予抗生素预防感染。

（2）手术治疗：用吸宫术或钳刮术清除宫腔内妊娠残留物，出血量多者输血。

4. 完全流产　一般不予特殊处理，必要时给予抗生素预防感染。

5. 稽留流产　胚胎死亡时间长，可能会发生机化与子宫壁粘连，也可能会消耗凝血因子，造成凝血功能障碍，导致大量出血，甚至 DIC。因此，在处理前应先进行凝血功能的检查（血常规、出凝血时间、血小板计数、纤维蛋白原、凝血酶原时间、3P 试验、血型检查）并做好输血准备。

（1）一般治疗：凝血功能异常者，先输注血液制品或用药物纠正凝血功能，然后进行引产或手术。

（2）药物治疗：凝血功能正常者，口服己烯雌酚每次 5～10mg，每天 3 次，共 3～5 天，以提高子宫对缩宫素的敏感性。子宫 >12 周者，可以用缩宫素、米索前列醇、依沙吖啶引产。具体方法如下：缩宫素 10U 加入 5% 葡萄糖 500ml 静脉滴注；米索前列醇 0.2mg（0.2mg/片）塞于阴道后穹窿，每隔 4 小时 1 次；依沙吖啶 50～100mg 溶于 5ml 注射用水，注射到羊膜腔内。

（3）手术治疗：子宫 <12 周者可行刮宫术，>12 周者需行钳刮术。

6. 孕卵枯萎　确诊后行吸宫术或刮宫术。

7. 习惯性流产　在下次妊娠之前，需要测定夫妇双方的 ABO 和 Rh 血型、染色体核型、免疫不合的有关抗体，以明确病因，对发现的异常情况进行相应的治疗。

（1）如果女方的卵巢功能和甲状腺功能异常，应及时补充黄体酮、甲状腺素。

（2）如果有生殖道畸形、黏膜下肌瘤、宫颈功能不全等，应及时手术纠正。

（3）如果是自身免疫性疾病，可以在确定妊娠以后口服小剂量阿司匹林每天 25mg，或泼尼松 5mg/d，或是皮下注射肝素 5000U/12h 治疗，持续至分娩前。目前推荐阿司匹林为首选方案，因为其效果肯定且不良反应比较少。

（4）如果是男方精液异常，进行相应的治疗。

【病情观察】

对流产患者除了要观察主要症状如腹痛和阴道流血的变化以外，还要了解子宫的大小、宫颈口是否扩张、是否有妊娠物、胎膜是否破裂以及双侧附件的情况。近年来，B 超检查在流产的诊断和观察中起了越来越重要的作用。通过超声检查可以了解有无妊娠囊、胚胎或胎儿的大小、胎儿是否存活、是否有出血等，结合临床表现基本上可以确定是哪一种类型的流产。

【病历记录】

（1）在门诊病历记录时，对流产患者的询问要详细，特别要重视记录既往生育史、月经史以及末次月经情况。

（2）如果没有条件做超声检查，在诊断流产时不要忘记考虑异位妊娠的可能性，并记录已经向患者和（或）家属交代异位妊娠的可能。

【注意事项】

1. 医患沟通

（1）对先兆流产的患者进行检查之前，要解释检查的必要性和安全性并征得患者的同意，因为检查会对子宫带来一定的刺激。如果没有征得患者的同意就进行检查，一旦出现流产，患者往往就会认为是检查本身造成了流产，从而引起不必要的纠纷。

（2）超声检查时，如果妊娠囊平均直径超过 20mm 还没有胚胎出现，胚胎的头臀径超过 5mm 还没有胎心搏动，则胚胎存活的可能性比较小。但是对于多年不孕，期盼生育的患者，可以考虑其继续观察，不要强求其接受刮宫，1～2 周后再次复查。

（3）对于有停经、腹痛以及阴道流血而要求保胎的患者，仅仅靠妇科检查不能诊断先兆流产，在保胎之前切记要进行超声检查，以确认是宫内妊娠。因为部分有此症状的患者是异位妊娠，盲目保胎会导致严重的后果，因此在保胎之前要向患者和家属强调超声检查的必要性。即使是超声检查在宫内见到妊娠囊，也不能完全放松，因为在异位妊娠患者中，有时宫内会出现假妊娠囊，所以保胎过程中一旦出现症状和体征的突然改变，要想到异位妊娠的可能性。

2. 经验指导

（1）早期流产多数是先有阴道流血，然后有腹痛，或是两者同时出现；而晚期流产则类似于早产，往往是先有腹痛，然后阴道流血。

（2）在所有的妊娠中，30%左右会出现阴道出血，出血患者中有一定比例会流产，流产最常见的原因是胚胎染色体异常。

（3）在超声检查时，如果妊娠囊平均直径超过20mm，还没有胚胎出现，胚胎的头臀径超过5mm还无胎心搏动，则胚胎存活的可能性比较小。但是对于有疑问的病例，应该在几日以后再复查1次。

（4）流产最需要和异位妊娠进行鉴别诊断，因为一旦发生误诊，会危及患者生命安全。

（5）妊娠8周之前，胚胎和蜕膜组织多数可以完全排出，出血不多。妊娠12周之后，胎盘已经完全形成，一般是先有腹痛，然后将胎儿和胎盘排出，在发生妊娠物残留时出血比较多。在妊娠8～12周时，胎盘绒毛生长良好，流产时容易发生残留，出血可能会比较多。

（6）使用hCG保胎有一定的效果，但是还需要大样本、前瞻性的研究来判断其效果。

（7）超声检查时，如果子宫内容物厚度超过5mm，一定有组织残留，可以通过药物治疗促进残留物的排出，并不是所有人都需要刮宫。

（8）流产后要告诫患者不主张在3个月内再次怀孕，如果怀孕，流产率比较高。

第二节 早 产

妊娠满28周至不满37足周之间终止者称早产（preterm-labor，PTL），娩出的新生儿称早产儿，其出生体重不足2500g，器官发育尚不成熟，早产儿有比较高的并发症和死亡率。早产约占分娩总数的10%。早产儿中约有15%的新生儿期死亡，8%早产儿留有智力障碍或神经系统后遗症。因此，防止早产应得到产科工作者的重视。早产的原因常与孕妇从事重体力劳动或吸烟、酗酒、有麻醉药瘾以及各种妊娠并发症（如妊娠高血压综合征）等因素有关。

【诊断】

（一）症状

患者主要的表现为子宫收缩，最初为不规则宫缩，与足月妊娠先兆临产相似，并常伴有少许阴道出血或血性分泌物，以后可发展为规则宫缩。在诊断时应与妊娠晚期出现的生理性宫缩区别。生理性宫缩为不规则、无痛感、不伴宫颈管消失。若子宫收缩规则，间隔5~6分钟，持续30秒以上，伴宫颈管短缩及进行性扩张时，则可诊断为早期临产。

（二）体征

腹部检查时可以感觉到间歇性的子宫收缩，阴道检查有时会发现少许出血，如果伴有胎膜早破，可以发现阴道内有羊水。宫颈管有不同程度的消退，宫颈口扩张。

（三）辅助检查

1. 实验室检查

（1）胎儿纤维结合蛋白（fetal fibronectin, fFN）。在妊娠期，fFN 一般只出现在母亲的血液和羊水中，如果在宫颈黏液中出现 fFN，预示在近期发生早产的可能性比较大。

（2）胰岛素样生长因子结合蛋白－1（insulin like growth factor binding protein－1, IGFBP－1）。在妊娠期，IGFBP－1 一般只出现在母亲的血液和羊水中，其羊水中 IGFBP－1 的浓度要比血液中高 100～1000 倍。如果在宫颈黏液中出现 IGFBP－1，预示在近期发生早产的可能性比较大。

2. 特殊检查

（1）超声检查：通过超声检查可以估测孕周，大体判断胎肺成熟度；经会阴超声检查，可以了解宫颈管的长度和宫颈口扩张的情况，如果宫颈口缩短、呈漏斗状、宫颈口扩张，则短期内分娩的可能性比较大。

（2）胎心监护：通过胎心监护可以了解宫缩的强度、频率以及胎心变化情况。

（四）诊断要点

（1）既往有流产、早产史者易发生早产。

（2）临床表现

①有规则宫缩出现，间歇 5～10 分钟，持续 30 秒以上，且逐渐加强。

②阴道血性分泌物。

③肛查宫颈管缩短，宫口扩张≥2cm。根据上述临床表现，可诊断为先兆早产。当胎膜已破，或宫口已开大 4cm 以上者早产已不可避免。

（五）鉴别诊断

需要区分正常的生理性宫缩、先兆早产以及早产临产，主要看宫缩的情况以及是否有宫颈管的进行性消退和宫颈口的扩张。孕晚期生理性子宫收缩一般不伴宫口开大，休息或用镇静药后能缓解或消失。

【治疗】

妊娠 36 周以上可待其自然分娩。妊娠 36 周以下，胎儿存活，无宫内窘迫，胎膜未破，估计新生儿生活能力低于正常，初产妇宫口开大 2cm 以下，经产妇宫口开大 4cm 以下，应抑制宫缩，尽量继续妊娠。

1. 一般治疗　先兆早产阶段，应侧卧位休息，适当使用镇静药如苯巴比妥。

2. 抑制宫缩

（1）β-肾上腺素能受体兴奋药：此类药物能激动子宫平滑肌中的 β_2 受体，抑制子宫平滑肌收缩，使子宫松弛，从而抑制宫缩。常见不良反应有加快心率、降低血压、升高血糖等。服药前常规做心电图检查，心率 >100 次/分、糖尿病、青光眼者不宜服用。

（2）硫酸镁：其主要作用是镁离子直接作用于子宫肌细胞，拮抗钙离子收缩子宫的作用，达到抑制宫缩的目的。用法：25% 硫酸镁 20ml 加入 5% 葡萄糖 250ml 中静脉滴注，半小时内输入；以后 25% 硫酸镁 40ml 加入 5% 葡萄糖 500ml 中静脉滴注维持，每小时 2g，宫缩减弱后每小时 1g 维持，直到宫缩消失。用药过程中应注意：呼吸 >16 次/分，尿量 >25ml/h，膝腱反射存在，及其他无异常者，可以继续使用，反之则考虑硫酸镁中毒，可用 10% 葡萄糖酸钙解救。

（3）前列腺素合成酶抑制药：该类药物可抑制前列腺素合成酶、减少前列腺素的合成或前列腺素的释放以抑制宫缩。常用药物有吲哚美辛及阿司匹林。因其可能导致动脉导管过早关闭而引起胎儿血液循环障碍，故目前此类药物已较少应用。

（4）钙通道阻滞药等药物对宫缩的抑制作用也在研究中。

3. 新生儿呼吸窘迫综合征的预防　当早产不可避免时，为促使胎儿肺成熟，预防早产儿发生新生儿呼吸窘迫综合征，如不足 36 周可给予地塞米松每次 10mg，静脉注射，每日 1 次，共 2 日；或地塞米松每次 5mg，肌内注射，每日 2 次，共 2 日。紧急情况下，可以经腹向羊膜腔内注射地塞米松 10mg，并同时取羊水行胎儿肺成熟度检查。

4. 分娩时注意事项　行会阴侧切，缩短第二产程，减少胎儿头部受压，预防新生儿颅内出血。胎儿娩出后注意保暖，进行胎龄评分，不足 37 周按早产儿处理。

【病情观察】

1. 诊断明确者　主要观察经过治疗后子宫收缩、宫颈口扩张的情况，必要时做胎心监护，以便于准确了解宫缩的强度、频率以及是否有胎儿窘迫的情况出现。

2. 诊断未明者　对于尚未明确是生理性宫缩，还是先兆早产或早产临床的患者，可以暂时不治疗，观察子宫收缩的情况和宫颈口扩张的情况。

【病历记录】

1. 门诊病历的书写　详细记录宫缩出现的时间、频率、强度，了解是否同时伴有阴道流血或是有液体流出。同时还要了解是否有引起宫缩的诱发因素。

2. 住院病历的书写

（1）由于某些药物有一定的不良反应，在应用之前需要详细解释并取得患者或家属的同意，并在病史中予以记录。

（2）在保胎过程中，如果决定终止妊娠，需要在病史中记录终止妊娠的理由以及和患者或家属交谈后的知情同意。

【注意事项】

1. 医患沟通

（1）对于孕周比较早的早产要不要保胎，需要和患者及其家属进行充分的沟通。在医疗条件不够先进的情况下，妊娠 32 周，特别是妊娠 30 周之前出生的胎儿存活机会比较小，即使存活，也多数有较严重的后遗症。因此，对妊娠 30 周之前发生的胎膜早破，如果没有先进的医疗条件，一般不主张保胎。

（2）极低出生体重儿（出生体重 < 1000g）的存活率比较低，即使存活，发生严重后遗症的机会也比较大。这种孩子出生后，要及时与儿科医生一起与患者和家属沟通，解释存在的各种风险，并在病史上记录谈话的时间和内容，希望患者或家属能够理解并签字。

2. 经验指导

（1）早产多数有比较明确的诱因，在诊断时要注意寻找诱因，例如是否有阴道感染、胎盘早剥、胎膜早破等。

（2）目前临床上普遍存在对早产的过度诊断问题，往往会将生理性的宫缩或先兆早产诊断为早产临产，因而导致过度治疗。

（3）仅仅根据末次月经来判断是否早产并不可靠，大约有 1/4 的女性记不清楚自己的末次月经。在进行诊断之前，除了问清楚末次月经、早孕反应出现的时间以及胎动出现的时间以外，还需要进行超声检查，以明确孕周。

（4）积极治疗泌尿生殖道感染，妊娠晚期节制性生活，预防胎膜早破，以达到预防早产的目的。

（5）妊娠前积极治疗基础疾病，把握好妊娠时机；妊娠后积极预防各种妊娠并发症的恶化及并发症的发生。

（6）使用宫缩抑制药抑制宫缩时，应注意其不良反应，严密观察患者呼吸、血压、脉搏等生命体征的变化，应用吲哚美辛时还应注意胎儿动脉导管的开放情况。

（7）对胎膜早破早产新生儿，在进行期待治疗、促进胎肺成熟的同时，要注意应用抗生素预防宫内感染的发生。一旦发生感染，要及时终止妊娠。

（8）应做好围生期保健，防止及纠正妊娠期并发症，针对不同病因采取不同防治措施。①改善营养状况，保持心情愉快，妊娠晚期应多卧床休息，左侧卧位，增加子宫—胎盘血流，减少宫缩，防止早产。②定期产前检查加强高危妊娠的管理，积极治疗妊娠并发症。③宫颈内口松弛者，需选择14~16周做宫颈缝合术。④有高危因素者，妊娠晚期禁止性生活。⑤B超监测宫颈，测量宫颈长度、宫颈内口扩张度等，对有早产危险者给予宫缩抑制药治疗。

第三节　异位妊娠

正常妊娠时孕卵着床于子宫体部内膜，当孕卵在子宫体腔以外着床，称为异位妊娠，即宫外孕。其中输卵管妊娠占95%，仅有小部分病例着床在子宫角或残角、宫颈，亦可见于腹腔妊娠、卵巢妊娠。故主要阐述输卵管妊娠。

输卵管妊娠是妇产科常见急腹症之一，当输卵管妊娠流产或破裂急性发作时，可引起腹腔内严重出血，如不及时诊断、积极抢救，可危及生命。其发病部位以壶腹部最多，占55%~60%，其次为峡部，再次为伞端，间质部妊娠最少见。常见的病因为输卵管炎、输卵管黏膜破坏、纤毛受损，阻碍孕卵正常运送；输卵管发育异常；放置宫内节育器后可能造成输卵管炎，也可引起输卵管妊娠的发生。异位妊娠的发生率约为1%，但近年来有明显增高趋势，是妇科常见的急腹症之一。

【诊断】

（一）临床表现

1. 症状

（1）停经：多数患者有5~8周的短暂停经史，20%~30%的患者无明显停经史。停经时间的长短与妊娠部位有关，输卵管峡部妊娠破裂多在停经 6 周左右；输卵管妊娠流产，多见于妊娠 8 ~ 12 周；间质部妊娠破裂常发生于闭经后 3 ~ 4 个月。

（2）腹痛：是异位妊娠的主要症状。当发生输卵管妊娠流产或破裂时，表现为突然发生下腹一侧撕裂样剧烈疼痛，常伴恶心、呕吐；当出血积于直肠隐窝时出现肛门坠胀感，随着血液流向全腹，疼痛由下腹向全腹扩散，血液刺激膈肌时引起肩胛部放射性疼痛。

（3）阴道出血：常表现为不规则阴道出血，量多少不等，可有蜕膜管形成碎片排出，一般在病灶清除后出血方能停止。

（4）晕厥与休克：由内出血所致，与阴道出血量不成比例。轻者出现晕厥，重者导致休克。内出血越多越快，症状越严重。

（5）腹部包块：陈旧性异位妊娠或形成大血肿时，下腹部可扪及包块。

2. 体征

（1）一般情况：患者呈急性病容，腹痛拒按，贫血貌。脉搏快，血压低，重者出现休克。

（2）腹部检查：下腹有明显压痛、反跳痛，可有腹肌紧张，以患侧为重。出血多时叩诊有移动性浊音，病程较长者可触及包块。

（3）妇科检查：子宫口有少量出血，子宫略大。未破裂者宫旁可扪及胀大的输卵管并压痛，破裂或流产者后穹窿饱满触痛，宫颈举痛明显，出血多时子宫有漂浮感，子宫一侧可扪及不具体包块，压痛明显。陈旧性异位妊娠时包块具体不活动。

（二）辅助检查

1. 实验室检查　在怀疑异位妊娠时，一般先进行妊娠试验检查。可以用尿液进行定性试验，阳性者要进一步鉴别是宫内妊娠还是异位妊娠；阴性者如果临床症状提示有异位妊娠的可能性，还需要重复测定或是抽血进行定量 β-hCG 检测，因为尿妊娠试验有假阴性的可能。对于停经时间较短，不能判断是宫内妊娠还是异位妊娠时，要连续测定血 β-hCG。一般情况下，宫内妊娠时，β-hCG 倍增时间小于 48 小时；异位妊娠时，β-hCG 倍增时间往往会大于 48 小时。

2. 后穹窿穿刺　腹腔内血液易积聚在子宫直肠陷凹处，多能经后穹窿穿刺抽出。18 号长针自阴道后穹窿刺入子宫直肠凹，抽出暗红色不凝血为阳性，说明有腹腔内出血。

3. 超声检查　B 超检查时显像诊断异位妊娠准确率为70%～94%，如在输卵管部位看到妊娠囊或胎心搏动即可确诊。

4. 腹腔镜检查　适用于早期和诊断有困难，但无腹腔大出血和休克的病例。腹腔镜检查若为早期病例，可见一侧输卵管肿大，表面紫蓝色，腹腔内无血液或少量血液。陈旧性异位妊娠时可见一侧输卵管肿大，周围有血肿形成或与邻近器官粘连。

5. 子宫内膜病理检查　阴道出血较多的病例，为排除宫内妊娠，应做诊断性刮宫，刮出物送病理检查，呈 A-S 反应可协助诊断，结果仅见蜕膜未见绒毛者应考虑输卵管妊娠，但不能确诊，需要结合病情做出诊断。

(三) 诊断要点

（1）停经后出现腹痛和（或）不规则阴道出血。

（2）下腹有压痛及反跳痛，叩诊有移动性浊音，可触及包块。输卵管妊娠流产或破裂者，阴道后穹窿饱满，有触痛，宫颈举痛明显。

（3）尿妊娠试验阳性，有内出血时后穹窿穿刺阳性。超声检查时子宫虽增大但宫腔内空虚无孕囊，宫旁出现低回声区，有时发现胚芽。

(四) 鉴别诊断

异位妊娠应与流产、急性输卵管炎、急性阑尾炎、黄体破裂、卵巢囊肿蒂扭转等鉴别。

【治疗】

治疗原则以手术治疗为主，非手术治疗为次。根据病情轻重及再生育要求决定治疗方案。

(一) 手术治疗

异位妊娠并发内出血者一经诊断应立即手术治疗，有休克者在抗休克的同时进行手术治疗。

1. 输卵管切除术 适用于输卵管妊娠流产或破裂并无生育要求者，尤其是病变破坏严重伴有休克者，能达到根治的目的。

2. 保守性手术 适用于有生育要求的年轻妇女，特别是对侧输卵管已经切除或有明显病变者。

(1) 输卵管造口术（开窗术）：适用于未破裂或早期破裂输卵管无严重损伤者。在输卵管妊娠部位对着输卵管的一侧纵向切开输卵管壁，清除妊娠物，电凝或缝扎止血，切口敞开不缝合，术后 1 周行输卵管通液治疗，术后复通率 >75%。

(2) 输卵管部分切除、端端吻合术：适用于输卵管峡部妊娠。先切除病灶，再将两断端用 7-0 无损伤针线吻合，术后第 3、第 7、第 14 天行输卵管通液术。

(3) 输卵管伞端排出术：适用于输卵管妊娠未破裂或不全流产，尤其是伞端妊娠者。挤压输卵管使妊娠物自伞端排出，或钝性剥离后轻轻钳夹、搔刮，清除妊娠物。

(4) 输卵管子宫腔植入术：适用于输卵管近子宫端过短无法行端端吻合术者。此术式成功率较低。

3. 腹腔镜手术 随着腹腔镜手术技术的提高，已成为诊断和治疗异位妊娠的重要手段，国内外一些大医院已用腹腔镜手术取代了开腹手术。腹腔镜下可行输卵管切除术、输卵管开窗术、病灶切除端端吻合术、病灶挤出术、病灶内注药及粘连分离术。术中暴露好，损伤少，术后恢复快，深受患者的欢迎。

4. 自体输血　是一种快速有效的补充血容量的方法，尤其是在缺乏血源的情况下更有价值。经济、卫生，可避免传染病及输血反应，是一种值得推广的好方法。

（1）适应证：妊娠 <12 周、胎膜未破、出血时间 <24 小时、血液未受污染。

（2）方法：严格消毒后经开腹或腹腔镜进入腹腔，吸出积血收集于消毒瓶内，每 100ml 加入 3.8% 枸橼酸钠溶液 10ml 抗凝，经 6～8 层纱布或 20μg 微孔过滤器过滤即可经静脉回输患者体内。每回输 400ml 血液，应静脉补充 10% 葡萄糖酸钙 10ml。

（二）非手术治疗

1. 化学药物　主要用于早期异位妊娠未破裂或症状轻者。

（1）用药指征：①输卵管妊娠直径 ≤4cm；②输卵管妊娠未破裂或流产；③无明显内出血；④血 β-hCG < 2000U/L；⑤无药物治疗的禁忌证。

（2）方法：分为全身用药及局部用药。①甲氨蝶呤（MTX）0.4mg/（kg·d）肌内注射，5 天为 1 个疗程，间隔 7 天，共用 2 个疗程；②MTX 50mg/m² 肌内注射一次疗法；③MTX 1mg/（kg·d）静脉滴注第 1、3、5、7 天，四氢叶酸（CF）0.1mg/（kg·d）肌内注射第 2、4、6、8 天；④MTX 10～25mg 溶于 2～4ml 生理盐水中在 B 超引导下穿刺或经腹腔镜注入孕囊内；⑤氟尿嘧啶（5-Fu）10mg/（kg·d）加入 5% 葡萄糖注射液 500ml 内静脉滴注，6 天为 1 个疗程；⑥5-Fu 250mg 经宫腔注入患侧输卵管内；⑦前列腺素 2α（$PGF_{2\alpha}$）0.5～1.5mg 局部注入；⑧50% 高渗葡萄糖 5～20ml 腹腔镜下局部注入，成功率为 91.6%；⑨米非司酮（RU 486）100mg，每 12

小时口服 1 次或 50mg 每天 2 次口服，共 3 天，总量 600mg，方便、安全、有效，无明显不良反应。

2. 中医中药 以活血祛瘀，消癥止血为原则。主方为丹参 9~15g、赤芍 6~9g、桃仁 6~9g，随症加减。可加入三七 3g（吞服）、阿胶 12g（烊化）、山羊血 15g 加强止血作用，加入三棱 9g、山楂 9g 以加强祛瘀破坚，消除陈旧性异位妊娠。

3. 非手术治疗的观察 非手术治疗期间应定期（2~3 天）行 B 超检查和 hCG 测定，以了解胎囊及血 hCG 的变化情况。严密监护血压、脉搏、腹痛情况以及药物的不良反应。用药 3~5 天可有 hCG 升高和腹痛加重，这是因为用药后绒毛变性溶解，释放出更多的 hCG 进入血液中，妊娠物脱落或排出伴随出血使腹腔出血增多所致。一般用药后 3~5 天血中 hCG 开始下降，症状减轻，孕囊或包块缩小，用药后 2~8 周恢复正常。如用药后 3~5 天症状继续加重，hCG 持续上升，包块增大，应考虑非手术治疗失败，立即行手术治疗。

【病情观察】

1. 诊断明确者

（1）已经手术者：术后要观察患者的血压、脉搏、尿量等，以了解血容量是否已经补充足够，以及是否有发生术后输卵管（输卵管保留手术）或输卵管残端（输卵管切除术）出血。

（2）药物治疗的患者：每日观察患者的腹痛及阴道流血情况，定期进行 B 超检查和血 β-hCG 测定。

2. 诊断未明确者 在住院观察期间，除了观察腹痛以及阴道流血情况变化以外，还应该定期进行 B 超检查和血 β-hCG 测定，直到诊断明确为止。

【病历记录】

1. 门诊病历的书写

（1）要详细询问并记录患者的症状、末次月经（有 50%

的患者会主诉没有明显的停经史）、性生活史（即使是有，部分患者也会否认性生活史）、既往生育史、既往盆腔手术史或感染史、生殖道感染史以及是否放置 IUD。对所进行的检查，特别是 B 超检查和尿 hCG 检查，要进行详细的记录，即使是阴性结果，也要予以记录。

（2）如果患者拒绝检查，在劝说无效后应进行书面记录，最好能有患者本人的签字。

2. 住院病历的书写

（1）在切除输卵管以后，一定要有病理报告的记录，这是对所切除器官的证明和所患疾病的证明。

（2）对于患者的病情变化、化验检查以及所采取的治疗方案，特别是要进行输卵管切除或结扎时，都要详细记录在病史中。如果患者或其亲属拒绝输血或拒绝进行手术，需要患者知情签名。

【注意事项】

1. 医患沟通

（1）由于异位妊娠是一个突发事件，在诊断方面有一定的不确定性，而且在处理方式方面有比较多的选择，不同的治疗方案会对以后的生育能力带来不同程度的影响，因此要给患者和亲属有足够的时间去接受并选择处理方案。患者和亲属得不到足够的相关信息，在匆忙之下做出决定，往往会导致以后的后悔，并可能带来不必要的医疗纠纷。

（2）在手术之前谈话时，除了要告知一般的麻醉意外、手术并发症以外，还要询问患者的生育要求。对于没有生育要求的患者，在其签署知情同意书以后，一般建议行输卵管切除术，为了防止再次发生异位妊娠，应同时行对侧输卵管结扎术。对于有生育要求的患者，可以行保留输卵管的手术或进行药物治疗。对于保守治疗的患者，要告之可能会有以下的近远期并发症：①持续性异位妊娠，保守性手术时，可能会有绒毛或胚胎组织残留并继续生长，导致 hCG 不下降甚至上升，因而需要再次进行手术或用药物治疗。②药物治疗失败，由于患者选择不当，或者是药物剂量不足，会导致药物保守治疗失败，这就需要进行手术治疗。如果病情严重，可能需要切除患侧的输卵管。③下次妊娠发生再次异位妊娠，由于导致异位妊娠的危险因素并没有去除，再加上手术本身或药物治疗后输卵管不通畅的机会增加，因此这些患者再次发生异位妊娠的机会要比正常人群高，一般在 5%～10%。

（3）患者出院之前，要帮助其选择合适的避孕方法，一般不主张继续保留或放置 IUD，因为 IUD 本身就是异位妊娠的高危因素。在避孕半年、最好是 1 年以后，再考虑怀孕。由于有再次发生异位妊娠的可能，建议停经以后及早去医院就诊。

2. 经验指导

（1）典型的异位妊娠会有明确的停经史、腹痛和不规则阴道流血，但是部分患者可没有典型的症状和体征。因此，对于育龄期妇女，如果有腹痛或阴道出血，首先要考虑是否和妊娠有关，是否有异位妊娠的可能性。需要对患者进行尿 hCG 检查和 B 超检查，对可疑患者，须谨慎排查。

（2）部分患者有婚外或婚前性行为，在就诊时往往会断然否认妊娠的可能。对于这类患者，不能轻易排除异位妊娠的可能，在不影响患者情绪的情况下，仍然应该进行必要的相关检查。

（3）超声检查发现子宫内出现妊娠囊时，不一定就能排除异位妊娠的可能。有时候看到的妊娠囊是"假妊娠囊"，在少数的情况下会有宫内妊娠和异位妊娠同时存在。正常情况下，宫内妊娠和异位妊娠同时存在的发生率为 1:（10000～15000），但是在促排卵和体外授精患者中，其发生率可高达 1:100。

（4）对于症状严重、有晕厥和休克症状的患者，在腹部有移动性浊音出现时，可以直接进行腹腔穿刺。穿刺抽出不凝血时，直接送手术室或就地进行手术抢救。不必再等 B 超检查，延误时间会使患者的休克加重并最终丧失抢救的机会。

第四节　妊娠高血压综合征

妊娠期高血压疾病是妇产科常见疾病，临床以高血压、蛋白尿、水肿等为主要表现，少数孕妇甚至出现抽搐、昏迷、心肾功能衰竭等，可引起早产，对孕产妇及胎儿健康均造成较大影响，应受到人们的重视。妊娠高血压综合征有如下表现类型。

（一）妊娠期高血压

（1）血压≥140/90mmHg（妊娠 20 周以后首次出现）。

（2）无蛋白尿。

（3）血压于产后 12 周恢复正常。

（4）只能在产后最后确诊。

（5）可有其他先兆子痫表现，如上腹不适或血小板减少症。

（二）先兆子痫

1. 轻度

（1）血压≥140/90mmHg，妊娠 20 周以后出现。

（2）尿蛋白≥2.0g/24h 或定性 1 +。

2. 重度

（1）血压≥140/110mmHg。

（2）尿蛋白≥2.0g/24h 或定性 2 + 以上。

（3）血肌酐 >1.2mg/dl 或较前升高。

（4）血小板 <100000/mm³ 或出现微血管溶血性贫血（乳酸脱氢酶升高）。

（5）肝酶升高。

（6）头痛或其他脑部或视觉症状。

（7）持续性上腹不适。

（三）子痫

先兆子痫孕妇抽搐而不能用其他原因解释。

（四）先兆子痫合并原发性高血压

（1）高血压孕妇妊娠 20 周以前无蛋白尿，20 周以后出现尿蛋白≥300mg/24h。

（2）高血压孕妇妊娠 20 周以前血压高、蛋白尿，但突然尿蛋白增加或血压增高 30/15mmHg 或血小板＜100000/mm³。

（五）原发性高血压

血压≥140/90mmHg，妊娠前或妊娠 20 周以前或妊娠 20 周后首次诊断为高血压，并持续到产后 12 周。

【诊断】

（一）病史

详细询问患者于孕前及妊娠 20 周以前有无高血压、蛋白尿和（或）水肿与抽搐等症状；既往有无原发性高血压、慢性肾病、肾上腺疾病等继发性高血压；本次妊娠经过有无异常。

（二）体征

妊娠 20 周以后出现。

1. 高血压　两次间隔至少 6 小时的血压均≥140/90mmHg，可诊断为高血压。

2. 蛋白尿　应取清洁中段尿检查，如 24 小时尿蛋白≥0.3g 或至少间隔 6 小时的两次随机尿检尿蛋白定性≥1＋，则可诊断为蛋白尿。

（三）辅助检查

1. 实验室检查

（1）血常规：包括血细胞比容（HCT）、血小板计数、红细胞形态。

（2）尿常规：24 小时尿蛋白定量。

（3）肝、肾功能。

（4）心肌酶谱（包括 LDH）。

（5）水、电解质和血气分析。

（6）凝血功能。

2. 特殊检查

（1）眼底检查。

（2）心电图。

（3）对可疑有颅内出血或脑栓塞者，应行 CT 和（或）MRI 检查，有助于早期诊断。

（4）B 超检查。

（5）胎心监护。

根据病史及临床体征基本可做出先兆子痫的诊断，但须通过上述各项检查才能确定全身脏器受损情况、有无并发症，以确定临床类别及制订正确的处理方案。

【治疗】

（一）妊娠期高血压与轻度先兆子痫

（1）休息左侧卧位，保证睡眠。

（2）饮食摄入充足的蛋白质、蔬菜，补足铁与钙剂。应避免过多食盐，但不必严格限制，以免低钠血症产后易发生循环衰竭。

（3）药物为保证休息及睡眠，可给苯巴比妥 0.03 ~ 0.06g，每日 3 次，或地西泮 2.5mg，睡前口服。

（4）加强产前检查次数，注意病情发展。如发展为重度先兆子痫，则立即收入院。

（二）重度先兆子痫

1. 立即住院治疗 如在门诊发现病情较重者，当即给予 50% 硫酸镁 7ml 深部肌内注射，或 25% 硫酸镁 20ml，加入 10% 葡萄糖 10 ~ 20ml 静脉缓慢推注（10 分钟以上）一次后，即刻由医护人员护送住院。

2. 住院后处理

（1）入院 24 小时内完成病历，向家属交代病情。

（2）随时注意有无头痛、头晕、视物不清、上腹不适或心悸等自觉症状。

（3）入住光暗、安静病室，左侧卧位。

（4）测血压，听胎心，每日至少 4 次。注意有无宫缩，有无子宫张力升高、阴道出血等症状。

（5）隔日测体重，每日计出入量（尤其尿量），根据病情每日或隔日测尿蛋白，入院后测 24 小时尿蛋白量，必要时重复。

（6）孕 32 周始每周做胎心监护，即 NST，必要时做催产素激惹试验（OCT），注意避开硫酸镁作用的高峰期。B 超了解宫内胎儿状态。

（7）立即完善实验室检查和辅助检查，同前。

3. 药物治疗

（1）镇静止抽：首选药物为硫酸镁，将 25% 硫酸镁 10 ~ 20ml 加于 5% 葡萄糖 100ml 中，30 分钟滴完，继以 25% $MgSO_4$ 160ml 加入 5% 葡萄糖 500ml 中，以 1 ~ 2g/h 速度静脉滴注，每日总量为 22 ~ 25g，不超过 30g。注意事项：血 Mg^{2+} 在 2 ~ 3.5mmol/L 时为有效治疗浓度，达 4 ~ 5mmol/L 浓度时膝腱反射消失，达 6mmol/L 浓度时呼吸抑制，然后因缺氧而导致心跳停止，甚至死亡。故每次用药前应做以下检查。

①膝腱反射必须存在。

②呼吸不少于 16 次/分。

③尿量不少于 25ml/h。

④必须准备 10% 葡萄糖酸钙 10ml，在出现 Mg^{2+} 中毒时应在 5 ~ 10 分钟静脉推注解毒。硫酸镁常见的轻微不良反应有烦热、潮红、恶心、呕吐、乏力、眩晕和注射部位炎症。此外，硫酸镁还和呼吸抑制、产后出血等重大不良反应相关。硫酸镁引起母体低体温、胎心缓慢、胎心变异减少也偶尔有报道，

可使胎心加速的幅度减少 10～15bpm。新生儿出生后易发生低钙高镁血症、呼吸抑制、肌张力下降、胎动下降、Apgar 评分低等。因此，目前不建议长期使用硫酸镁，如重度先兆子痫病情允许期待疗法，就不需使用硫酸镁，而在决定终止妊娠时开始给药，并维持至产后 24 小时。

（2）降压：一般在收缩压 ≥160mmHg 或舒张压 ≥105～110mmHg 时才用。血压不必降至太低，同时不能波动太大，一般维持收缩压 140～150mmHg、舒张压 90～100mmHg 即可，否则易出现脑血管意外和胎盘早剥。长期使用降压药时要注意有无胎儿生长受限（FGR）的发生。

①硝苯地平（nifedipine）：为 Ca^{2+} 通道拮抗药。剂量为 10mg 口服，每日 3～4 次，大剂量如 40～60mg 可抑制宫缩。

②拉贝洛尔（柳胺苄心定，Labetalol）：为 α、β 肾上腺素能受体阻滞药。剂量为 50～150mg 口服，每日 3～4 次。

③尼莫地平（Nimodipine）：为 Ca^{2+} 拮抗药，扩张脑血管效果好，剂量为 20～60mg 口服，每日 3 次。子痫时可以 0.5mg/h 静脉滴注，1 小时后 1～2mg/h 静脉滴注，注意监测血压，不宜过低，以防组织灌注不足。

④苄胺唑林（酚妥拉明，Phentolamine）：为 α、β 肾上腺素能受体阻滞药。剂量为 10～20mg，溶入 5% 葡萄糖注射液（GS）100～200ml，以 10μg/min 静脉滴注，逐渐加量至血压满意。

⑤硝普钠（nitroprusside）：为强效血管扩张药，可释放出 NO，直接扩张血管。其代谢产物硫氰化盐使组织缺氧，导致代谢性酸中毒，孕期应用可能对母儿均不利，但短期用、产前用不超过 24 小时则无妨。剂量 50mg 溶于 5% 葡萄糖注射液 250ml 中，以 50μg/min 静脉滴注，逐渐加量至血压满意。最大不超过 300μg/min。

（3）镇静

①地西泮（安定）：10mg 肌内注射或静脉缓慢注射。

②巴比妥类药：苯巴比妥 0.03～0.06g，每日 3 次；或苯巴比妥 0.3g 肌内注射。

③冬眠合剂：有利于抑制子痫抽搐。盐酸哌替啶（度冷丁）100mg、异丙嗪（非那根）50mg、氯丙嗪（冬眠灵）50mg，共 6ml 溶于 5% 葡萄糖注射液 500ml 中静脉滴注。紧急时可用 1/3～1/2 量肌内注射，或溶于 5% 葡萄糖注射液 10ml 中静脉缓推 5～10 分钟。为避免蓄积中毒，宜交替使用。应用冬眠合剂时应注意防止体位性休克，即注射后应卧床休息，避免突然坐起及站立。仅作为止抽搐的辅助用药，应首选硫酸镁。

（4）一般不主张用利尿药，只有在左心衰竭、肺水肿及脑水肿或合并肾功能不全时才给予利尿脱水治疗。左心衰竭时用呋塞米，颅内压增高时用 20% 甘露醇 250ml 静脉滴注（半小时内滴完）。肾功能不好时禁用，心力衰竭时减量慎用。

（5）扩容治疗，现不主张用，在有严重低蛋白血症时，可选用血浆、冻干血浆、人血白蛋白等补充。有心肺功能不全、脑水肿、肾功能不全者禁用。如有贫血则应输全血。

4. 促胎肺成熟　对孕周小于 34 周的患者，如 7 日内有终止妊娠可能时可肌内注射地塞米松（DEX）5mg，每 12 小时 1 次，共 4 次。如需立即终止妊娠，可静脉注射地塞米松 10mg，以促进胎儿肺成熟。现已证实倍他米松的作用优于地塞米松。随诊生前用过糖皮质激素的儿童，发现用倍他米松者的脑白质周围病变少于用地塞米松者。

5. 终止妊娠

（1）终止妊娠的指征

①轻度先兆子痫，病情控制满意，应在 39～40 周终止妊娠。

②重度先兆子痫、先兆子痫伴脏器损害者，其终止妊娠指征为：a. 经积极治疗 24～48 小时无明显好转；b. 妊娠 34

周以上，经治疗好转；c. 妊娠＜34周，经积极治疗后无好转，应用DEX促胎肺成熟后终止妊娠。在此期间应密切监测孕母病情与胎儿状态，如发现异常，即使用DEX未达24小时终止妊娠也有效果。

③控制子痫2～4小时，为防止再发作或抽搐反复发作，用足量解痉、降压药物仍未能控制者。

（2）妊娠＜34周的期待疗法

①条件：血压控制满意，母亲无严重合并症和脏器损伤，无子痫先兆症状，胎儿宫内状态基本正常。

②期待治疗过程中，应在三级医院严密监测母儿病情变化，包括孕妇的自觉症状、子宫张力、生命体征、尿蛋白及各项化验检查、胎心监护、超声检查等，并需有完善的NICU。

（3）终止妊娠方式：依据病情与宫颈条件而定。

①引产与阴道分娩：宫颈条件成熟（Bishop≥6分），可人工破膜加缩宫素静脉滴注引产。对于先兆子痫的患者，引产并不增加新生儿的患病率。而剖宫产比阴道分娩发生RDS和肺水肿的风险增加。因此应尽量鼓励患者阴道分娩。对宫颈条件不成熟者可用促宫颈成熟剂。临产后注意监测产妇与胎儿状态。重度先兆子痫患者在产程中需静脉滴注硫酸镁以防止子痫。第一产程应使孕妇保持安静，适当缩短第二产程，可行会阴侧切、胎吸或产钳助产。因产前或产程中使用硫酸镁易发生产后出血，因此需防治产后出血。如产程中出现异常，应及时剖宫产终止妊娠。目前文献报道，重度先兆子痫选择性剖宫产者占50%左右，而引产患者中阴道分娩的成功率为50%，其余50%可行剖宫产终止妊娠。

②剖宫产：以下情况应剖宫产结束分娩。病情严重，有较重的脏器损害，或不能耐受产程者。子痫发作，短时间内不能阴道分娩者。宫颈条件不成熟而急需终止妊娠者。并发症及产科情况，如胎盘早剥、HELLP综合征、前置胎盘、初

产臀位、头盆不称者。胎盘功能减退、胎儿缺氧、FGR 者。

6. 产程处理

(1) 第一产程：注意孕妇的自觉症状、血压（视病情每 1~2 小时量一次）、脉搏（每 4 小时记录一次）、尿量（每 4 小时记录一次）、胎心（每半小时记录一次）及宫缩情况。根据病情程度给予硫酸镁静脉滴注，同时监测尿蛋白及比重。使用硫酸镁后可能会影响宫缩，必要时加用缩宫素。宫口开大 3cm 以上时，可给盐酸哌替啶 100mg 或地西泮 10mg 肌内注射，或予以硬膜外麻醉。血压升高至收缩压≥160mmHg 或舒张压≥105~110mmHg 时，可给予降压药。

(2) 第二产程：尽量缩短第二产程，避免产妇用力。可行会阴侧切或产钳助产术。

(3) 第三产程：预防产后出血，在胎儿前肩娩出后立即静脉推注宫缩药（用缩宫素而不用麦角）。及时娩出胎盘并按摩宫底。注意自觉症状与血压变化。病情较重者在分娩时，必须开放静脉并继续使用硫酸镁。胎儿娩出后测血压，如无明显改变可予以镇静药，如肌内注射地西泮 10mg。在产房观察 2 小时，无出血、情况良好时送回病房。

(4) 产后或术后 24~48 小时：仍是子痫高发期，故硫酸镁及镇静药等的使用不宜中断，术后镇痛不能忽视，以免发生子痫。需防治产后出血。

(三) 子痫的处理

(1) 入院后及时了解病情，曾用过何种药、用药量及用药时间。

(2) 首先要控制抽搐，首次以 25% 硫酸镁 16~20ml（4~5g）+5% 葡萄糖 20ml 静脉慢推 >10 分钟或加入 5% 葡萄糖 100ml 内 30 分钟滴入；如不能止抽，再以 25% 硫酸镁 60ml（15g）溶于 5% 葡萄糖 500ml 中，以每小时 1~2g 速度静脉滴注。或地西泮 10mg 小壶内或冬眠合剂 1/3~1/2 全量稀释于

5% ~10% 葡萄糖 20ml 中, 静脉慢推 5 分钟以上。

（3）抽搐停止后将患者移入暗室, 保证其绝对安静, 专人护理, 加用床围栏防止跌伤。抽搐时应将包有纱布的压舌板放入患者上、下白齿间, 以防咬伤舌头; 低头侧卧以防误吸分泌物。

（4）控制血压: 收缩压≥160mmHg 或舒张压≥110mmHg 时可静脉给予降压药, 如硝普钠或酚妥拉明等, 以维持血压在（140 ~150）/100mmHg。

（5）脱水利尿: 给予 20% 甘露醇 250ml 静脉滴注, 以治疗脑水肿。必要时用呋塞米 20mg 静脉滴注。如怀疑脑梗死、脑出血, 则应行脑 CT 确诊。

（6）禁食、输液、吸氧: 准备吸氧器, 保持呼吸道通畅, 留置尿管。建立特护记录, 记录血压、脉搏、呼吸、体温及出入量等。观察一般情况及自觉症状, 注意有无规律宫缩、产程进展情况及胎心。注意宫缩弛缓程度与阴道有无出血, 以早期发现胎盘早剥。注意有无凝血机制障碍出现, 辅助检查同重度先兆子痫。

（7）子痫抽搐控制后 6 小时内终止妊娠, 注意分娩前给予足量硫酸镁。分娩后 48 小时内仍需硫酸镁治疗。

（四）妊娠合并原发性高血压的处理

1. 早孕期 确定高血压的期别及有无脏器损害, 如有脏器损害, 如左心室肥大、肾功能受损等, 则不宜继续妊娠。

2. 注意休息, 低盐饮食 定期产前检查, 妊娠 28 周前每隔两周检查一次, 妊娠 28 周后每隔 1 周检查一次。注意监测血压变化和尿蛋白, 及早发现先兆子痫。如合并先兆子痫, 则按照先兆子痫的处理原则进行。

3. 降压治疗

（1）如孕前已用降压药, 血压控制好, 则继续应用。但如原来使用的降压药为 D 类, 则应更换为 B 或 C 类。

（2）孕前未使用降压药，孕期血压升高达 150mmHg/100mmHg。

（3）降压药的选择同先兆子痫。

4. 当出现下列情况时应终止妊娠

（1）收缩压≥200mmHg（26.7kPa）或舒张压≥110mmHg（14.7kPa）。

（2）FGR。

（3）合并重度先兆子痫或子痫。

（4）有胎盘早剥。

（5）有高血压脑病或脑血管意外、左心衰竭、肾衰竭、眼底病变（出血、渗出、视网膜水肿）等。

总之，原发性高血压合并妊娠患者的妊娠结局，与其高血压期别及有无合并先兆子痫密切相关。故从孕早期加强产前检查，控制血压，积极防治先兆子痫的发生，适时终止妊娠，可明显改善母儿的预后。

【病情观察】

1. 母亲的监护 定期进行尿常规、血常规、凝血功能、肝肾功能的检查。对重度妊娠综合征要定期进行眼底检查、心功能检查。

2. 胎儿监护 通过定期的超声检查、多普勒脐带血流检查、胎心监护来了解胎儿的大小和胎盘功能情况；如果要妊娠36 周之前需要终止妊娠，应该通过羊水检查了解胎儿肺成熟度。

【病历记录】

1. 门急诊病历 要详细询问并记录患者的症状，是否有过抽搐和昏迷，是否进行过检查，检查结果是多少；是否接受过治疗，治疗的药物有哪些，剂量是多少。

2. 住院病历 住院后要就妊娠征对母亲和胎儿的危害与患者或家属谈话，并在病史中记录。如果需要终止妊娠，要记录具体的指征，患者和家属应知情同意签字。

【注意事项】

1. 医患沟通

（1）妊高征有比较高的围生儿死亡率和容易发生严重的孕妇并发症，因此，在入院时就需要向患者和家属交代病情，让其了解病的严重性。

（2）硫酸镁治疗是比较好的解痉方法，但是在少数患者的治疗效果比较差，即使是经过正规、足量的治疗，还是有10%左右的孕妇可以发生子痫抽搐。

（3）对于早发型重度妊高征（妊娠32周之前发生的重度妊高征），需要让患者和家属了解，可能会因为病情严重而不得不提早终止妊娠。

2. 经验指导

（1）由于很多外界因素都会影响血压的波动，导致血压暂时的升高，因此不能简单地根据一次血压的升高就诊断妊高征。如果第一次测到血压升高，需要休息1小时后再复测，复测的血压才能正确地反映真实情况。

（2）在留取尿液样本进行检查时，要嘱咐患者先清洗外阴，然后取清洁中段尿而不是初段尿。否则外阴的污染会导致蛋白尿的出现，从而引起误诊。

（3）重度妊高征如果不及时治疗，会引起许多严重的并发症，例如妊高征心脏病、胎盘早剥、肺水肿、DIC、脑出血、急性肾衰竭、HELLP综合征（溶血、肝酶升高、血小板减少）、产后出血等。

（4）在对子痫患者进行硫酸镁治疗时，如果治疗效果不好，患者持续昏迷，要考虑到脑出血的可能。需要及时进行脑部的CT或MRI检查，多数情况下会发现有脑部的病变。

第五节　母儿血型不合

母儿血型不合是因孕妇与胎儿之间血型不合而产生的同

种免疫。1938 年 Darrow 认识到胎儿血是致病的抗原。胎儿由父亲遗传而获得的血型抗原恰为母亲所缺少，此抗原通过胎盘进入母体，使母体发生同种免疫，产生的抗体再通过胎盘进入胎儿体内，引起胎儿、新生儿红细胞破坏，称新生儿溶血病。这类溶血性疾患仅发生在胎儿与早期新生儿，是新生儿溶血性疾患中相当重要的病因。该病因与免疫和遗传有关，故可连续数胎均得病。本病对孕妇无不良影响，对胎儿和新生儿可因严重贫血而死亡，或因溶血所产生的大量胆红素渗入脑组织发生新生儿胆红素脑病。

【诊断】

(一) 症状

(1) 孕妇有早产、死胎、流产，其新生儿皮肤发黄。

(2) 新生儿有贫血、水肿、肝脾大、皮肤黏膜黄染、胎盘有水肿。

(二) 体征

母亲产前检查往往无特殊表现，只是在超声检查时发现胎儿水肿。

(三) 辅助检查

1. 实验室检查

(1) 母血中抗体测定。一般采用抗 A (抗 B) IgG 定量法测定，抗体检查的时间应在第一次妊娠的第 16 周或第二次妊娠的 28～30 周开始，每 2～4 周测定 1 次。当抗 A 或抗 B 血型的 IgG 滴度达到 1:128，或 Rh D 抗体滴度 >1:64 或 >2.5μg/ml 时，提示胎儿可能发生溶血。如果母血抗 A (抗 B) IgG 滴度 >1:512，或抗 Rh D >20μg/ml 时，提示病情严重。

(2) 羊水中胆红素测定。当母血中抗体水平升高时，应行羊水穿刺做胆红素测定。通常在 28～30 周时进行，3～4 周后再复查一次。羊水胆红素 $\triangle OD_{450}$ 吸光度 >0.06 为危险值，0.03～0.06 为警戒值，<0.03 为安全值。晚期妊娠时羊水中胆

红素定量检查时水平应为 "0"，如果妊娠 36 周后羊水胆红素值增至 3. 42μmol/L 以上，提示胎儿有溶血发生。羊水中 Rh 抗体效价 >1:8 时，提示胎儿宫内溶血，>1:32 时提示病情严重。

（3）脐带血穿刺。因 B 超引导下的脐带血穿刺术有 1% 左右的流产率和一定的并发症，因此在羊水检查能充分诊断的情况下，一般不做该项检查。胎儿脐带血的检查有两个主要作用：①早期鉴定胎儿血型。如果胎儿血型和母亲一致，则不需要进行其他处理，但为防止取样时对母血的污染，应再复测母血抗体一次。②可以准确测定胎儿血循环中的抗体水平和胎儿血的血红蛋白值以及脐血中的胆红素水平。

2. 特殊检查

（1）B 超检查：通常每个月一次，如果母血抗体升高，应增加检查次数。B 超图像在严重病例可表现为典型的胎儿水肿状态，胎儿胸、腹腔积液，头皮水肿，心脏增大、肝脏增大，胎盘水肿增厚。

（2）产后检查：分娩时可见胎盘明显水肿、增大增厚、苍白。新生儿贫血貌，全身水肿。若脐带血血红蛋白 <140g/L、脐血胆红素 >51μmol/L、新生儿网织红细胞百分比 >0.06、有核红细胞 >0.02 ~ 0.05、出生后 72 小时血胆红素 >342μmol/L，即可诊断新生儿溶血病。出生后 1 ~ 2 日应严密观察新生儿黄疸出现的时间和程度。新生儿出生后 2 ~ 7 日，应严密监测新生儿黄疸程度的变化以及胆红素血症的进展。当间接胆红素浓度达 308 ~ 342μmol/L 时，可出现胆红素脑病，新生儿表现为嗜睡、肌张力下降、吸吮反射消失、脑性尖叫、抽搐、角弓反张和发热等。

（四）诊断要点

1. 临床表现　在胎儿期出现重度贫血、水肿，重症者出现全身水肿、腹腔积液、肺水肿、胎盘水肿，甚至胎死宫内。

2. 体格检查 常规产前检查母亲无特殊。

3. 辅助检查 产前常规进行配偶双方的血型 ABO 和 Rh 血型鉴定。

（1）母血中抗体测定可发现有 ABO 抗体或 Rh D 抗体；羊水中胆红素测定可发现有胆红素不同水平的升高。

（2）B 超检查时，严重病例可表现为典型的胎儿水肿状态：胎儿胸腹腔积液、头皮水肿、心大、肝大、胎盘水肿增厚。B 超引导下的脐带血穿刺可早期鉴定胎儿血型，测定脐血中的胆红素水平。

（3）产后检查可见胎盘明显水肿，增大增厚，苍白；新生儿贫血貌，全身水肿。

（五）鉴别诊断

典型的母儿血型不合的诊断并不困难，但新生儿黄疸症状要和下列疾病相鉴别。

1. 新生儿生理性黄疸 出生后 2～3 日出现，4～6 日最明显，10～14 日自然消退。一般情况好，无伴随症状。未成熟儿生理性黄疸往往较重，可持续 2～3 周。

2. 新生儿感染或败血症 各种感染或败血症都可以出现黄疸，多有感染病灶，伴发热及其他中毒症状，血培养阳性可鉴别。

3. 先天性胆管闭锁 初生后可无黄疸，在 1～2 周后出现，进行性加重，肝大质硬、尿色深、粪便灰色或淡黄，血胆红素升高，以直接胆红素为主。

4. 新生儿病毒性肝炎 常在生后 1～3 周出现，病程缓慢，表现为生理性黄疸已消退又出现或持续或加重。多伴恶心、呕吐、消化不良，肝、脾大等。多项肝功能异常。

5. 其他 维生素 K_3、磺胺等药物中毒，半乳糖血症、呆小症及先天性遗传性高胆红素血症等，均可在新生儿期出现黄疸。

【治疗】

（一）妊娠期处理

1. 综合治疗 在妊娠24周、30周、33周各给予25%葡萄糖液40ml加维生素C 1g静脉注射，每日1次，共10日；吸氧每日2次，每次30分钟；维生素E 100mg，每日2次口服，可提高胎儿在宫内分解代谢胆红素的能力。

2. 促胆红素代谢 孕38周始，苯巴比妥（鲁米那）30mg，每日3次口服，以促进胎肝细胞葡萄糖醛酸与胆红素的结合能力、缓解病情。

3. 子宫内输血 孕33周前，当胎儿有宫内危险时，在B超引导下，向胎儿脐血管或胎盘血管灌注安全的红细胞，可提高足月胎儿的存活率。

4. 注射Rh抗D-丙种球蛋白 对Rh血型阴性的母亲，在任何有可能造成母-儿血液交换的情况下，如人工流产、胎盘早剥、羊水或脐血穿刺等手术的同时，给抗D-丙种球蛋白（Rh-IgG）300μg肌内注射，可中和可能进入母体的抗原，避免母体抗体的产生。

5. 血浆置换 是目前最为有效的治疗措施。应用血液细胞分离机置换胎儿含高效价抗体的血浆，可用于宫内或出生后的患儿，特别适用于Rh抗D效价>1:64的病例。

（二）产时处理

（1）向刚出生的新生儿脐静脉内注入20%葡萄糖2~4ml/kg、维生素C 100mg、地塞米松1mg，推注速度每分钟1mg。

（2）保留脐带10cm长，以备必要时行血浆置换或输液用。

（3）胎盘剥离后，可给Rh血型阴性的母亲在产后72小时内肌内注射抗D-丙种球蛋白300μg，以中和进入母体的Rh阳性抗原。

（三）新生儿期

1. 综合治疗 对较轻型的患儿，输血浆20~30ml，25%

人血白蛋白 20ml 静脉滴注，葡萄糖静脉滴注以及苯巴比妥 5mg/kg，每日分 3 次口服，共 5～7 日。

2. 光照疗法 波长 425～475nm 的蓝光照射后，能明显加速间接胆红素水解成双吡咯和胆绿素从尿液排出。以 20W 或 40W 的蓝色荧光灯 8～10 支弧形环绕排列，对裸体及戴眼罩的患儿（男婴应保护睾丸），距皮肤 35cm 处照射，每次光疗 8～12 小时，可降低胆红素 17～34μmol/L。一般对溶血病例持续照射 96 小时。治疗中注意，体温 >38℃ 或腹泻较重则应停止照射，光照时应给予足够水分和补充维生素 B_2（核黄素），并注意皮肤颜色和皮疹等，"青铜皮肤综合征"为肝脏不能排出胆红素的氧化产物所致，停止光照后能自愈。如果光照后胆红素不降，提示病情严重，应考虑换血。

3. 血浆置换 指征：①严重贫血、水肿或腹水、肝脾大、出生后 72～96 小时的胆红素值，成熟儿达 342μmol/L，早产儿达 257μmol/L；②经中西医治疗效果不显著；③出现早期胆红素脑病症状；④对缺氧、酸中毒或低蛋白血症者应将换血指征放宽。方法：Rh 血型不合者选用 Rh 阴性和新生儿同型血，ABO 血型不合者选用新鲜 O 型红细胞和 AB 型血浆，或血浆抗 A（B）抗体效价 <1:32 的新鲜 O 型血。可经脐静脉进行换血治疗，每次血浆交换率不低于 70%，每 2 分钟交换一次，每次 20ml，以新生儿体重 3kg 计算，交换 450～600ml 血，可清除 85%～90% 的致敏红细胞。换血过程中，防止输入过多过快而引起心力衰竭、气栓或血栓形成、电解质和代谢紊乱、出血和感染等并发症。

【病情观察】

（1）由于母儿血型不合在严重时容易导致胎儿宫内死亡，因此在妊娠期要加强胎儿宫内监测。

（2）产后对新生儿的生命体征以及血胆红素水平要进行严密观察，一旦出现问题，要及时处理。

【病历记录】

1. 门诊病历的书写 产前常规进行配偶双方的血型检查，ABO 和 Rh 血型检查的结果要记录清楚，并告知家属检查结果及可能的后果。

2. 住院病历的书写 产时新生儿的情况及产后新生儿的观察情况要详细记录。

【注意事项】

1. 医患沟通 告知家属有严重母儿血型不合的病例时，胎儿可出现全身水肿、腹水、肺水肿、酸中毒、循环衰竭，甚至胎死宫内。出生后，可发生胆红素脑病，新生儿死亡率很高。

2. 经验指导

（1）ABO 血型不合主要发生在 O 型血的母亲，当胎儿血型携带来自父方的 A 或 B 抗原，母体有抗 A 或抗 B 抗体时，即为母儿血型不合。因 ABO 类物质在环境中常见并可引起母亲致敏，所以 40% ~ 50% 的 ABO 血型不合发生在第一胎，ABO 血型不合导致新生儿溶血的机会和程度比较小。

（2）父亲的血型为 Rh 阳性，母亲的血型为 Rh 阴性时，很容易发生母儿血型不合，可能产生严重的胎儿或新生儿溶血。在我国，汉族人的血型绝大多数为 Rh 阳性，Rh 阴性比较少见。

（3）提前分娩是一项挽救新生儿的果断措施，在终止妊娠之前必须对新生儿的存活能力做出客观的评价，同时还应对本单位的早产儿监护水平有充分的估计。

（4）生后 1 ~ 2 小时，应注意黄疸出现时间、胆红素升高速度，若有指征，及时换血治疗。

（5）发生胆红素脑病的胆红素临界浓度是 308 ~ 342μmol/L，在此之前应采以积极的预防措施，一旦发生死亡率极高。

（6）注意光疗中可能出现的情况，如发热、一过性皮疹、青铜皮肤综合征，应与其他疾病相鉴别，并给予适当的处理。若光照后胆红素不降甚至升高，应考虑换血。

（7）严密监测换血过程中可能出现的并发症，如心力衰竭、心律失常、血栓形成、电解质紊乱、酸中毒等，及时给予处理。

第六节 胎儿窘迫

胎儿窘迫（fetal distress）系指胎儿在宫内缺氧，继之发生酸中毒，表现为胎心率及一系列代谢与反应的改变，可以发生在妊娠后期，但主要发生在临产过程中，可因母血含氧量不足，脐带血运受阻或胎盘功能低下，胎儿心血管系统功能障碍引起，是当前剖宫产的主要适应证之一。

【诊断】

（一）症状

孕期发现胎心率的改变，胎心率 >160 次/分，或胎心率 <120 次/分；胎动明显减少或增多，或出现胎儿监护的异常。

（二）体征

1. 母亲检查 对母亲进行全面体格检查，以了解是否有各种内外科并发症或产科并发症。

2. 胎心率变化 胎心率的改变是急性胎儿窘迫最明显的临床征象。胎心率 >160 次/分，尤其是 >180 次/分；胎心率 <120 次/分，尤其是 <100 次/分，为胎儿危险的征象。

3. 羊水胎粪污染 胎儿缺氧则肠蠕动亢进，肛门括约肌松弛，使胎粪排入羊水中，羊水Ⅰ度呈浅绿色，Ⅱ度为黄绿色，Ⅲ度呈浑浊棕黄色。

（三）检查

1. 胎心监护 ①出现频繁的晚期减速，多为胎盘功能不良。②重度可变速度的出现，多为脐带血运受阻表现，若同时伴有晚期减带速，表示胎儿缺氧严重，情况紧急。连续描记孕妇胎心率 20～40 分钟，正常胎心率基线为 120～160 次/分。若胎动时胎心率加速不明显，基线变异频率<5 次/分，持续 20 分钟，提示可能有胎儿窘迫，也可能是胎儿处于睡眠状态或是受药物影响。

2. 胎儿头皮血检查　破膜后，获取胎儿头皮血进行血气分析。诊断胎儿窘迫的标准为血 $pH < 7.20$（正常值 7.25～7.35），$PaO_2 < 10mmHg$（正常值 15～30mmHg），$PaCO_2 > 60mmHg$（正常值 35～55mmHg）。

3. 胎盘功能检查　测 24 小时尿 E_3 值并动态连续观察，若急骤减少 30%～40%，或于妊娠末期多次测定 24 小时尿 E_3 值在 10mg 以下；E/C 比值<10；妊娠特异 β_1-糖蛋白（SP1）<100mg/L；胎盘生乳素<4mg/L，均提示胎盘功能不良。

4. 羊膜镜检查　见羊水浑浊呈浅绿色至棕黄色，有助于胎儿窘迫的诊断。

（四）诊断要点

（1）胎心率>160 次/分，或胎心率<120 次/分；胎动明显减少或增多甚至消失。

（2）胎心加快或减慢，羊水有不同程度的污染。

（3）辅助检查

①频繁的晚期减速，重度变异减速同时伴有晚期减速。胎动时胎心率加速不明显，基线变异频率<5 次/分，持续 20 分钟。

②胎儿头皮血血气分析时，$pH < 7.20$，$PaO_2 < 10mmHg$，$PaCO_2 > 60mmHg$。

③24 小时尿 E_3 值急骤减少 30%～40% 或妊娠末期多次测定 24 小时尿 E_3 值在 10mg 以下；E/C 比值<10；妊娠特异 β_1 糖蛋白（SP1）<100mg/L；胎盘生乳素<4mg/L。

④羊膜镜检查见羊水浑浊呈浅绿色至棕黄色。

（五）鉴别诊断

1. 胎儿心律失常 胎儿心律失常也会出现胎心率的不规则变化，通过胎儿心电图的检查可鉴别诊断。

2. 母亲腹主动脉脉率 有时在听胎心时会误将母亲的腹主动脉脉率当成胎心率，超声检查或是进行胎儿心电监护可以鉴别。

【治疗】

1. 慢性胎儿窘迫 针对病因处理，视孕周、胎儿成熟度和窘迫程度决定妊娠是否继续。

（1）一般处理：定期产前检查，监测胎儿宫内状况，左侧卧位，定时吸氧，治疗孕妇的并发症，尽量延长孕周。

（2）期待疗法：若胎龄过小，估计胎儿出生后生存机会不大，即使胎儿宫内状况难以改善，也应尽可能保守治疗，延长胎龄。可补充氨基酸、人工羊水等，同时促胎儿肺成熟。

（3）终止妊娠：各项监测指标提示胎儿宫内状况难以改善，如接近足月妊娠，或妊娠 34～35 周且估计胎儿出生后存活机会极大时，均应及时行剖宫产终止妊娠。

2. 急性胎儿窘迫 应紧急处理，改善胎儿缺氧状态。

（1）一般处理：应用面罩吸入高浓度氧。为防止高氧引起的脐血管、脑血管痉挛，应每吸 30 分钟停 5 分钟。纠正脱水，酸中毒及电解质紊乱。

（2）病因处理：左侧卧位可纠正仰卧位低血压综合征，改善子宫胎盘血液灌注，或变动体位，有可能缓解脐带受压。如出现缩宫素应用不当而导致的强直宫缩，应停用宫缩药，给予抑制子宫收缩的药物，如硫酸镁、β_2-受体兴奋药等。如羊水过少，可羊膜腔内注入温生理盐水，减轻脐带受压。

（3）尽快终止妊娠：在胎儿足月或接近足月时，如宫口未开全，出现下列情况之一者，即应剖宫产：①羊水污染Ⅱ度或Ⅲ度，而且胎心率 <110 次/分，或 >180 次/分；②羊水污染Ⅲ度，伴羊水过少；③持续胎心减慢达 100 次/分以下；④频发晚期减速、重度变异减速，基线变异 <5 次/分甚至消失；⑤胎头皮血测定 pH < 7.20。若宫口开全，有阴道分娩的条件时，应阴道助产；无阴道分娩的条件时，应做剖宫产。

（4）新生儿的处理：新生儿窒息常是胎儿窘迫的延续，分娩前应做好新生儿复苏的一切准备，清理新生儿呼吸道非常重要。

【病情观察】

在期待治疗时，注意观察胎动变化，定期进行胎心监护；在分娩过程中，除了要进行胎心监护外，还要观察羊水性状。

【病历记录】

1. 门诊病历的书写　胎动计数是简单但非常实用的自我监护手段，门诊督促孕妇数胎动，并做好记录。

2. 住院病历的书写

（1）嘱咐孕妇每日要认真、仔细地数胎动，医生查房时每次必须询问，并认真做好记录。

（2）认真听胎心并做好记录，听胎心时间必须持续 1分钟。

（3）认真记录各种提示胎儿窘迫的检查结果，保留好所有的原始检查报告。

【注意事项】

1. 医患沟通　如在观察过程中出现胎心异常，应及时向患者交代病情，在知情同意的前提下选择合适的分娩方式。

2. 经验指导

（1）每日监测胎动可预知胎儿的安危，胎动过频往往是胎动消失的前驱症状。胎动消失后，胎心在 24 小时内也会消失，对此应予注意，以免延误抢救时机。

（2）胎心窘迫的诊断不能单靠一种手段，要结合胎动、胎心率、B 超、胎心监护、羊水性状、B 超生物物理评分、生化等各方面的指标进行综合判断。

(3) 对于临产的孕妇，一般建议在宫颈口开至 3cm 和 7cm 时进行宫缩应激试验检查，以便及时发现胎儿窘迫。

(4) 怀疑有胎儿窘迫者，可在宫口开大 2cm 时行人工破膜检查羊水性状。

(5) 有并发症的孕妇或高危妊娠或孕周≥41 周，每 3 日行一次 B 超检查。

(6) 孕妇不规则宫缩时间长要进行密切观察与及时处理，临床上常见此种情况伴有胎心窘迫。

(7) 有胎儿窘迫可能者，要做好抢救新生儿的准备，包括请新生儿科医生、麻醉师会诊，输液设备、各种型号的插管、暖箱等。

第七节 过期妊娠

月经周期正常的孕妇，妊娠达到或超过预产期 2 周（≥42 孕周）尚未临产，称为过期妊娠。过期妊娠的发病率占妊娠总数的 5% ~ 12%，围生儿死亡率为正常足月分娩者的 3 倍。过期妊娠的病因尚不明确，可能与妊娠末期胎儿肾上腺皮质功能低下，内源性前列腺素和雌激素分泌不足，孕激素过多及遗传等因素有关。

【诊断】

(一) 症状

月经规则，按照末次月经计算时孕周达到或超过 42 周。如果月经不规则，需要纠正预产期，纠正后的孕周也达到或超过 42 周。

(二) 体征

过期妊娠通常无特殊临床表现，检查时可能会发现胎儿比较大，并发羊水过少时很容易触及胎儿肢体。

（三）辅助检查

1. B超检查　测定胎儿双顶径（BPD）、股骨长度（FL）、腹围（AC）值以推断胎龄，同时还可了解羊水量及胎盘成熟度。

2. 胎盘功能检查　通过胎动计数、尿雌三醇测定、E/C值测定、胎心监护仪检测，以了解胎盘老化情况。

3. 羊水检查　穿刺羊膜囊行羊水泡沫震荡试验，了解胎儿肺成熟度，同时可行羊水染色体检查。

4. 羊膜镜检查　观察羊水量及颜色以了解胎粪污染程度，确定有无胎儿窘迫。

（四）诊断要点

如过去月经史十分正常，而本次末次月经期又十分明确，同时有早期诊断的各种检查佐证，则诊断过期妊娠，如果月经周期不规则或月经周期长、在哺乳期时妊娠、在使用口服避孕药时妊娠、偶然的排卵延迟等，因此对一些末次月经时间有疑点的妊娠妇女，则必须借助于其他方法。

（五）鉴别诊断

月经规律者诊断明确，月经不准确或末次月经记不清楚者，需要核实预产期。

【治疗】

一旦确定为妊娠过期，即根据胎儿胎盘功能及宫颈成熟度决定处理方案。

1. 胎盘功能尚好、宫颈成熟度差者　可选用前列腺素、硫酸脱氢表雄酮、刺激乳头或小剂量缩宫素等促宫颈成熟。

2. 宫颈管已消失者　可采用人工破膜，破膜后羊水清亮且量多可经阴道分娩。若羊水量少混有胎粪应行剖宫产术。因过期妊娠胎儿易发生宫内窘迫，临产后应特别注意胎心的变化，有条件者同时应用监护仪。若发生胎心异常时宫口已开全，可行阴道助产术，如宫口未开全，应行剖宫产术。

3. 胎动计数 每 12 小时 <10 次，宫缩负荷试验（OCT、CST）阳性，羊水粪染或过少，重度妊娠高血压综合征等，无论宫颈条件如何，应立即终止妊娠。剖宫产较为安全。分娩时，应做好抢救新生儿的一切准备工作，及时发现和处理新生儿并发症。

【病情观察】

（1）诊断明确者，要观察是否有胎儿宫内缺氧以及孕妇的宫颈条件。

（2）诊断未明者，要通过超声检查和既往病史的回顾来明确是否有过期妊娠存在。

【病历记录】

1. 门诊病历的书写

（1）要详细询问并记录患者的末次月经、早孕反应出现的时间、胎动出现的时间，如果是纠正预产期，一定要在病史中记录清楚，并告知患者。

（2）要仔细记录胎动情况，不能简单记录"胎动好"，要记录每小时胎动次数或者是 12 小时的胎动计数。

2. 住院病历的书写 在病史上要详细记录患者的具体孕周，纠正预产期的理由，就过期妊娠风险与患者或家属的谈话，还要记录选择分娩方式的理由。如果是选择阴道分娩，需要记录已告知在产程进展过程中，可能因出现母儿意外因素而需要行剖宫产。

【注意事项】

1. 医患沟通

（1）在决定分娩之前，需要让患者和家属了解过期妊娠围生儿死亡率比较高，如果胎儿比较大，经阴道分娩时可能会出现难产和胎儿的损伤。在患者和家属知情同意的前提下选择合理的分娩方式。

（2）需要向患者和家属告知，由于过期胎儿在宫内胎粪排出的概率比较高，无论是经阴道分娩，还是行剖宫产，发生胎粪吸入综合征的机会都有可能增加。

2. 经验指导

（1）对于过期妊娠，在检查时要考虑到头盆不称的可能。因为头盆不称时，胎儿的先露部分不能压迫刺激宫颈内口和子宫下段，也就容易导致过期妊娠。

（2）在过期妊娠时，要进行超声检查了解是否有脑畸形。因为无脑儿没有下丘脑，使垂体－肾上腺轴发育不良，导致胎儿产生的肾上腺皮质激素和雌三醇的前体硫酸脱氢表雄酮水平低下，无法分娩。

（3）在确诊过期妊娠以后，有条件时一定要进行超声检查，因为通过超声检查可以了解到决定分娩方式的所有因素，这些因素包括胎儿的大小，是否有羊水过少和胎儿老化以及宫颈的条件。

（4）对无产科并发症的过期妊娠患者，一般等待至妊娠42周后再予处理，但近来多数学者认为，妊娠过期后胎儿危险度增加，且孕妇心理及体力负担加重，应在妊娠41周后即行引产。对此，美国国家婴儿健康及人类发展研究院母－胎医学组研究认为，在孕41周后引产或不引产组其剖宫产率、巨大儿发生率、婴儿平均出生体重、婴儿不利发生率，两组均无差异，因此他们认为无论引产或者继续观察都是可以接受的。

（5）过期妊娠时，常伴有胎儿窘迫、羊水粪染等并发症，分娩时应做相应准备。对羊水Ⅲ度污染者，在胎肩娩出前用负压吸球或吸痰管吸净胎儿鼻咽部黏液，胎儿娩出后立即在直接喉镜指引下行气管插管吸出气管内容物，以减少胎粪吸入综合征的发生。过期儿发病率和死亡率均高，应及时发现和处理新生儿窒息、脱水、低血容量及代谢性酸中毒等并发症。

第八节 巨大儿

巨大儿的定义国内外尚无统一的标准，目前普遍能接受的标准是新生儿出生体重达到或超过 4000g 者称为巨大儿（macrosomia），发生率为 7%～8%。巨大儿在临床上尚无一个准确的估计方法，常在产程中发现，给分娩带来困难，尤其是发生肩难产时更易造成围生儿的损伤，因此应特别注意对巨大儿的早期发现，做到早期发现、早期预防、制订合理的分娩方案，降低母婴并发症。

【诊断】

（一）症状

有巨大儿分娩史、糖尿病史及过期妊娠史，孕妇多肥胖或身材高大。妊娠晚期出现呼吸困难、腹部明显沉重及两肋胀痛等症状，孕期体重迅速增长。

（二）体征

腹部明显隆起，根据宫高及腹围计算出胎儿体重大于 4000g，先露高浮，到临产尚未入盆。

（三）辅助检查

B 超检查可观察胎儿腹围增长速度，每周腹围增长 > 1.2cm 者，巨大儿阳性预测值为 79%。如胎儿双顶径（BPD）达 10cm，股骨长度（FL）达 8.0cm，胎儿腹围（AC）> 33cm，应考虑巨大儿的可能，如以上三个数值均达标，巨大儿准确率达 80% 以上。

（四）诊断要点

（1）患有糖尿病、孕妇肥胖、过期妊娠而胎儿继续长大者。另外，孕妇营养及遗传因素与胎儿体重也有一定关系。

（2）孕妇常有腹部沉痛、腹痛、呼吸困难等，伴体重增长迅速。

（3）根据宫高、腹围及先露高低计算出胎儿体重≥4000g者，可能为巨大儿。

（4）B超检查测定胎儿双顶径、腹径、股骨长度等估测胎儿体重。当测得胎儿双顶径 > 10cm，腹径/股骨长度 > 1.385 时80% ~85%为巨大儿。

（五）鉴别诊断

1. 双胎　双胎时腹部检查往往大于单胎，但可触及两个或三个以上的胎体，胎儿肢体较多，可听到两个胎心音，B超检查可确诊。

2. 羊水过多　羊水过多时腹部膨隆明显，但检查时宫内羊水较多，胎体浮动感明显，胎心音较遥远，B超可确诊，其双顶径多在正常范围内，常伴有胎儿畸形。

3. 脑积水　脑积水胎头大而有弹性，与胎体大小不成比例。阴道检查胎头大，囟门骨缝宽，颅骨壁薄如乒乓球感。B超可确诊。

【治疗】

（1）孕期疑有巨大儿应行糖尿病筛查试验，以便及早发现糖尿病。应积极控制血糖，处理参照妊娠合并糖尿病。

（2）骨盆及胎位正常者，可在严密观察下试产。如产程进展不顺利应行剖宫产术。

（3）巨大儿阴道分娩，应注意肩难产，如有肩难产应采取下列措施分娩。

①助前肩娩出法：接产者手伸入阴道置于胎儿前肩后，于宫缩时，将前肩推向骨盆斜径使之较易入盆，然后下引胎头，助手并在耻骨联合上加压。

②助后肩娩出法：接产者手伸入阴道置胎儿后肩后，并使胎臂滑向胎儿腹部，同时下引胎头，助后肩娩出。

（4）胎位不正及并发糖尿病孕妇的巨大儿应行剖宫产。

（5）巨大儿阴道分娩前应及时行会阴侧切，娩出后，应仔细检查软产道，如有损伤，应予修补。并注意预防及处理产后出血。

【病情观察】

(1) 动态观察胎儿生长发育情况，及时发现巨大儿。

(2) 临产后密切观察产程，及时发现头盆不称。

【病历记录】

1. 门诊病历的书写 孕妇的体重、身高、孕周、宫高、腹围均要详细记录，填写好妊娠图。产前检查要筛查妊娠期糖尿病、Rh 血型。准确记录有无过期妊娠、胎盘功能减退、过去有无巨大儿史等情况。

2. 住院病历的书写 在选择分娩方式时，需要讲明巨大儿对产妇与婴儿的不利影响，取得患者和家属的知情同意，并在病史中记录。

【注意事项】

1. 医患沟通 胎儿大则易发生相对头盆不称、产程延长、手术助产机会大。难产可引起新生儿窒息、颅内出血、锁骨骨折、臂丛神经损伤甚至死亡。由于阴道分娩难产致盆底组织受损，日后可导致子宫脱垂或尿失禁，给生活带来不便。因此，在选择分娩方式时，需要讲明巨大儿对产妇与婴儿的不利影响，并取得患者和家属的知情同意。

2. 经验指导

(1) 巨大儿的发生率国内外报道不一，有逐年增高的趋势。其发生与孕妇的体重、身高、孕周、宫高、腹围都有一定关系。孕前母亲体重是影响新生儿出生体重的重要因素，肥胖妇女有发生巨大儿的危险。

(2) 妊娠期糖尿病，尤其是饮食控制不佳、没有经过胰岛素治疗者，胎儿生长快，发生巨大儿可达20%以上。过去有过巨大儿史的经产妇，发生巨大儿的可能性更大。

(3) 目前要准确做出巨大儿的诊断有时有一定难度，许多巨大儿往往在出生后才做出诊断。

（4）由于胎儿大，宫腔容积相对减少，胎儿不易活动而造成持续性枕后、枕横位，易发生难产，常需手术助产，发生肩难产时，软产道易损伤，处理不当有时发生子宫破裂，对产妇与胎儿都有威胁。

（5）选择合适的分娩方式非常重要，虽然巨大儿也可以经阴道分娩，但是毕竟发生难产、软产道损伤、新生儿产伤的机会增加，一般建议放宽剖宫产指征。

（6）一般认为对糖尿病孕妇巨大儿选择性剖宫产是合理的，而对非糖尿病孕妇的巨大儿，应根据头盆情况决定分娩方式。

（7）胎头娩出后，不要急于将胎头外旋转及复位，待再次宫缩双肩径入盆后，再协助胎头复位及外旋转，可有助于减少肩膀难产的发生。

第九节 胎儿生长受限

胎儿生长受限（fetal growth restriction，FGR）亦称胎儿宫内生长迟缓、胎盘功能不良综合征或称胎儿营养不良综合征，系指胎儿体重低于其孕龄平均体重第 10 百分位数或低于其平均体重的 2 个标准差。

胎儿生长发育与多种因素有密切关系，如孕妇外环境、孕妇身体的病理生理条件、胎盘和脐带、胎儿本身的内环境等，还与妊娠前的精子情况有关。这些因素如影响胎儿细胞数目减少或细胞大小异常者，则可导致小样儿或巨大儿等。

【诊断】

（一）症状

FGR 的母亲除可能存在的基础疾病外，无其他不适。有的孕妇自觉腹部膨隆较小。

（二）体征

1. 扣诊 发现胎儿小于正常，但有 20% 的胎儿体重估测与胎儿实际体重相关较大，而且 50% 的患儿可能被误诊。

2. 宫底高度和腹围测量 可作为初步筛选的方法。宫高测量值小于正常孕周平均值的第 10 百分位以上。但测量值的变异较大，结合腹围测量和动态的测量才具有较可靠的诊断价值。

3. 孕妇体重测量 孕妇需要进行规律的产前检查，一般 36 周前每 2 ~ 4 周一次，连续 3 次体重不增加，排除其他体重减轻的原因，应考虑 FGR。

（三）辅助检查

1. B 超检查 主要测量的指标有胎儿双顶径、头面积、头围、躯干面积、躯干围长、躯干横截面直径、坐高，坐高 × 躯干面积，头面积/躯干面积，长骨长度等。许多 B 超的软件系统可对胎儿的各测量值进行计算，预测胎儿体重以及胎龄，一般误差在 ±2 周内。更精确的计算方法是将母亲的各种数据输入，得到更加准确的计算值。

2. 多普勒超声 脐动脉多普勒超声可作为诊断 FGR 的筛选方法。约 50% 的 FGR 被认为是胎盘滋养细胞侵蚀性差，表现为子宫胎盘的血管阻力增大。

3. 雌三醇（E_3）测定 动态观察 E_3 在整个妊娠期的水平可以鉴别对称型和非对称型的 FGR。非对称型的 FGR 其 E_3 在妊娠前半期在正常范围，而以后渐渐偏离正常范围，对称型的 E_3 水平持续在较低值。

（四）诊断要点

（1）自觉腹部膨隆较小，营养状态比较差，有吸烟、酗酒及吸毒等不良嗜好，有宫内感染、内外科合并症等。

（2）扣诊发现胎儿小于正常；宫高测量值小于正常孕周平均值的第 10 百分位以上，结合腹围测量和动态的测量才具有较可靠诊断价值；连续 3 次检查体重不增加。

（3）B超检查估计胎儿体重小于孕周 2 个星期，脐动脉多普勒超声表现为子宫胎盘的血管阻力增大；非对称型的 FGR 其 E_3 在妊娠前半期在正常范围，而以后渐渐偏离正常范围，对称型的 E_3 水平持续在较低值。

（五）鉴别诊断

1. 胎儿畸形　有 FGR 时，胎儿畸形的机会明显增加，因此要注意与胎儿畸形相鉴别。

2. 非对称型与对称型 FGR 的鉴别　对称型 FGR 胎儿全身均小性发育，身长、头围均小；非对称型 FGR 胎儿身长和头围与孕周相符合，但体重偏低。

【治疗】

1. 休息　卧床休息，左侧卧位，可使肾血流量和肾功能恢复正常，从而改善子宫胎盘的供血。临床上可以见到不少病例，在卧床休息 1～2 周后，宫底高度从第 10 百分位数以下很快升高至第 50 百分位数，最后胎儿生长受限得以纠正，分娩出发育良好的新生儿。

2. 葡萄糖　糖类是胎儿生长发育的主要营养成分之一。每日给 25%～50% 葡萄糖溶液 100ml 静脉推注或 5% 葡萄糖溶液 500ml 与能量合剂静脉滴注，7～10 日为 1 个疗程。

3. 蛋白质　胎儿的生长发育每日需一定量的蛋白质，目前应用必需氨基酸溶液静脉滴注来治疗胎儿生长受限，可见胎头双顶径明显增加。

4. 肝素　妊娠高血压综合征或慢性肾炎合并妊娠所致的胎儿生长受限，可用肝素治疗。肝素剂量为 25mg 溶于 500ml 低分子右旋糖酐溶液中，每日 1 次，7 日为 1 个疗程，有眼底出血、溃疡病出血或其他出血倾向者禁用。

5. 其他药物治疗　β_2 型拟肾上腺素药物，如沙丁胺醇等，用以扩张血管，松弛子宫体及子宫颈平滑肌，改善子宫胎盘供血，在治疗因妊高征、妊娠合并慢性肾炎和慢性高血压等疾病引起的胎儿生长受限取得良好的效果。其他扩血管药物如氨茶碱或静脉滴注硫酸镁也可增加21%～45%子宫胎盘供血量。

6. 积极治疗引起胎儿生长受限的高危因素 尤其是妊高征，必须与上述疗法同时进行。

7. 适时分娩 ①胎儿生长受限经过治疗后，如无内科或产科并发症，尿 E_3、胎头双顶径、子宫底高度等测定均有进展者，可继续妊娠。②如有内科或产科并发症，虽未达37孕周，需考虑终止妊娠时，酌行羊膜腔穿刺，测定羊水中 L/S 比值、肌酐等，了解胎儿成熟度。③36孕周前需终止妊娠者，为促使胎儿肺表面活性物质产生，可用地塞米松 5mg 肌内注射，每8小时1次，共2日。

8. 新生儿的处理 胎儿生长受限容易发生胎粪吸入综合征，使新生儿窒息加重，应做好新生儿复苏抢救。及早喂养糖水以防止血糖过低，并注意血钙过低，防止感染及纠正红细胞增多症等并发症。

【病情观察】

（1）监测胎儿生长速度以及宫内安危状态。

（2）对出生的小于胎龄的新生儿，按高危儿进行观察和处理。

【病历记录】

1. 门诊病历的书写 注意画好妊娠图，及时发现 FGR 的发生，同时询问并记录相关的高危因素。

2. 住院病历的书写 注意与家属交代 FGR 的后果，即使近期预后比较好，也不能排除远期不良结局的可能性。

【注意事项】

1. 医患沟通 需要告知家属，FGR 患儿在出生后一般持续低身材和低体重，特别是对称型的患儿。而非对称型患儿多为宫内因素影响，出生后6个月内生长迅速。FGR 患儿与正常出生体重的孩子相比，在神经系统和智力方面有差距，可伴神经系统的其他异常，特别是头径偏小的患儿。

2. 经验指导

（1）对称型 FGR 可因妊娠早期开始的营养不良、病毒感染、胎儿先天畸形等病因影响发育所致；非对称型多为妊娠晚期胎盘功能不良导致的慢性缺氧所致，而妊娠早期的胎儿生长发育正常。

（2）FGR 并不危及母亲的生命，但引起 FGR 的母亲的系统性疾病则可能是致命的，如先兆子痫、肾病等。发生 FGR 以后，第二次妊娠时发生 FGR 的危险性也会增加，二级亲属中发生 FGR 的概率增加 2 倍。

（3）不要轻易诊断 FGR，要根据妊娠反应、胎动时间、B 超检查等来判断孕妇末次月经时间，确定孕周以后再看是否有胎儿生长受限。

（4）除了药物治疗以外，一般处理也很重要，要增加孕期母亲的休息，减少工作压力和紧张焦虑状态，吸烟、酗酒的母亲要停止烟酒。

（5）每日 60～300mg 的阿司匹林口服有较好的预防和治疗效果。

（6）如果治疗护理得当，大多数 FGR 新生儿能够和正常婴儿一样生存。

（7）适时分娩十分重要。

第十节　前置胎盘

前置胎盘（placenta previa）指妊娠 28 周后胎盘覆盖于子宫下段，甚至下缘达到或覆盖于子宫颈内口处。前置胎盘是妊娠晚期的严重并发症，也是妊娠晚期出血的常见原因。按胎盘边缘与子宫颈内口的关系可分为三型：①完全性前置胎盘（中央性前置胎盘），子宫颈内口完全为胎盘组织覆盖；②部分性前置胎盘，子宫颈内口部分为胎盘组织覆盖；③边缘性前置胎盘，胎盘主要附着于子宫下段，其下缘虽已靠近子宫颈内口，但不覆盖内口。此外，如胎盘下缘附着于子宫下段，其与子宫颈内口相距在7cm以内，称为胎盘低置。

【诊断】

（一）症状

前置胎盘的典型症状是妊娠晚期或临产时发生无诱因、无痛性反复阴道出血。宫颈外口扩张，附着于子宫下段及宫颈内口的胎盘前置部分不能相应伸展而与其附着处分离，血窦破裂出血。前置胎盘出血前无明显诱因，初次出血量一般不多，剥离处血液凝固后，出血自然停止；也有初次即发生致命性大出血而导致休克。由于子宫下段不断伸展，前置胎盘出血常反复发生，出血量也越来越多。阴道出血发生迟早、反复发生次数、出血量多少与前置胎盘类型有关。完全性前置胎盘初次出血时间早，多在妊娠28周左右。边缘性前置胎盘出血多发生在妊娠晚期或临产后，出血量较少。部分性前置胎盘的初次出血时间、出血量及反复出血次数介于两者之间。

（二）体征

（1）子宫大小与妊娠周数符合，可有宫缩，间歇时子宫可完全松弛。

（2）胎位清楚，可伴有胎位异常，如横位、臀位或胎先露高浮。

（3）耻骨联合上方或侧方有时可闻及与孕妇脉搏一致的吹风样的胎盘血管杂音（胎盘附着在子宫下段前壁时）。

（4）于休克状态时，可伴有胎心变化，甚至胎心消失。

（三）辅助检查

1. 实验室检查　查血常规、血小板、出凝血时间以了解贫血的程度及排除凝血功能障碍性疾病。

2. 超声检查 B超已成为诊断前置胎盘的最基本方法，从胎盘显像可看到其边缘与宫颈内口的关系，从而确定前置胎盘的诊断和类型，其最大优点为准确，无创伤及可重复性。在妊娠中期，B超检查约1/3的胎盘位置较低甚至越过内口，但是以后随子宫长大、宫体上升、下段形成、胎盘随之上移，故妊娠中期B超检查发现胎盘低置时，不宜过早做出诊断，应嘱患者随访，以观察其位置的变化。

3. 产后胎盘及胎膜检查 见胎盘边缘或部分胎盘有凝血块，胎膜破口距胎盘边缘在7cm以内提示胎盘前置。

(四) 诊断要点

(1) 在妊娠中晚期，反复出现无痛性阴道出血。

(2) 胎头高浮、臀位的发生率比较高。严重出血者的胎心率可变快、减慢，甚至消失，耻骨联合上缘及两侧有时可听到吹风样杂音，速率与孕妇脉搏一致。

(3) B超检查发现胎盘位置比较低，甚至达到或覆盖宫颈内口。

(五) 鉴别诊断

1. 胎盘早剥 阴道出血伴腹痛及宫底升高，胎心变化或消失，贫血貌与阴道出血不成比例。

2. 胎盘边缘血窦破裂 多为发生于36周后的无痛性阴道出血。其特点为胎盘位置正常，产后可见胎盘边缘的血窦破裂，边缘粗糙，血块不大但较硬，常有裂隙。胎膜破口距胎盘边缘大于7cm。

3. 宫颈病变 如息肉、糜烂及肿瘤。B超提示胎盘位置正常，阴道检查可见宫颈病变，必要时病理协助诊断。

【治疗】

应根据前置胎盘的种类、出血量的多少、发病早迟、胎次、胎位、胎儿存活情况、是否临产、宫口开大程度、有无休克等全面考虑，选择恰当处理方法。临床上常采用以下几种方法。

1. 期待治疗 适用于阴道出血量不多，全身情况好，妊娠在孕 34 周以前的患者。在确保母体安全的前提下，可等待胎儿成长达到或接近足月，以提高胎儿存活率。患者应住院静卧，给予镇静及止血药物，积极纠正贫血。必要时可给予宫缩抑制药，如硫酸沙丁胺醇、硫酸镁等。等待期间应严密观察阴道出血情况，配血备用。

2. 终止妊娠 对阴道大出血或反复多次出血者、胎儿存活已足月者，应终止妊娠并根据具体情况，选择终止妊娠的方式。

（1）剖宫产术：是处理前置胎盘的主要手段，若胎盘位于子宫下段前壁多主张做下段偏高的横切口或古典式剖宫产以避开胎盘。

（2）阴道分娩：适用于边缘性或低置性前置胎盘，先露已入盆，出血不多，已临产，估计短时间内可以结束分娩者。

①备血，输液后行阴道检查，予人工破膜。

②破水后腹部包扎，促使胎先露下降，压迫胎盘。

③加强宫缩：5% 葡萄糖 500ml 及缩宫素 2.5U 静脉滴注。

④若破膜后仍有出血，若胎露不下降，胎儿存活者，应立即行剖宫产。若胎儿已死亡，可用头皮钳牵夹胎儿头皮或牵出胎足，以压迫胎盘止血并促使胎儿下降。此法有大出血危险，应有输血准备。

3. 预防产后出血及感染 当胎儿娩出后，及早使用宫缩药，以防产后大出血。产时、产后给予抗生素，预防感染，并注意纠正贫血。

4. 紧急情况转运的处理 在无条件进行手术的地方，发现此种大出血患者，应迅速建立静脉通道，立即送附近具备治疗条件的医院，不可冒险进行阴道检查及肛门检查。

【病情观察】

1. 诊断明确者 主要观察患者的出血量、血压变化、血红蛋白变化；同时还要注意胎心情况，了解是否有胎心率加快或是减慢。

2. 诊断未明者　及时进行 B 超检查，了解胎盘位置与宫颈口的关系，明确诊断。

【病历记录】

1. 门诊病历的书写

（1）要详细询问并记录患者的症状、末次月经、既往分娩、人工流产、刮宫、产褥感染及引产史、生育史。

（2）对于位置比较低的前置胎盘，特别是中央性前置胎盘，一般在诊断以后就建议住院观察治疗。如果患者或家属拒绝入院治疗，应该在门诊病史上记录并要求患者或家属签字。

2. 住院病历的书写　详细记录患者的病情变化，特别是患者的阴道出血量以及胎心的变化。在终止妊娠或切除子宫之时，要记录理由，事先要获得患者及家属的知情同意并签字。

【注意事项】

1. 医患沟通

（1）位置比较低的前置胎盘，特别是中央性前置胎盘，在保守治疗的过程中很容易发生阴道出血，甚至是危及母亲和胎儿生命安全的大出血。在明确诊断以后，需要向患者和家属解释出血的风险和危害，以期得到患者和家属对治疗方案的理解和配合。

（2）对于有中央性前置胎盘和合并胎盘植入的患者，还需要告知，如果各种止血的措施失败，最终可能会需要切除子宫。

2. 经验指导

（1）怀疑有前置胎盘，特别是中央性前置胎盘时，不主张进行阴道检查，因可致大量出血。目前诊断前置胎盘最简单而可靠的方法是 B 超检查。

（2）在前置胎盘患者，胎盘植入的发生率增加，因此在终止妊娠前要进行详细的超声检查，以明确诊断。

（3）胎盘下缘与宫颈内口的关系可以随着子宫下段的延伸而发生变化，因此前置胎盘的分类随着妊娠孕周的增加、产程的进展可以发生变化。在进行临床处理时，按照最后一次检查的分类来决定。

（4）剖宫产术前后应有新生儿科医生在场并做好新生儿复苏准备。

（5）若因当地条件有限而难以就地处理，应立即做阴道大纱条堵塞，转院治疗，并有医生陪送。

（6）无论剖宫产还是阴道分娩，贫血应予迅速纠正，并用抗生素以预防感染。

（7）注意预防产后出血，前置胎盘不仅能引起产前出血，还易并发产后出血，由于子宫下段肌肉组织菲薄，收缩力差，既不能使附着的胎盘完全剥离，又不能使胎盘剥离后的血窦关闭，故出血量较多。

第十一节　胎盘早期剥离

妊娠 20 周后，正常位置的胎盘在胎儿娩出前部分或全部从子宫壁分离，称为胎盘早期剥离（简称胎盘早剥）。在我国发病率为 4.6%~21%。因起病急、发展快，故是妊娠中、晚期的严重并发症，处理不及时可危及母儿生命。临床可分为三类，即显性剥离：剥离出血沿胎膜与子宫壁间从宫颈口流出。隐性剥离：出血不能外流而积聚于胎盘与子宫壁间或渗入羊膜腔内。混合性剥离：介于两者之间。

【诊断】

（一）症状

1. 腹痛　一般表现为轻微腹痛，胎盘剥离面比较大时表现为严重的持续性腹痛，少数患者因为剥离面比较小而不表现为腹痛。

2. 阴道出血 取决于早剥的类型，出血量比较少的隐性型可以没有阴道出血；显性型和混合型则表现为不同程度的阴道出血。

3. 休克症状 出血量达到一定程度时，患者可出现恶心、呕吐、面色苍白、脉细速而呈休克状态。

（二）体征

1. 轻型 以外出血为主，胎盘剥离面通常不超过胎盘的1/3，分娩期多见。主要症状为阴道出血，量较多，色暗红，伴轻度腹痛或无腹痛，贫血体征不明显。腹部检查：子宫软，宫缩有间歇，子宫大小与妊娠周数相符，胎位清楚，胎心率多正常。若出血量多，胎心可有变化。腹部压痛不明显或仅有局部轻压痛。产后检查见胎盘母体面有凝血块及压迹。

2. 重型 以内出血和混合性出血为主，胎盘剥离面超过胎盘面积的1/3，有较大的胎盘后血肿，多见于重度妊高征。主要症状是突然发生的持续性腹痛、腰酸、腰背痛，疼痛程度与胎盘后积血量多少呈正相关，严重时可出现恶心、呕吐、面色苍白、出汗、脉弱、血压下降等休克征象。可无阴道出血或少量阴道出血及血性羊水，贫血程度与外出血量不相符。腹部检查：子宫硬如板状，有压痛，以胎盘附着处显著；若胎盘附着于子宫后壁，则子宫压痛不明显，但子宫比妊娠周数大，宫底随胎盘后血肿增大而增高。偶见宫缩，子宫多处于高张状态，子宫收缩间歇期不能放松，因此胎位触不清楚。若剥离面超过胎盘面积的1/2，胎儿因缺氧死亡，故重型患者胎心多已消失。

（三）辅助检查

1. 实验室检查

（1）血常规检查：可以出现不同程度的血红蛋白水平下降，但是阴道出血量不一定和血红蛋白下降程度呈正比。血小板减少，出、凝血时间延长。

（2）尿常规检查：在出血量比较多，导致肾脏受损害时，可表现出不同程度的肾功能减退。

（3）凝血功能检查：如怀疑有 DIC，应进行纤维蛋白原定量、凝血酶原时间、部分凝血活酶时间测定，在纤溶方面可进行凝血时间及血浆鱼精蛋白副凝试验（3P 试验）。

2. 特殊检查 B 超检查底蜕膜区回声带消失，常为早剥的最早征象。在胎盘及子宫壁之间出现液性暗区或界限不清，常提示胎盘后血肿存在。如见胎盘绒毛板向羊膜腔内凸出，为胎盘后血肿较大的表现。然而，B 超检查阴性，不能除外胎盘早剥。仅 25% 的胎盘早剥病例可经 B 超证实，但 B 超检查有助于除外前置胎盘。

（四）诊断要点

1. 症状 有创伤史、胎膜早破、重度妊高征等病史。根据病情轻重腹痛程度不一。轻者可无或仅有轻微腹部胀痛，重者出现腹部剧烈持续性疼痛和腰酸、腰痛。可有不同程度的阴道出血。重者可伴有恶心、呕吐、冷汗，甚至晕厥、休克等。

2. 体征 子宫张力增大，可呈硬板状，压痛明显。子宫底升高，胎位不清。常伴有胎心音变化或消失。可有脉搏增快、血压下降、贫血及休克体征。

3. 辅助检查 超声检查有时会发现胎盘后有液性暗区。

（五）鉴别诊断

1. 前置胎盘 表现为反复出现的无痛性阴道出血，阴道出血量与贫血程度成正比，一般无腹痛及胎儿窘迫。通过超声检查可帮助鉴别。

2. 先兆子宫破裂 先兆子宫破裂与重度胎盘早剥的临床表现相类似，但是先兆子宫破裂往往有子宫瘢痕史。在进入产程后出现头盆不称、梗阻性难产，往往有强烈的子宫收缩，子宫下段有压痛甚至出现病理性子宫缩复环。

3. 产后出血 胎盘早剥可致子宫肌层发生病理改变影响收缩而易出血，并且一旦发生 DIC，产后出血不可避免，必须提高警惕。

【治疗】

胎盘早剥若处理不及时，严重危及母儿生命，故应及时诊断，积极治疗。

1. 纠正休克 对处于休克状态的危重患者，积极开放静脉通道，迅速补充血容量，改善血液循环。休克抢救成功与否，取决于补液量和速度。最好输新鲜血，既可补充血容量又能补充凝血因子，应使血细胞比容提高到 0.30 以上，尿量 >30ml/h。

2. 及时终止妊娠 一旦确诊重型胎盘早剥应及时终止妊娠。根据孕妇病情轻重、胎儿宫内状况、产程进展、胎产式等，决定终止妊娠方式。

（1）阴道分娩：以外出血为主，Ⅰ度胎盘早剥患者一般情况良好，宫口已扩张，估计短时间内能结束分娩可经阴道分娩。人工破膜使羊水缓慢流出。缩小子宫容积，用腹带裹紧腹部压迫胎盘使其不再继续剥离，必要时静脉滴注缩宫素缩短第二产程。产程中应密切观察心率、血压、宫底高度、阴道出血量及胎儿宫内状况，一旦发现病情加重或出现胎儿窘迫征象，应行剖宫产结束分娩。

（2）剖宫产：指征为Ⅰ度胎盘早剥，出现胎儿窘迫征象，需抢救胎儿者；Ⅱ度胎盘早剥，特别是初产妇，不能在短时间内结束分娩者；Ⅲ度胎盘早剥，产妇病情恶化，胎儿已死，不能立即分娩者；破膜后产程无进展者。剖宫产取出胎儿胎盘后，立即注射宫缩药并按摩子宫。发现有子宫胎盘卒中，配以按摩子宫和热盐水纱垫湿热敷子宫，多数子宫收缩转佳。若发生难以控制的大量出血，可在输鲜血、新鲜冷冻血浆及血小板的同时行子宫次全切除术。

3. 并发症的处理

（1）凝血功能障碍：必须在迅速终止妊娠、阻断促凝物质继续进入母血循环基础上纠正凝血机制障碍。①补充凝血因子：及时、足量输入新鲜血及血小板是补充血容量和凝血因子的有效措施，输纤维蛋白原更佳。每升新鲜冷冻血浆含纤维蛋白 3g，补充 4g 可使患者血浆纤维蛋白原浓度提高 1g/L。②肝素的应用：是个有争议的问题，目前多数学者主张在 DIC 高凝阶段应及早应用肝素，禁止在有显著出血倾向时应用。还应注意使用剂量，因子宫剥离面的存在，使用小剂量肝素更为安全，如在使用肝素前补充凝血因子，可加重 DIC，故应慎重选择用药时机。③抗纤溶药物的应用：应在肝素化和补充凝血因子的基础上应用抗纤溶药物。常用的药物有氨甲环酸、氨甲苯酸等，亦可用氨基己酸，但不良反应稍大。

（2）肾衰竭：若尿量 <30ml/h，提示血容量不足，应及时补充血容量；若血容量已补足而尿量 <17ml/h，可给予 20% 甘露醇 500ml 快速静脉滴注，或呋塞米 20 ~40mg 静脉推注，必要时可重复用药，通常 1 ~2 小时尿量可以恢复。若短期内尿量不增且血清尿素氮、肌酐、血钾进行性升高，并且二氧化碳结合力下降，提示肾衰竭。出现尿毒症时，应及时行透析治疗以挽救孕妇生命。

（3）产后出血：胎儿娩出后立即给予子宫收缩药物，如缩宫素、麦角新碱、米索前列醇等；胎儿娩出后人工剥离胎盘，持续子宫按摩等。若仍有不能控制的子宫出血，或血不凝、凝血块较软，应快速输入新鲜血补充凝血因子，同时行子宫次全切除术。

【病情观察】

1. 诊断明确者 在分娩前观察患者的阴道出血量，母亲的血压、脉搏、呼吸、尿量、胎心变化。分娩后观察子宫收缩情况、产后出血量以及是否有肾衰竭的征象。

2. 诊断未明者 及时进行超声检查，并根据临床表现明确诊断。

【病历记录】

1. 门诊病历的书写

（1）要详细询问并记录患者的症状，并对所进行的检查，特别是 B 超检查进行详细的记录，即使是阴性结果，也要予以记录。要告知患者，即使是 B 超检查没发现胎盘早剥，也不能除外其诊断。

（2）如果患者拒绝入院进行观察和进一步的治疗，在劝说无效后应进行书面记录，最好能有患者本人的签字。

2. 住院病历的书写 详细记录患者的病情变化，特别是患者的阴道出血量以及胎心的变化。在终止妊娠或切除子宫之时，要记录理由，并且事先获得患者及家属的知情同意签字。

【注意事项】

1. 医患沟通

（1）隐性胎盘早剥时，胎盘后血液渗入子宫肌层，造成肌肉纤维的分离断裂及变性，导致子宫收缩乏力、产后出血，应用子宫收缩药也不能很好地收缩子宫。因此，一旦出现子宫卒中，需要及时和患者及家属沟通，使之做好子宫切除的心理准备。

（2）出现比较严重的胎盘早剥时，往往会伴有胎心的变化。胎心减慢到 60～80 次/分时，如果能够在很短的时间内娩出胎儿，新生儿还有存活的机会；如果处理不及时，可能会导致剖宫产后仍有胎儿死亡的情况。在这种情况下应该手术，还是放弃治疗，需要患者和家属在短时间内做出决定，并签署选择治疗方案的知情同意书。

2. 经验指导

（1）与前置胎盘不一样，胎盘早剥的阴道出血量并不一定代表全部的出血量，部分或绝大出血可以积在宫腔内，而只表现为少量出血或无出血。因此，阴道的外出血与患者的休克往往不成比例。

（2）在怀疑有胎盘早剥而又没有条件进行超声检查、胎儿已经成熟时，可以行人工破膜，见到羊水呈血性，则基本上可以明确诊断。

（3）孕期发生创伤或腹部受撞击后首先考虑发生胎盘早剥的可能性，要及时听胎心和进行超声检查。即使没有发现异常，也不能放松警惕，需要在短期内观察母亲的症状和胎心的变化，并进行超声的复查。

（4）妊娠晚期避免长时间仰卧位与外伤。行外转胎位术纠正胎位时操作必须轻柔，不能强行倒转。对羊水过多与多胎妊娠分娩时，避免宫内压骤减。行羊膜腔穿刺前做胎盘定位，穿刺时避开胎盘。人工破膜时，应选宫缩间歇期高位穿刺，缓慢放出羊水。

第十二节　羊水过多

正常妊娠时在妊娠 36 周后羊水量逐渐减少，足月时羊水量在 800ml 左右。在妊娠任何时期内羊水总量超过 2000ml 者称为羊水过多（polyhydramnios）。发病率为 0.5%～1%，并发糖尿病时高达 20%。可由多胎妊娠或一些母儿疾病引起，但 30% 羊水过多无任何病因。羊水过多者 18%～40% 并发胎儿畸形，以神经管畸形为主。

【诊断】

（一）症状

1. 子宫明显大于妊娠月份　常于产前检查时发现宫高、腹围均明显大于同期妊娠子宫，妊娠图可见宫高曲线超出正常百分位数。

2. 呼吸困难 多见于急性羊水过多，常于孕 20 ~ 24 周发生，由于羊水快速增多，数日内子宫急剧增大，横膈上抬，出现呼吸困难，不能平卧，甚至出现发绀。腹部张力过大，患者可感到疼痛，食量减少，发生便秘。由于增大的子宫压迫下腔静脉，影响血液回流，可引起下肢及外阴部水肿及静脉曲张。慢性羊水过多多发生在妊娠 28 ~ 32 周，数周内羊水缓慢增多，多数孕妇能适应，无明显自觉症状，多于产前检查时发现。

（二）体征

腹部明显膨隆，宫高、腹围均明显大于妊娠月份，腹壁皮肤发亮、变薄。触诊时感到皮肤张力大，有液体震颤感，胎位不清，有时扪及胎儿部分有浮沉感，胎心遥远或听不到。如为急性羊水过多，则可有发绀、下肢及外阴水肿及静脉曲张。

（三）辅助检查

1. 实验室检查 如有羊水过多，通常需考虑有无胎儿畸形可能。有开放性神经管缺陷的胎儿（如无脑儿、脊柱裂及脑脊膜膨出等），羊水中 AFP 值超过同期正常妊娠平均值 3 个标准差以上，而母血清 AFP 值超过同期正常妊娠平均值 2 个标准差以上。

2. 特殊检查

（1）B 超检查：以单一最大羊水暗区垂直深度测定表示羊水量的方法（AFV），超过 7cm 即可考虑为羊水过多；若用羊水指数法（AFI），则 >18cm 为羊水过多。经比较，AFI 法显著优于 AFV 法，当 AFV 法发现羊水过多时需以 AFI 法测定羊水量。B 超可见胎儿在宫腔内只占小部分，胎儿与子宫壁间的距离增大，肢体呈自由体态，漂浮于羊水中，并可同时发现胎儿畸形、双胎等。

（2）羊膜囊造影及胎儿造影：可了解胎儿有无消化道畸形，但羊膜囊造影可能引起早产、宫内感染，且造影剂、放射线对胎儿有一定损害，应慎用。

（四）诊断要点

（1）孕 20 周后体重增加明显，腹部明显大于妊娠月份。

（2）B超检查示羊水过多。

（五）鉴别诊断

诊断羊水过多时需与双胎妊娠、葡萄胎、巨大儿、胎儿水肿等相鉴别。

1. 双胎妊娠 宫高、腹围明显大于妊娠月份，产科检查时可触及两个胎头，可于不同部位闻及两个频率不同的胎心音，B超可见两个胎头光环及两个胎心搏动。

2. 葡萄胎 停经后有不规则阴道出血史，有时阴道可排出葡萄串样组织，早孕反应较剧烈。体检时子宫明显大于妊娠月份，但宫体较软，不能触及胎体，不能闻及胎心音。B超可见增大的宫腔内充满弥散分布的光点和小囊样无回声区，呈落雪状图像，无胎儿结构及胎心搏动征，血 β-hCG 明显高于同期妊娠。

3. 巨大儿 孕妇常合并有糖尿病史及巨大儿分娩史。产科检查发现宫高、腹围大于正常妊娠月份，先露高浮。B超提示胎头双顶径大于 10cm，胎儿腹围及股骨长径均大于同期胎儿。

【治疗】

羊水过多的处理，主要应视胎儿是否畸形、孕周以及羊水过多的程度而定。合并胎儿畸形者根据畸形的程度决定是否终止妊娠；当胎儿发育正常，轻、中度羊水过多无须处理，重度羊水过多可予以治疗，吲哚美辛是治疗羊水过多十分有效的药物，但不良反应明显。当羊水过多引起腹痛或呼吸困难时，可行羊水穿刺。

1. 羊水过多合并胎儿畸形 一般应终止妊娠，终止妊娠的方法应根据具体情况加以选择。行人工破膜、静脉滴注缩宫素或应用前列腺素等方法。破膜时应以高位破膜器破膜，也可以用针头刺一个小孔，让羊水缓慢流出，使宫腔内压力逐渐降低，以免宫腔内压力骤减而引起胎盘早剥。如果破膜过程不慎，胎膜破口过大，羊水大量涌出，应以手堵住宫口或垫高臀部，以减缓流速。重度羊水过多者，为了安全也可先经腹穿刺放羊水，待宫腔压力降低后再引产。如果宫颈条件较好，已经完全容受，胎儿一般可在短时间内分娩；若宫颈不成熟，往往需要缩宫素或前列腺素等准备宫颈条件，在24～48小时后引产。羊水流出后，于宫底部加一沙袋，增加宫内压力，防止出现腹腔压力突然减少导致的并发症。产程中注意孕妇心率、血压等生命体征，同时观察是否有阴道出血。密切注意胎盘早剥的早期表现，一旦出现应及时处理。

2. 羊水过多而胎儿正常　在这种情况下，根据羊水过多的程度和胎龄决定处理方式。若妊娠足月，胎儿成熟，可以考虑终止妊娠。若孕周较小，胎儿尚未成熟，宜在密切监护下继续妊娠，必要时住院观察。

轻度或中度羊水过多不必治疗。许多文献认为吲哚美辛治疗羊水过多有效。吲哚美辛的用量为 1.5～3mg/kg。但是应用吲哚美辛最大的顾虑是可能引起胎儿动脉导管狭窄或过早关闭。应用多普勒超声检查动脉导管的血流，孕妇应用吲哚美辛后，胎儿动脉导管的血流减少。但尚未发现该现象持续性存在，并且常发生在 34 周之后，因此，在妊娠 34 周后禁用。亦有报道吲哚美辛与新生儿的颅内出血、支气管肺发育不全以及出血坏死性小肠炎等发病有关。

3. 羊膜腔穿刺术（amniocentesis）　羊膜腔穿刺的指征是当羊水过多引起子宫张力增高引起腹痛，或增大的子宫压迫引起呼吸困难。治疗目的是暂时缓解孕妇的压迫症状，争取时间促胎肺成熟；同时获取羊水检测 L/S 比值，判断胎肺成熟度。但是，羊膜腔穿刺术可以诱导宫缩，引起早产。

羊膜腔穿刺术的方法：术前行 B 超检查或术中 B 超引导以确定穿刺点，尽量避开胎盘附着的部位，并且穿刺能到达羊水池。定点后，以 18 号套针穿入羊膜腔，用静脉输液管把羊水引到放置在地上的容器。放液速度不超过 500ml/h，放液量在 1500~2000ml，拔出穿刺针后要局部压迫止血。术中要求无菌操作，术后 B 超检查，排除胎盘早期剥离，且密切观察孕妇的生命体征。

【病情观察】

（1）羊水过多诊断明确者，应进一步检查以明确有无胎儿畸形。

（2）无胎儿畸形的孕妇应注意观察是否有明显腹胀、呼吸困难等。

（3）症状较轻者应定期观察羊水量的变化。

【病历记录】

1. 门诊病历的书写

（1）要详细询问并记录孕妇有无合并糖尿病、ABO 或 Rh 血型不合，有无妊娠高血压综合征、急性肝炎、严重贫血史等高危因素。

（2）羊水过多者告之应该进行产前诊断，以了解胎儿是否有染色体异常或其他畸形，如果患者和家属拒绝的，需要其在告知书上签字。

2. 住院病历的书写 在进行放羊水之前，应告诉患者可能的并发症，并由患者知情同意签名。

【注意事项】

1. 医患沟通

（1）在临床工作中，一旦诊断羊水过多，须告知患者和家属胎儿畸形的发生率比较高。即使无明显的胎儿畸形时，也应告知有些畸形需要出生后才能明确诊断，甚至出生后很长一段时间方能表现出来。

（2）羊水过多时易发生胎膜早破或胎膜破裂后的脐带脱垂，危及胎儿。因此要告知患者，一旦阴道有流液则需绝对平卧，同时尽快到医院，不主张行走。

2. 经验指导

（1）孕妇腹部大于停经月份时，要认真仔细地进行产科检查，以四步触诊法初步判断羊水是否过多。如果估计羊水量比较多，需要通过超声检查进一步确定羊水量。

（2）要尽可能了解羊水过多的原因，由于胎儿畸形的发生率比较高，需要请有经验的超声科医生检查。在超声检查时要特别注意是否有胎儿神经管发育异常，如果有怀疑，需要配合检查 AFP 等生化指标。

（3）约30%病例不合并有孕妇、胎儿或胎盘的异常，此种情况称特发性羊水过多。

（4）一般羊水量超过3000ml 才出现机械性压迫所引起的临床症状，羊水量愈多，发生时间愈短，则临床症状愈明显。急性羊水过多约占2%，大多发生在妊娠20～24 周。慢性羊水过多约占98%，多见于妊娠28～32 周。

（5）放出过多羊水可引起早产。放羊水应在 B 超监测下进行，防止损伤胎盘及胎儿。严格消毒防止感染，酌情用镇静保胎药以防早产。

（6）在引产时，先经腹部穿刺放出部分羊水，使压力减低后再做人工破膜，可避免胎盘早剥。

第十三节 羊水过少

妊娠足月时羊水总量少于300ml 者称羊水过少（oligohydramnios）。发病率为0.4%～4%，常与胎盘功能低下并存。常见于过期妊娠、胎儿宫内发育迟缓、胎儿畸形、妊高征等。妊娠早期羊水过少，多发生流产。当羊水少于50ml 时易发生胎儿窘迫及围生儿死亡。

【诊断】

（一）症状

孕妇于胎动时感腹痛，临产后阵痛剧烈，宫缩多不协调，宫口扩张缓慢，产程延长。若羊水过少发生在妊娠早期，胎膜可与胎体粘连，造成胎儿畸形，甚至肢体短缺。若发生在妊娠中晚期，子宫周围的压力直接作用于胎儿，容易引起胎儿肌肉骨骼畸形，如斜颈、曲背、手足畸形。

（二）体征

（1）检查子宫高度及腹围均小于正常孕妇，胎儿在子宫内有充实感，而无漂浮或浮动感，子宫较敏感，可引起宫缩。

（2）胎儿窘迫时胎心可出现异常变化。

（3）人工破膜时发现几乎无羊水流出。

（三）辅助检查

1. B 超检查

（1）AFV 法：测最大羊水池与子宫轮廓相垂直径线≤2cm 为羊水过少，≤1cm 为严重羊水过少。

（2）AFI 法：测子宫 4 个象限的最大羊水池径线之和≤8cm 作为诊断的临界值，5cm 为诊断羊水过少的绝对值。B 超下可见胎儿与子宫壁之间几乎无液性暗区，胎儿肢体有挤压卷曲等征象。B 超可以发现并存的胎儿肾脏畸形。

2. 胎盘功能检查 通过超声的生物物理评分、胎心监护、尿雌三醇以及胎盘泌乳素的检查，常发现在羊水过少时会同时合并胎盘功能减退。

（四）诊断要点

（1）孕妇常于胎动时感腹痛，腹部较同期孕妇小。

（2）产前检查腹围及子宫底高度均小于同期妊娠，胎儿活动受限，自然回转不易，故臀先露多见。触诊腹部时有胎体被宫壁紧裹的感觉，羊水振波感不明显，子宫敏感，易激惹。

（3）分娩过程中常出现宫缩乏力而阵缩显著，宫口扩张缓慢，易发生第一产程延长。

（4）胎膜破裂时羊水极少，产时或手术时直接测量羊水少于300ml，黏稠，多呈现黄绿色。

（5）若胎儿有手指或肢体离断现象，应考虑羊水过少发生于妊娠早期；若胎儿皮肤干燥如羊皮状，应考虑羊水过少发生于妊娠晚期。

（6）B超检查测定羊水暗区厚度，若其暗区≤2cm或胎儿周围左右上下四个羊水暗区之和＜8cm，表示羊水少。羊水与胎体交界面不清，胎儿肢体明显聚集。

（7）人工破膜观察羊水量及其性质。在缺乏胎儿监护条件下及时进行人工破膜，测量流出的羊水量，观察羊水性质，是一种比较简便的方法。如羊水过少，所测得的羊水量最多在300ml以内甚至仅有数毫升。

（五）鉴别诊断

1. 胎儿宫内发育迟缓　其腹围及宫底亦小于孕月。B超检查测量胎儿双顶径、股骨长度、头围、腹围、羊水最大深度即可做出诊断。但往往羊水过少者同时存在胎儿宫内发育迟缓。

2. 早产　指孕满28周、不足37周而妊娠终止者，宫底高度虽小，但符合孕周，与羊水过少不同点为子宫内羊水振波感明显，胎体无"实感"，B超测双顶径符合孕周，破膜时羊水量多，新生儿体重在1000～2500g是早产儿特征。

【治疗】

1. 足月妊娠　应尽快终止，若宫颈条件已成熟，可行破膜引产术。宫颈条件差，应放宽剖宫产指征。若引产过程中出现胎儿窘迫，除外胎儿畸形后宜剖宫产终止妊娠。

2. 孕周＜28周　应警惕胎儿畸形的可能如发现异常及时终止妊娠，如未发现明显异常，应严密随访。

3. 孕周 <37 周 胎动正常，NST 反应型者，根据情况3～7 日后复查 B 超及 NST，注意羊水量的变化。

4. 羊膜腔内灌注治疗 对未足月除外胎儿畸形者，可应用，但目前临床效果有限，尚处于试验阶段。对胎膜早破及在产程中发现羊水过少者，可解除脐带受压，提高围生儿成活率。方法：37℃生理盐水 250～1000ml，以每分钟 10～25ml 速度注入羊膜腔，再以每分钟 3ml 做持续量灌入直至分娩结束。在 30 分钟内至少灌注 500ml，生理盐水能使 95% 的产妇恢复正常羊水量。

【病情观察】

主要是动态监测羊水量的变化，以及胎儿的储备功能和胎盘功能。

【病历记录】

1. 门诊病历的书写 在门诊发现有羊水过少时，患者要立即收入院，并立即告知家属及患者本人，记录在案，如患者拒绝入院，应在告知后果后要求其签字。

2. 住院病历的书写

（1）入院后要准确记录胎心次数、胎动以及胎心监护情况。

（2）告知患者和家属羊水过少的危险性，并记录谈话的情况。

（3）分娩后要准确记录羊水量、羊水性状、胎儿情况。

【注意事项】

1. 医患沟通

（1）对于羊水过少的危险性，一定要及时告知患者本人及家属。

（2）应该告知患者本人及家属，在检查时即使没有发现明显的胎儿畸形，也不能完全除外小畸形的可能。

（3）有胎儿畸形决定是否继续妊娠时，或胎儿成熟决定分娩方式时，需要患者及家属的知情选择，应该事先详细告知，以获得患者和家属的配合和理解。

2. 经验指导

（1）羊水过少患者，约 1/3 伴有胎儿畸形，因此应进行仔细的 B 超检查，或其他产前诊断措施，明确胎儿有无畸形后再进行相应处理。

（2）羊水过少是胎儿危险的重要信号，一旦确诊为羊水过少，处理应积极，并密切观察胎儿情况。

（3）选择剖宫产终止妊娠时需向家属说明清楚，即羊水过少时 B 超检查泌尿系统畸形有时不易看清。

（4）胎儿娩出后应仔细检查肺及肾脏有无畸形。

第十四节　胎膜早破

胎膜早破（premature rupture of membrane，PRM）可发生在妊娠各期，但绝大多数胎膜早破发生在临产前，胎膜早破可引起早产、脐带脱垂、感染等，以增加围生儿死亡率，并可引起宫内感染及产褥感染。宫颈内口松弛、妊娠期性交、生殖道感染、头盆不称、胎位异常、微量元素缺乏等均可引起胎膜早破。发病率在 3% ~17%。

【诊断】

（一）症状

孕妇突然感觉阴道有水样液流出，以后有间断或持续少量的阴道流液。在腹压增加，如咳嗽、打喷嚏等时，阴道流液会增加。

（二）体征

有液体自阴道流出。打开窥阴器可见阴道后穹窿有积液，有液体自宫颈管内流出。触诊时胎体明显。患者咳嗽或按压宫底可有液体自宫口流出。

(三) 辅助检查

1. 实验室检查

(1) 阴道流液 pH 测定：阴道自身分泌物的 pH 为 4.5 ~ 5.5，羊水的 pH 为 7 ~ 7.5。用 pH 试纸测定阴道液体时，如果 pH≥6.5，胎膜早破的可能性极大。但是一些污染因素，例如精液、尿液、宫颈黏液等，会导致假阳性的出现。

(2) 阴道液涂片检查：用消毒吸管吸取阴道液，滴于玻片上，干燥后用显微镜观察。如果见到羊齿植物叶状结晶，就可以确定液体是羊水。

(3) 阴道液染色检查：吸取的阴道液，经用 0.5% 尼罗蓝染色，在显微镜下找到毳毛、橘黄细胞即可以证实为羊水，证实胎膜已破。

2. 特殊检查

(1) 羊膜镜检查：在外阴消毒后，将羊膜镜放入阴道观察胎儿先露部，如果看不到前羊膜囊，即可以诊断胎膜早破。

(2) 超声检查：通过超声检查，可以了解羊水量，如果羊水量比较少，而且在先露部位以下未发现羊水，则有可能是胎膜早破。不过超声检查只能辅助检查，不能进行确诊。

(四) 诊断要点

(1) 未临产突然出现阴道流液，量时多时少，活动后增加。

(2) 肛诊触不到前羊膜囊，向上推胎先露或腹部宫底处加压时，液体流出量增多。

(3) 阴道窥器检查后穹窿有积液，宫颈管内有液体流出。

(4) 阴道酸碱度检查 pH >7。

(5) 阴道液涂片检查悬滴液可见到成堆的胎儿上皮细胞和毳毛，加温烘干后镜下可见羊齿状结晶可以确诊。

(6) B 超检查羊水量少。

(7) 破水后是否并发感染的诊断为体温升高、羊水有臭味和（或）宫底有压痛，胎心≥160 次/分。

（五）鉴别诊断

1. 宫颈分泌物增多　临产前伴随宫颈条件的成熟，会分泌较多的液体自阴道排出，易被误诊为胎膜早破。宫颈分泌物为黏性，量较典型的胎膜破裂流出的羊水少，实验室检查可证实无羊水内容物。

2. 尿失禁　观察液体从尿道口排出而不是来自阴道，压迫膀胱时明显，涂片无羊水内容物。

【治疗】

1. 足月妊娠胎膜早破　胎先露已入盆，等待自然临产。破膜超过 12 小时，应用抗生素预防感染，并用缩宫素静脉滴注引产。胎先露高浮者，需抬高臀部，防止脐带脱垂。

2. 早产胎膜早破

（1）已达孕 35 周者其处理原则与足月胎膜早破相同。

（2）不足孕 35 周者，无感染体征，可采取期待疗法，予以抗生素预防感染，子宫收缩抑制药抑制宫缩预防早产，在严密观察下使妊娠继续，延长胎龄，以提高胎儿存活率。

（3）疑有宫内感染者，产后胎盘胎膜送病检。一旦出现宫内感染征象，立即终止妊娠。

（4）妊娠不足 34 周者，应给予糖皮质激素促胎儿肺成熟。常用地塞米松 10mg，肌内注射或静脉滴注，连用 2 日。

（5）破膜时间距分娩时间超过 12 小时者，产后以抗生素预防产褥感染。新生儿予以抗生素预防感染，如氨苄西林30～40mg/（kg·d），静脉滴注 3 日。

（6）行宫颈分泌物培养及药敏，培养阳性者，按药敏结果给予抗生素治疗。

【病情观察】

在进行期待治疗时，要注意是否有宫缩出现，羊水的量、性状以及气味。每日测量体温，每周检查 2 次血常规。

【病历记录】

1. 门诊病历的书写　要详细询问并记录患者的末次月经、目前孕周、胎膜破裂发生的时间、羊水流出量、羊水的性状、是否伴有生殖道感染等。在决定收入院时还要记录是否有宫缩、胎心变化情况以及是否有脐带脱垂等。

2. 住院病历的书写　入院后除了要记录每日症状变化、检查结果等资料以外，还要记录与患者和家属谈话的情况。特别是有关保守治疗可能导致宫内感染、保守失败、脐带脱垂等并发症，最好有患者或家属对谈话记录认可的签字。

【注意事项】

1. 医患沟通

（1）为了预防脐带脱垂，胎膜早破患者需要卧床休息，孕周越小，需要卧床的时间越长。患者心理压力很大，因此，在决定治疗方案时需要患者和家属的知情选择。如果选择进行保守治疗，需要与患者和家属谈话，进行积极有效的沟通，告知保守治疗的利弊以及有可能保守治疗失败，这样可以减轻患者的心理压力。

（2）脐带脱垂是胎膜早破的严重并发症，一旦发生，有可能导致胎儿窘迫和胎儿死亡。因此，在患者入院后，要告知其可能的风险，并要求患者积极配合医生的治疗。

（3）保守治疗的另外一个风险是宫内感染，严重者可能导致胎儿窘迫、新生儿脑瘫、母亲由宫内感染发展为全身感染等，这需要事先与患者和家属进行沟通。

2. 经验指导

（1）宫内感染应做宫腔内分泌物细菌培养及药敏试验，以指导抗生素的选择和应用；胎盘也应送病理切片检查。

（2）怀疑宫内感染的新生儿出生后，立即送咽喉分泌物或耳拭子分泌物做细菌培养，同时静脉滴注氨苄西林100mg/（kg·d），连用3日防治感染。

（3）阴道液体酸碱度检查时，如阴道内有血液，可出现假阳性结果；破膜时间较长，或较长时间无羊水流经阴道时，则可出现假阴性结果，故诊断时应综合考虑。

（4）重视孕期卫生指导。避免负重及腹部撞击，妊娠后期避免性交，积极预防和治疗下生殖道感染。

（5）宫颈口内松弛者，妊娠后应卧位休息，于妊娠 14～16 周施行宫颈内口环扎术。

第二章

妊娠合并症 ◆●●─

第一节 妊娠合并甲状腺功能亢进症

甲状腺功能亢进症（简称甲亢）指由多种病因导致甲状腺激素分泌过多引起的一种内分泌疾病。好发于育龄期妇女，因此妊娠合并甲亢比较多见，其发病率为 0.05% ~0.2%。以妊娠合并 Graves 病最常见，是一种主要由自身免疫和精神刺激引起，以弥漫性甲状腺肿和突眼为特征的病变。妊娠影响甲亢的病理生理过程，甲亢又可影响妊娠使妊娠并发症增高，处理不当将给母儿带来严重后果，因此越来越受到产科临床的重视。

【诊断】

（一）临床表现

1. 症状

（1）神经系统：患者易激动、神经过敏、多言多动、失眠紧张、思想不集中、焦虑烦躁、多猜疑等，有时可出现幻觉甚至躁狂症，但也有寡言、抑郁者。

（2）高代谢综合征：患者怕热多汗，皮肤、手掌、面、颈、腋下皮肤红润多汗。常有低热，发生危象时可出现高热，常有心悸、气促不适，稍活动即明显加剧。食欲亢进，体重却明显下降，两者伴随常提示本病或糖尿病的可能。过多甲状腺素可兴奋肠蠕动以致大便次数增多，有时因脂肪吸收不良而呈脂肪粒。患者常感疲乏、软弱无力。

（3）其他：可有月经减少，周期延长，甚至闭经，但部分患者仍能妊娠、生育。

2. 体征

（1）突眼：可分为非浸润性突眼和浸润性突眼两种特殊的眼征，前者又称良性突眼，占多数，一般属对称性，主要因交感神经兴奋眼外肌群和上睑肌张力增高所致，主要改变为眼睑及眼外部的表现，球后组织改变不大。眼征有以下几种。①眼睑裂隙增宽，少瞬和凝视；②眼球内侧聚合不能或欠佳；③眼向下看时，上眼睑因后缩而不能跟随眼球下落；④眼向上看时，前额皮不能皱起。浸润性突眼又称内分泌性突眼、眼肌麻痹性突眼征或恶性突眼，较少见，主要由于眼外肌和球后组织体积增加、淋巴细胞浸润和水肿所致。

（2）甲状腺肿伴杂音和震颤：甲状腺呈弥漫对称性肿大，质软，吞咽时上下移动。少数患者的甲状腺肿大不对称或肿大明显。由于甲状腺的血流量增多，故在上下叶外侧可闻及血管杂音和扪及震颤，尤以腺体上部较明显。甲状腺弥漫对称性肿大伴血管杂音和震颤为本病一种特殊体征。

（3）心血管系统：①常有窦性心动过速，一般心率100～120次/分，静息或睡眠时心率仍快，为本病特征之一，在诊断和治疗中是一个重要参数。②心律不齐，以期前收缩为最常见，阵发性或持久性心房颤动和扑动以及房室传导阻滞等心律不齐也可发生。③心搏强大，心尖区第一音亢进，常闻及收缩期杂音。④心脏肥大、扩大，严重者可发生充血性心力衰竭。⑤收缩期动脉血压增高，舒张期稍低或正常，脉压增大，这是由于本病时甲状腺血流丰富，动脉吻合支增多，心排血量增加所致。

（4）其他：舌和两手平举向前伸出时有震颤。腱反射活跃，反射时间缩短。小部分患者有典型对称性黏液性水肿，多见于小腿胫前下段，有时也可见于足背和膝部、面部、上肢甚至头部。

（二）辅助检查

1. 实验室检查 ①血清甲状腺激素测定：血清总甲状腺素（TT_4）≥180.6nmol/L，总三碘甲状腺原氨酸（TT_3）≥3.54 nmol/L，游离甲状腺素指数（FT_4I）≥12.8。②促甲状腺激素（TSH）测定约有96%的甲亢患者低于正常低值。

2. 影像学检查 超声、CT、MRI等有助于甲状腺、异位甲状腺肿和球后病变性质的诊断。

（三）诊断要点

（1）孕妇在妊娠期有甲状腺功能亢进症病史：有心悸、气促、食欲亢进，但体质量明显下降，怕热多汗，皮肤潮红，伴有不同程度的发热。

（2）甲状腺肿大，可触到震颤，听到血管杂音；突眼；手指震颤。

（3）血清总甲状腺素（TT_4）≥180.6nmol/L，总三碘甲状腺原氨酸（TT_3）≥3.54nmol/L。

（四）鉴别诊断

1. 单纯性甲状腺肿 无甲亢症状，T_3 抑制试验可被抑制，T_4 正常或偏低，T_3 正常或偏高，TSH 正常或偏高。

2. 神经症 可有相似的神经-精神症状，但无高代谢综合征、甲状腺肿及突眼。甲状腺功能正常。

3. 其他 如心律失常者应与妊娠合并心脏病鉴别。

【治疗】

1. 一般治疗 适当休息。补充足够的热量，给予高糖、高蛋白、高维生素饮食，可适当给予镇静药。

2. 药物治疗 常用剂量丙硫氧嘧啶（PTU）每天 150 ～

300mg 或甲巯咪唑每天 15~30mg，甲亢控制后可逐渐减量。

3. 手术治疗　妊娠期一般不选用手术治疗。除非是难治性的甲亢或者怀疑甲状腺恶性肿瘤，才考虑手术治疗。手术一般选择在妊娠中期进行，手术方式为部分甲状腺切除术。

4. 产科处理

（1）妊娠前：如确诊甲亢，应待病情稳定 1~3 年后妊娠为妥，用药（抗甲状腺药物或放射性碘）期间，不宜妊娠。

（2）妊娠期：产前检查时，注意母亲体质量、宫高、腹围增长，并监测胎儿生长发育。平时加强营养，注意休息，发现宫内发育迟缓时应用氨基酸、葡萄糖、丹参等静脉输注。甲亢孕妇早产发生率高，一旦出现先兆早产，应积极予以保胎治疗。妊娠晚期重视孕妇血压、尿蛋白等监测，以便及时诊断并治疗子痫前期。孕妇还应行心电图检查，了解是否有甲亢所致的心肌损害。妊娠 37~38 周收入院，给予胎心监护和脐血流的监测，及时发现胎儿宫内窘迫。

（3）分娩期：产程中注意补充能量，鼓励进食，适当输液，给予吸氧及胎心监护，并适当应用镇静药。每 2~4 小时测量血压、脉搏、体温，加强心理护理。如有产科指征，应放宽剖宫产指征。缩短第二产程，避免产程过长，产妇过度疲劳，防止产时甲状腺危象的发生，应用抗生素预防感染。做好新生儿复苏准备，注意保留脐带血，检查甲状腺功能及相应的抗体。

（4）甲状腺危象的治疗：①一般治疗，静脉补充多种维生素、葡萄糖、液体及电解质等，必要时给升压药或利尿药。②药物治疗，给予大量抗甲状腺药物，如丙硫氧嘧啶或甲硫氧嘧啶，每次 100~200mg，每 6 小时 1 次；口服普萘洛尔 20~40mg，每 4~6 小时 1 次口服，或 0.5~1mg 静脉注射；氢化可的松每天 200~400mg，静脉滴注。③给予广谱抗生素、吸氧、冷敷及镇静解热药。

【病情观察】

1. 诊断明确者 诊断明确进行药物治疗时，应注意观察患者的主诉、生命体征、基础代谢率、血清游离 T_3 和 T_4 以及胎儿发育情况。

2. 诊断未明确者 除了观察患者的症状、体征情况外，需详细了解患者的病史，进行必要的实验室检查，直到明确诊断为止。

【病历记录】

1. 门诊病历的书写 要详细记录患者的症状、体征以及过去史、孕前的药物治疗情况。对所进行的检查结果，尤其是甲状腺功能的检查结果，应详细记录。对患者拒绝进行的检查及治疗，应有书面记录并请患者本人签字。

2. 住院病史的书写 详细记录患者的病情变化、辅助检查报告以及所采取的治疗方案。药物治疗时，对于抗甲状腺药物的名称、服用剂量、服用方法、不良反应等均应有详细记录。如果患者及家属拒绝接受药物治疗或手术治疗，应要求患者或其委托人知情签字。

【注意事项】

1. 医患沟通

（1）向患者及家属宣教甲状腺功能亢进症的基本知识，以及可能对孕妇及胎儿造成的并发症。对于有症状的患者应建议其在妊娠期继续药物治疗。有些患者因为缺乏对疾病的认识而自行停药，这样会导致病情加重。

（2）应向患者及其家属说明药物治疗可能对孕妇及胎儿所造成的不良影响，以取得他们的理解和配合，应向患者及其家属说明硫氧嘧啶类药物能通过胎盘，但孕期应用并不对胎儿发育造成严重影响。

（3）在需要手术治疗时，除要告知一般的麻醉意外、手术并发症以外，还要告知术后可能引起的流产、早产，让患者和家属有充分的思想准备。

2. 经验指导

（1）妊娠期甲亢治疗主要采用抗甲状腺药物。放射性核素^{131}I的治疗，会影响胎儿甲状腺的发育，孕期禁用。PTU的不良反应有紫色药物疹、瘙痒、药物热和粒细胞减少，一般很少见，约占5%。用药过程中应严密监测粒细胞数量。各种药物比较，PTU为首选。

（2）β_2-受体阻滞药可引起自然流产，胎儿心动过缓和产后低血糖等，故孕期一般不用。妊娠期治疗甲亢的药物，目前一般选用丙硫氧嘧啶（PTR）、甲巯咪唑，如药物剂量恰当，对母体、胎儿不会有害。

（3）妊娠期母亲服用过抗甲状腺药物者，新生儿有可能出现暂时性甲状腺功能减退，应加以注意。因此对甲亢孕妇分娩的新生儿，需注意检查有无甲状腺功能减退症、甲状腺肿或甲状腺功能亢进症，并做甲状腺功能检查。

（4）由于抗甲状腺药物能迅速通过胎盘影响胎儿甲状腺功能，有人主张在抗甲状腺药物治疗后行甲状腺次全切术，并取得良好效果，但目前一般意见认为妊娠期应避免甲状腺切除术，因妊娠期甲亢手术难度较大，术后母体易合并甲状腺功能减退、甲状旁腺功能减退和喉返神经损伤，并且手术易引起流产和早产。

（5）母体TSH、T_4与T_3很难通过胎盘屏障，但长效甲状腺刺激素（LATS）很容易通过胎盘屏障，因此患甲亢母亲的婴儿有可能发生新生儿甲状腺功能亢进症，这些新生儿可以出现明显的眼球突出和甲状腺功能亢进症的体征，脐血测定T_4和TSH浓度可估计新生儿甲状腺功能。新生儿甲亢可在出生后立即出现或1周后才出现。新生儿甲亢的治疗，包括甲巯咪唑0.5～1mg/（kg·d），或丙硫氧嘧啶5～10mg/（kg·d），分次服用，并加用复方碘溶液，每次1滴，每日3次；有心力衰竭者应用洋地黄，激动者应用镇静药。

第二节 妊娠期糖尿病

妊娠期糖尿病可以分为两种情况，一种是原来已确诊糖尿病，妊娠发生在糖尿病确诊之后，称之为糖尿病合并妊娠；另一种是妊娠期发现或发生的糖耐量异常引起的不同程度的高血糖，当血糖异常达到一定诊断标准时，称为妊娠期糖尿病（GDM）。在诊断标准以下时，则称之为妊娠期糖耐量减低（IGT）。

【诊断】

（一）临床表现

1. 无症状期 患者多肥胖，一般情况良好，GDM 患者孕晚期每周平均体重增长超过 0.5kg，胎儿多较大，羊水可过多，可能并发妊娠高血压综合征、外阴瘙痒或外阴阴道念珠菌病。

2. 症状期 主要有不同程度的"三多"症状，即多饮、多食、多尿或反复发作的外阴阴道念珠菌病。由于代谢失常，能量利用减少，患者多感到疲乏无力、消瘦，若不及时控制血糖，易发生酮症酸中毒或视网膜、心、肾等严重并发症，常见于糖尿病合并妊娠的患者，依病情程度可分为隐性糖尿病和显性糖尿病，后者又可为 1 型糖尿病（胰岛素依赖性糖尿病，IDDM），2 型糖尿病（非胰岛素依赖性糖尿病，NIDDM）和营养不良型糖尿病三大类。

（二）辅助检查

1. 尿糖及酮体测定 尿糖阳性者应排除妊娠期生理性糖尿，需做糖筛查试验或糖耐量试验。由于糖尿病孕妇妊娠期易出现酮症，故在测定血糖时应同时测定尿酮体以便及时诊断酮症。

2. 糖筛查试验（GCT）　常用方法为 50g 葡萄糖负荷试验：将 50g 葡萄糖粉溶于 200ml 水中，5 分钟内喝完，从开始服糖水时计时，1 小时抽静脉血测血糖值，若 ≥7.8mmol/L 为筛查阳性，应进一步行口服葡萄糖耐量试验（OGTT）；GCT 血糖值在 7.2 ~ 7.8mmol/L，则患有 GDM 的可能性极大，这部分孕妇应首先检查空腹血糖，空腹血糖正常者再行 OGTT，而空腹血糖异常者，不应再做 OGTT，这样既减少了不必要的 OGTT，又避免给糖尿病孕妇增加一次糖负荷。

3. 口服葡萄糖耐量试验（OGTT）　糖筛查异常血糖 < 11.1mmol/L，或者糖筛查血糖 ≥11.2mmol/L，但空腹血糖正常者，应尽早做 OGTT，以便及早确认妊娠期糖尿病。空腹血糖值上限为 5.8mmol/L，1 小时为 10.6mmol/L，2 小时为 9.2mmol/L，3 小时为 8.1mmol/L。此 4 项中若有 2 项 ≥上限则为糖耐量异常，可做出糖尿病的诊断。现国内也有部分医院采用口服 75g 葡萄糖耐量试验，其诊断标准上限分别为空腹血糖 5.3mmol/L、1 小时为 10.2mmol/L、2 小时为 8.1mmol/L、3 小时为 6.6mmol/L。

4. 糖化血红蛋白测定　HbA1c < 6% 或 HbA1 > 8% 为异常。HbA1c 测定是一种评价人体内长期糖代谢情况的方法，早孕期 HbA1c 升高反映胚胎长期受高血糖环境影响，胎儿畸形及自然流产发生率明显增高。产后应取血测定 HbA1c，可了解分娩前大约 8 周内的平均血糖值。

5. 其他检查

（1）肾功能：糖尿病孕妇应定期检查肾功能，以便及时了解糖尿病孕妇有无合并糖尿病肾病、泌尿系统感染。

（2）果糖胺测定：果糖胺是测定糖化血清蛋白的一种方法，正常值为 0.8% ~ 2.7%，能反映近 2 ~ 3 周血糖控制情况，对管理 GDM、监测需要胰岛素的患者和识别胎儿是否处于高危状态有意义，但不能作为 GDM 的筛查方法。

（3）羊水胰岛素（AFI）及羊水 G 肽（AF-CP）测定：可直接反映胎儿胰岛素分泌水平，判断胎儿宫内受累程度，指导临床治疗较孕期血糖监测更有价值。

（三）诊断

（1）常有糖尿病家庭史、异常妊娠分娩史以及久治不愈的真菌性阴道炎、外阴炎、外阴瘙痒等病史。

（2）孕期有多饮、多食、多尿症状，随妊娠体重增加明显，孕妇体重 <90kg。

（3）早孕期易发生真菌感染、妊娠剧吐。

（4）尿糖检查阳性。

（5）葡萄糖筛选试验空腹口服 50g 葡萄糖 1 小时后抽血糖≥7.8mmol/L（140mg/dl）者做糖耐量试验确诊。

（6）眼底检查视网膜有改变。

（7）糖尿病按国际通用 White 分级法分类，以估计糖尿病的严重程度。

A 级：空腹血糖正常，葡萄糖耐量试验异常，仅需饮食控制，年龄及病程不限。

B 级：成年后发病，年龄 >19 岁，病程 <10 年，饮食治疗及胰岛素治疗。

C 级：10～19 岁发病，病程 10～19 年。

D 级：<10 岁发病，病程 >20 年，或眼底有背景性视网膜病变，或伴发非妊高征性高血压。

E 级：盆腔血管病变。

F 级：肾脏病变。

R 级：增生性视网膜病变。

RF 级：R 和 F 指标同时存在。

（四）鉴别诊断

主要与糖尿病合并妊娠相鉴别，妊娠期糖尿病是妊娠期首次发生或发现的糖尿病，一般多无明显的临床症状，通常在孕期做糖筛查时发现。

【治疗】

1. 一般治疗

（1）孕前咨询：显性糖尿病患者妊娠前应进行全面体格检查，包括血压、心电图、眼底、肾功能，以便进行糖尿病分级。糖尿病患者血糖未控制则不宜妊娠，因受孕前血糖水平及早孕期血糖与自然流产和胎儿畸形发生密切相关。妊娠前病情已达 E、F、R 级者应在内分泌及产科医生密切观察下妊娠。有严重心血管病变、肾血管病变伴肾功能减退时不宜妊娠，若已妊娠应及早人工终止。妊娠期不能使用口服降糖药，因部分降糖药能通过胎盘引起胎儿胰岛素分泌过多而导致胎儿低血糖死亡、新生儿黄疸，并可有致畸作用，应在孕前停药，改用胰岛素控制血糖。

（2）控制饮食：糖尿病患者妊娠期饮食控制十分重要，一部分 GDM 孕妇仅需要饮食控制即能维持血糖在正常范围。目的在于为母婴提供必要的营养、控制血糖水平、防止饥饿性酮症酸中毒。由于妊娠期孕妇除自身能量需要外，尚需满足胎儿生长发育，所以每天热量摄入不宜限制过严。最理想的饮食为既不引起饥饿性酮体产生，又能严格限制糖类摄入、不至造成餐后高血糖，使空腹血糖控制在 <5.8mmol/L、餐后 2 小时血糖 <6.7mmol/L。

①热量摄入。按标准体重 [孕妇标准体重(kg) 为身高 (cm) −100] 计算，热量为 126 ~ 147kJ/kg。妊娠前半期增加每天 630kJ，后半期增加每天 1470kJ。并按劳动强度做适当调整。每天总热量一般在 7560 ~ 10080kJ，不得低于 7560kJ，以免产生酮症酸中毒。

②饮食结构：糖类提供总热量的 50% ~ 55%，蛋白质 25%，脂肪 20%。蔬菜类每天 500g，每餐饮食中搭配高纤维素食品可减缓糖吸收。另须注意各种维生素摄入，孕中期起

应常规补充铁剂，适当补充钙和叶酸。

③进餐次数：主食应实行少量多餐，每天分 5～6 餐。由于清晨体内产生的胰岛素拮抗激素浓度最高，糖尿病孕妇早餐后血糖最难控制，所以早餐量宜少，占全天热量的 10%，而且应尽量少摄入含淀粉类食品，午餐及晚餐各占全天总热量的 30%，上午、下午及睡前加餐各占 10%。

（3）运动治疗：骨骼肌运动除消耗热量外，尚有增加胰岛素与受体结合的作用。在孕期做一般运动不会对妊娠构成危害。一般的运动并不会因较多的血液供给骨骼肌而减少子宫的血液供应或胎盘灌注，因此也不影响胎儿的生长。但由于妊娠的特定状态，运动时应注意安全。步行是很好的体育锻炼，骑固定式踏车及上肢运动等在医师指导下都可进行。

2. 药物治疗　我国妊娠期发现的糖尿病绝大多数是 GDM，少数是属 2 型及 1 型糖尿病。GDM 一般都能用饮食控制以达到合理的血糖标准，10%～40% 的 GDM 仅饮食控制达不到标准而需用胰岛素。

（1）胰岛素应用指征

①经正规饮食控制后空腹血糖 >5.8mmol/L，早餐后 2h 或晚餐前 >6.7mmol/L。

②死胎、死产史或合并妊娠高血压综合征。

③病情严重，严格饮食控制出现尿酮，只有应用胰岛素才能摄入足够食物者。

④出现内外科并发症（如感染），或因种种原因患者有精神压力，使机体处于应激状态而使血糖升高者。

⑤White 分期处于 B～R 期。

（2）**胰岛素使用方法**：妊娠期胰岛素具体用量与孕妇体重及孕周有关，但主要取决于血糖升高程度，且个体差异较大，无具体公式可供参考，应视具体病例、具体调整用量，维持血糖接近正常范围。

①用量计算：可按下列公式计算出体内多余葡萄糖：体内多余葡萄糖量(mg) = [所得血糖值(mg) – 100] × 10 × 标准体重(kg) × 0.6，再按每2g葡萄糖需1U胰岛素计算所需胰岛素量。孕前胰岛素依赖的患者，早孕用量同孕前剂量，孕后期剂量较孕前增加50% ~ 60%。空腹血糖6.7 ~ 8.3mmol/L，不肥胖者为0.3 ~ 0.4U/kg标准体重。肥胖者为0.5 ~ 0.7U/kg标准体重。空腹血糖 > 8.3mmol/L，不肥胖者早孕0.7U/kg标准体重，晚孕1U/kg标准体重，肥胖者剂量需增加。

②具体用法：孕34周前可先用胰岛素（RI）治疗，待稳定后改中效鱼精蛋白锌胰岛素（NPH）或长效鱼精蛋白锌胰岛素（PZI）制剂合用，合用时总量不变，但每天只注射2次，早餐前注射总量的2/3，NPH:RI = 2:1或PZI:RI = 3:1，晚餐前用总量的1/3。孕34周后采用RI三餐前皮下注射，1/5量于早餐、午餐、晚餐各2/5。以往根据每餐前尿糖结果更改胰岛素用量，即原则上尿糖（+）不增加胰岛素，尿糖（++）增加2 ~ 4U胰岛素，尿糖（+++）增加8U，尿糖（–）则减少4U，使血糖控制在5.8 ~ 7.0mmol/L。现多数学者主张用血糖值来调整胰岛素用量，使妊娠期血糖控制在空腹3.3 ~ 5.6mmol/L，餐后1小时5.6 ~ 7.8mmol/L、餐后2小时4.4 ~ 6.7mmol/L，夜间4.4 ~ 5.6mmol/L，三餐前3.3 ~ 5.8mmol/L。

（3）产时及产褥期胰岛素应用。产程中孕妇体力消耗大，进食量偏少，容易引起低血糖，而产时疼痛及精神紧张可导致血糖过高，产时孕妇高血糖将导致胎儿宫内耗氧增加，易发生胎儿窘迫，严重时可导致胎儿酸中毒并使新生儿低血糖发生率增高，所以严格控制产时血糖具有重要意义。

①产程中：停用所有皮下注射胰岛素，根据产程中测定的血糖值，采用5%葡萄糖液，按4g葡萄糖加入1U胰岛素来调整静脉输液速度，有利于维持产程中血糖水平。

②选择性剖宫产手术前 1 天：停用晚餐前长效胰岛素及手术当日长、短效胰岛素，手术中输液种类按产时输液或输注林格液，同时密切监测手术前后血糖及酮体情况。

③引产前 1 天：晚餐前及引产当日长效胰岛素停用，若引产当日仍正常进食早餐则早餐前短效胰岛素仍应坚持原用量，引产过程中改用静脉滴注胰岛素。

④产褥期：随着胎盘的排出，胰岛素拮抗激素急骤减少，患者对胰岛素特别敏感，所需胰岛素量明显下降，一般应减少至孕期用量的 1/3 ~ 1/2。并根据产后空腹血糖调整胰岛素用量。

3. 分娩期处理

（1）入院指征

①初次 50g 糖筛查试验阳性，需行 OGTT 者；有糖尿病高危因素，初次 50g 糖筛查试验阴性而在孕晚期需行第二次筛查者。但以上情况也可根据情况在门诊进行。

②GDM 经饮食控制后空腹和（或）餐后 2 小时血糖仍不能达标准者，入院进行饮食调整及饮食教育者。

③经饮食控制后尿酮阳性而血酮阴性者，首先调整饮食，适当增加糖类。如出现血酮阳性，应住院治疗。

④饮食控制不良需加用胰岛素者。

⑤出现产科并发症如妊娠高血压综合征，胎儿生长受限者。

⑥发生尿路感染，上呼吸道严重感染或其他应激状态者。

⑦A1 血糖控制良好，无并发症，妊娠 37 周入院待产。以不超过 40 周为宜。

⑧A2 或糖尿病合并妊娠 B 级以上者，入院时间应结合患者情况适当提早，可考虑 32 ~ 34 周入院。

（2）分娩时机：原则上严格控制孕期血糖的同时，加强胎儿胎心监护，尽量推迟终止妊娠的时机。具体分娩时间建议如下。

①A1 血糖控制良好, 无并发症, 妊娠 38 ~40 周终止妊娠。

②A2 或 A1 有并发症, 或血糖控制不满意者, 应在胎肺成熟后及早终止妊娠。

③B 级、C 级无并发症, 可考虑 37 ~39 周终止妊娠。

④不论何级, 凡并发妊娠高血压综合征、胎盘功能低下、羊水过多、有死胎死产史, 应考虑 36 周终止妊娠。

⑤F ~R 级, 有胎儿生长受限, 如胎肺已成熟, 考虑 34 ~35 周终止妊娠。

(3) 分娩方式: 妊娠合并糖尿病本身不是剖宫产手术指征, 但是糖尿病孕期血糖控制不够满意时, 胎儿常偏大, 为避免产伤而使剖宫产机会增多。因糖尿病伴血管病变等提前终止妊娠时, 常需剖宫产, 这更使得糖尿病孕妇剖宫产率进一步增加。若胎儿发育正常且宫颈成熟时, 应尽量阴道分娩, 但产程中应加强胎儿监护, 产程不宜太长。国外报道糖尿病孕妇的剖宫产率高达 50% ~81%。凡有胎儿缺氧, 某些增加胎儿缺氧的妊娠并发症如妊娠高血压综合征以及其他产科指征者均应剖宫产。具体指征有以下几项。

①糖尿病 10 年以上, 伴血管病变。

②并发胎儿生长受限或妊娠高血压综合征等, 病情较严重者。

③巨大儿。

④胎位不正。

⑤过去有剖宫产史, 死胎、死产史。

⑥胎儿胎盘功能减退、羊水过少、胎儿窘迫。

⑦引产失败。

(4) 新生儿处理: 新生儿出生时应留脐血查血糖、胰岛素及 C 肽, 所有新生儿均应按早产儿处理, 如注意保暖和吸氧等, 提早喂糖水、提早开奶, 一般出生后 1 小时给予口服

25%葡萄糖液 10～30ml，以后每 4 小时 1 次，连续 24 小时，动态监测血糖变化以便及时发现新生儿低血糖。

①足月新生儿血糖＜2.22mmol/L 可诊断新生儿低血糖，常表现为安静和昏睡状，并可有呼吸暂停、呼吸急促、呼吸窘迫、休克、发绀和抽搐。经口服葡萄糖后低血糖不能纠正者，应及时缓慢静脉滴注 10%葡萄糖液，每天 60ml/kg，并监测血糖浓度，以了解对低血糖的治疗是否恰当，也可避免发生高血糖症等，静脉滴注时应逐渐减慢，绝不能突然中断以免发生反应性低血糖。

②常规检查血细胞比容、血钙、血镁、胆红素，以便及时发现新生儿红细胞增多症、低钙及低镁血症、高胆红素血症。

③典型的糖尿病孕妇新生儿外貌特征较肥胖，圆脸似满月，全身皮下脂肪丰富、尤以背部有明显的脂肪垫，头发较多，耳郭边缘有不同程度的毳毛，有的婴儿皮肤呈深红色，皮肤光滑弹性好，称为糖尿病儿（IDM）。

④由于妊娠合并糖尿病时羊水成熟的 L/S 比值亦不能保证新生儿不发生 RDS，所以新生儿出生后必须密切监测。糖尿病孕妇的新生儿 RDS 发生除与胎肺成熟延迟有关外，还与医源性早产、剖宫产率高及新生儿窒息有关。

⑤仔细检查新生儿，及早发现如先天性心脏病、消化道畸形等，以便及时治疗，提高其生存率。

【病情观察】

1. 诊断明确者 应在有经验的产科、内分泌及儿科医师共同监护下度过妊娠及分娩期。

（1）饮食控制的患者：症状多不明显，住院期间应定期测血糖及加强胎儿监护，如血糖控制在正常范围内、胎儿与胎儿监护良好，可在近妊娠 40 周前终止妊娠。

（2）胰岛素治疗的患者：在住院期应根据血糖值的变化

调整胰岛素的用量，使血糖控制在正常范围内，同时做好胎儿监护，根据胎肺成熟情况及病情程度，适时终止妊娠，防止并发症的发生。

2. 未明确诊断者 对有糖尿病高危因素而 OGTT 阴性者，应在孕 32~34 周复查，以便明确诊断，同时应密切观察孕期体重增加及胎儿生长发育情况。

【病历记录】

1. 门诊病历的书写

（1）产前检查应记录每一次检查时测量的血压、尿常规、血糖值，以及下次复查的时间。对诊断明确者应记录饮食指导的方法，诊断未明确而有糖尿病高危因素者应记录糖筛查或 OGTT 的复查时间。

（2）如患者拒绝做各种检查，如 OGTT 检查，应有患者本人签字确认。

2. 住院病历的书写

（1）住院病历书写中应详细描写与糖尿病有关的现病史、个人史、家族史、体格检查及实验室检查，除阳性症状和体征外，应注意记录有鉴别诊断意义的阴性症状和体征。不要遗漏对会诊结果的记录。三级查房记录中，要写明患者在住院期间、分娩前后可能发生的并发症、处理方法及预后。

（2）用胰岛素治疗的患者：应完整记录胰岛素治疗或调整胰岛素用量时其用药前的血糖值或尿糖值。

（3）对于病情变化、检验报告以及所采取的治疗方案，特别是终止妊娠的时机及方法，都要详细记录在病史中。所有告知患者及其家属的记录均要有双方签字为证。

【注意事项】

1. 医患沟通

（1）应及时向患者及其家属告知妊娠合并糖尿病对孕妇及胎儿的影响，如糖尿病对母体可使妊娠高血压综合征、羊水过多剖宫产发生率增高，易导致酮症酸中毒、视网膜病变和糖尿病肾病等；对胎儿可造成巨大儿、胎儿先天畸形发生率增加，围生儿死亡率增加、新生儿红细胞增多症、高胆红素血症、低血糖、低血钙和 RDS 发生率增加等；分娩时易发生产后出血等，并由患者及其家属（或委托人）知情签字。

（2）由于 GDM 的产妇远期糖尿病的发病率为 50%，故产后应告知产妇 OGTT 随访的时间以便尽早确诊糖尿病。一般产后 6～8 周复查 OGTT，正常者每 2 年检查一次血糖，若有症状则提前检查，OGTT 确诊糖尿病应转内科治疗、随访。GDM 的诊断提供了一次检出 NIDDM 危险人群的机会，故产后应该对这类母亲进行饮食指导，建议其改变生活方式、增加体力活动、避免肥胖可以延缓糖耐量降低的速度，定期进行血糖监测、早期控制血糖，以期减少糖尿病晚期微血管并发症。

2. 经验指导

（1）应做到尽早诊断，避免漏诊。

（2）由于妊娠合并糖尿病在临床上以 GDM 多见，而 GDM 一般无明显症状，因此在孕妇产前检查尤其在诊断时，应详细询问孕妇的饮食习惯、糖尿病家族史、糖尿病的高危因素，并仔细做产前检查，其中孕妇肥胖和胎儿过大应重点关注，使疑似糖尿病的孕妇得以及时诊断和治疗。

（3）普遍认为孕期不宜应用口服降糖药，磺脲类可以通过胎盘刺激胎儿胰腺，导致严重的新生儿低血糖，尤其是氯磺丙脲，可诱发胎儿多种畸形。但近来有文献报道格列本脲由于能与血浆蛋白结合，故穿透胎盘屏障极少，可望用于治疗。

（4）大样本的研究表明妊娠期糖尿病的围生儿死亡率比对照组升高 1.5 倍，但通过严格的血糖控制，妊娠期糖尿病的并发症及围生儿死亡率均有明显下降，所以妊娠各期血糖水平的监测和相应剂量胰岛素的治疗是本病治疗的关键。

（5）要掌握糖筛查的时间，详细告知孕妇糖筛查及 OGTT

的方法和注意事项，使所测血糖值数据可靠。

（6）产后应继续注意电解质平衡，预防产后出血，应用广谱抗生素预防创口感染，拆线时间稍延长。

（7）妊娠期糖尿病孕妇发生 2 型糖尿病的危险性增加，5 年后 2 型糖尿病的发病率高达 50%。因此，GDM 患者应在产后 6~8 周行 OGTT 检查，OGTT 仍异常者可能是产前漏诊的糖尿病患者；OGTT 正常的患者应注意饮食，保持体重在正常范围并适当体育锻炼，以减少或推迟糖尿病的发生。

（8）胰岛素的主要不良反应是低血糖反应，与剂量过大和（或）饮食失调有关，应告知患者和家属，提高警惕；尚有局部过敏反应，表现为注射部位瘙痒及荨麻疹皮疹，处理主要是更换胰岛素品种及应用糖皮质激素。

第三节　妊娠合并缺铁性贫血

妊娠期血容量增加，血液稀释，因此妊娠合并贫血是最常见的妊娠并发症。其中缺铁性贫血（iron deficiency anemia, IDA）最常见，严重贫血可造成围生儿及孕产妇死亡。该病发生的相关因素包括：妊娠期铁的需要量增加，妇女体内储备铁不足，食物中铁的摄入不够，妊娠前及妊娠后的疾病，使铁的储存、利用和代谢发生障碍，铁的需求增多或丢失过多，可影响红细胞的生成过程或贫血的治疗效果。

【诊断】

（一）症状

1. 隐性缺铁　此时骨髓内贮存铁减少，骨髓内含铁血黄素和嗜铁细胞减少或消失，但机体尚有足够的贮存铁供应骨髓造血，红细胞数量、血红蛋白（Hb）含量及血清铁蛋白均在正常范围或者其均值变化不明显，细胞内含铁酶类亦无减少。因此，临床上可无任何贫血的表现。

2. 轻症 随着缺铁的加重，进入早期缺铁性贫血阶段，此时贮存铁已耗尽，血清铁开始下降，红细胞数量和 Hb 亦减少，骨髓幼红细胞可利用的铁减少。因此出现正细胞贫血，临床上可有轻度贫血的症状。当 Hb 在 90～100g/L 时，可出现乏力，易疲劳，脱发等；血红蛋白在 70～80g/L 时，可出现乏力、头晕、眼花、耳鸣等。

3. 重症 当发生严重缺铁时，骨髓幼红细胞可利用的铁完全缺乏，各种细胞内含铁酶类亦逐渐缺乏，骨髓造血发生明显障碍，骨髓中红细胞系均呈代偿性增生，出现小细胞低色素性贫血，血清铁显著下降，临床上出现明显的贫血症状。当血红蛋白 <70g/L 时，面色极度苍白，可有眩晕、运动后心悸气短甚至晕厥。

4. 胃肠道症状 因细胞含铁酶类减少，组织和细胞功能因缺氧而发生一系列症状，如胃肠功能低下、胃酸分泌不足或肠道吸收障碍，铁质吸收困难可使贫血进一步加重。

（二）体征

（1）皮肤及口唇黏膜苍白。

（2）因皮肤上皮细胞功能降低同时伴胱氨酸缺乏，出现指（趾）甲扁平、脆薄易裂或反甲、皮肤变得干燥、毛发失去光泽且易脱落，孕妇显得苍老憔悴，无力懒动。

（3）重症贫血者可出现贫血性心脏病，视网膜水肿，视网膜乳头苍白，边缘模糊。全身水肿或腹水。

（4）容易并发妊高征、早产、胎儿生长受限及死胎。

（三）辅助检查

1. 实验室检查

（1）血象：Hb <100g/L，血涂片呈典型小细胞低色素性贫血，红细胞平均容积（MCV）<80/μm^3，红细胞平均血红蛋白含量（MCH）<28pg，红细胞平均血红蛋白浓度（MCHe）<30%，网织红细胞正常或减少，白细胞和血小板

一般无特殊变化。

（2）血清铁浓度：血清铁浓度能灵敏反映缺铁状况，正常成年妇女血清铁为 7 ~ 27μmol/L，若孕妇血清铁 < 6.5μmol/L（35μg/dl），可诊断为缺铁性贫血。

2. 特殊检查

（1）骨髓穿刺：骨髓象为红细胞系统增生活跃，以中、晚期幼红细胞增生为主，可见红细胞分裂象，无可染色铁，各期幼红细胞体积较小，胞质少，染色较正常深，偏蓝或呈嗜多色性。边缘不规则，核小而致密，粒细胞及巨核细胞系统多无明显变化。

（2）胃液检查：必要时可进行，常见胃酸减少或缺乏。

（四）诊断要点

1. 临床表现　有面色苍白、乏力、水肿、心悸气短、头晕目眩、耳鸣、腹胀、纳差。

2. 血涂片　显示小红细胞型低血红蛋白性贫血。红细胞平均体积（MCV）<（90 ± 10）fl（< 90 ± 10μm³）；血清铁下降 < 10.7μmol/L（< 60μg/dl）；总铁结合力（TIBC）增高 > 54μmol/L（300μg/dl）；运铁蛋白饱和度（血清铁/总结合力）< 0.15 ~ 0.16（< 15% ~ 16%）；血清铁蛋白测定能准确反映铁的储备量，一般不须再做骨髓穿刺。

3. 病史　常有慢性失血、营养不良、慢性胃炎、胃酸缺乏、钩虫病等既往史。

（五）鉴别诊断

孕妇存在缺铁性贫血的诱因，有上述贫血的临床表现，结合实验室检查，缺铁性贫血的诊断较容易，经过铁剂治疗有效则更支持该病的诊断。有时需与下列疾病鉴别。

1. 巨幼细胞贫血　贫血程度较缺铁性贫血严重；血涂片检查红细胞平均体积大，有时可见中性粒细胞分叶过多，贫血严重者，有时伴有白细胞及血小板减少。骨髓象巨幼红细胞增多；血清叶酸降低，有助于鉴别。

2. 再生障碍性贫血 常呈重度贫血，周围血象除了红细胞减少，白细胞及血小板也减少，红细胞大小及形态尚在正常范围，网织红细胞也减少，骨髓象各类细胞均减少，骨髓增生极度低下可以鉴别。

【治疗】

（一）一般治疗

加强营养，鼓励孕妇进食高蛋白及含铁丰富的食物，如黑木耳、海带、紫菜、猪（牛）肝、豆类、蛋类食品等。此类食品不但含铁丰富，而且容易吸收。教育孕产妇改变不良的饮食习惯，避免偏食、挑食。孕期适当休息，积极预防早产。如有特殊的疾病（如寄生虫病等）应同时针对病因适当治疗。如果胃肠功能紊乱、消化不良可给予药物对症治疗。

（二）药物治疗

1. 硫酸亚铁 常用口服药物。口服每次 0.3g，每日 3 次，如果同时服用 1% 盐酸 10ml 和维生素 C 100mg 更有助于铁的吸收。制酸剂、鸡蛋、奶制品、面包和其他谷类食物等，如与铁同服可影响铁的吸收，因此在饭前 1 小时和饭后 2 小时内不宜口服硫酸亚铁。如果服用本药后恶心等胃肠反应较重，也可饭后服用，但对铁的吸收率有一定影响。为降低药物不良反应，目前已研制出硫酸亚铁控释片，能有效减少对胃、肠的刺激。

2. 富马酸亚铁 每次 0.2 ~ 0.4g，每日 3 次口服，含铁量较高。对胃肠道刺激性小，但有时有上腹不适、腹泻或便秘等。

3. 枸橼酸铁铵 10% 枸橼酸铁铵 10 ~ 20ml，每日 3 次口服，适用于吞服药片有困难者，但其为三价铁不易吸收，治疗效果差一些，不宜用于重症贫血的患者。

4. 右旋糖酐铁 每毫升含铁 50mg，首次肌内注射 50mg，如无反应可增加到100mg，每日或隔日一次，15～20日为1个疗程，一般每注射300mg可提高Hb10mg。

5. 山梨醇铁　每毫升含铁50mg，每次50～100mg深部肌内注射，局部反应较少，但全身反应较重。

（三）输血

如血红蛋白<60g/L，接近预产期或短期内需行剖宫产者，应少量多次输血。

（四）预防产时并发症

（1）临产后备血，可酌情予以维生素K_1、维生素C，尽量减少出血。

（2）严密监护产程，防止宫缩乏力、产程延长，阴道助产以缩短第二产程，积极防止产后出血。

（3）产程中严格无菌操作，产后给抗生素预防感染。

【病情观察】

1. 诊断明确者　治疗期间主要观察外周血Hb、红细胞数量、血细胞比容的变化，以了解贫血程度改善的情况，决定是否需采取进一步治疗措施等。观察口服铁剂的患者胃肠道症状是否严重，如严重可改为肌内注射。

2. 诊断未明确者　可在门诊随访外周血Hb、红细胞数量、血细胞比容的变化，一旦明确诊断应积极治疗。

【病历记录】

1. 门急诊病历

（1）应详细询问病史，了解有无发生贫血的高危因素，如妊娠前有无全身慢性疾病及出血史、月经过多史、营养不良及不良的饮食习惯、膳食质量、经济状况、家庭遗传病史等，并记录在孕妇联系册或门诊病历史。

（2）对尚未明确诊断的病例，应嘱其按时进行产前检查，进行必要的化验，并记录每次检查时的临床表现和实验室数据的变化，以便进行对比。

2. 住院病历

（1）治疗期间每周 2 次测外周血象，了解病情的转归，并及时记录在病程记录中。

（2）对于患者的病情变化、药物治疗不良反应、胎儿生长生育情况，均要详细记录在病史中。如果患者或其亲属拒绝接受治疗，应要求患者本人或其委托人签字确认。

【注意事项】

1. 医患沟通

（1）妊娠期缺铁性贫血的发病率较高，在无明显失血的情况下以轻、中度为常见，但其重症往往病情较为严重，虽不常见，但可危及母婴生命。对此应向患者及家属交代清楚。

（2）分娩前在联系家属时，需告知贫血孕妇的抵抗力低下，对手术和麻醉的耐受能力也很差，即使只是轻度或中度贫血，孕妇在分娩期间的风险也会增加。特别要提出，一个正常孕妇在分娩时失血 1000ml 常可耐受，而贫血孕妇失血 40～50ml 或更少，有时可发生死亡，以取得患者及家属对诊治过程的理解和配合。

2. 经验指导

（1）目前贫血的诊断标准尚未统一。在贫血的诊断中，由于全身血循环中红细胞总数的测定技术比较复杂，难以在临床应用，故通常以外周血中血红蛋白的浓度作为诊断标准。

（2）应详细、全面地了解病史，注意有无发生贫血的高危因素。

（3）由于胎儿具有自我调节和通过胎盘从母体主动摄取铁的能力，故胎儿铁的营养状况维持相对平衡状态，一般无缺铁或贫血的发生。但是，重度缺铁性贫血的孕妇可对胎儿的铁供应造成潜在的影响，并且因早产及妊娠并发症发生率高，围生儿死亡率也较高。

（4）妊娠期缺铁性贫血的治疗一般主张以口服给药为主，其安全有效、简单易行、价格低廉。

（5）由于通过饮食仅能满足机体需要量的1/2，妊娠后半期所有孕妇均应该预防性补充铁剂，以利于防止孕期铁储备的降低。

第四节 妊娠合并巨幼细胞贫血

妊娠期巨幼细胞贫血又称为营养性巨幼细胞贫血，占所有贫血的7%～8%。主要由于叶酸和维生素 B_{12} 缺乏而成。正常非孕期叶酸每日需要量400μg，妊娠晚期800μg，哺乳期600μg。由于妊娠时胃酸分泌减少，胃肠蠕动减少，功能降低而影响叶酸摄取。加之孕期肾小管重吸收叶酸减少，致使尿中叶酸排出量增加，故妊娠期血清叶酸含量减少，易发生巨幼细胞贫血。

【诊断】

（一）症状

1. 贫血症状 常在妊娠中、后期发病，多为中度或重度。临床症状随贫血程度加重而加重，表现为软弱无力、头晕、眼花、表情淡漠，活动后心悸气短，严重时甚至可发生心力衰竭。

2. 消化道症状 食欲缺乏、恶心、呕吐、腹泻、腹胀等消化不良的症状，严重者可见急性舌炎，舌部有灼痛感，味觉异常，尤其在进食时可有舌尖和舌边缘疼痛明显。

3. 周围神经炎症状 因维生素 B_{12} 缺乏而发生。表现为乏力、手足麻木、感觉障碍、行走困难等周围神经炎及亚急性或慢性脊髓后束、侧束联合病变等神经系统症状。

4. 精神症状 有的患者可有精神症状，如妄想、忧郁等。

5. 其他 妊娠期重症患者可引起流产、早产、胎儿宫内发育不良或死胎，有明显的出血和感染的倾向，胎儿的神经管畸形发生率明显增加。

（二）体征

（1）皮肤黏膜苍白、干燥，水肿，低热，表情淡漠，活动后有气急、心动过速甚至可发生心力衰竭。常可触及肿大的脾。

（2）有急性舌炎的患者，整个舌面呈鲜红色，即所谓"牛肉样舌"，有时可有小的溃疡。病情迁延可见舌乳头萎缩光滑，呈现所谓"镜面舌"。

（三）辅助检查

1. 外周血象 红细胞呈大细胞贫血，红细胞平均体积（MCV）>94fl，平均血红蛋白（MCH）>32pg，红细胞直径曲线高峰后移，红细胞大小不均及有异型红细胞，网织红细胞大多减少。白细胞轻度或中度减少，中性粒细胞分叶过多，出现 5~6 叶核或 4 叶以上核占 15%~20%，粒细胞胞体增大，核肿胀。血小板通常减少，可见 II 型血小板。

2. 叶酸水平 血清叶酸 <6.8mmol/L（3ng/ml），红细胞叶酸 <227mmol/L（100ng/ml）表示叶酸缺乏。

3. 维生素水平 血清维生素 B_{12} <90pg/ml，放射性核素维生素 B_{12} 吸收试验 <7% 则可诊断为维生素 B_{12} 缺乏，但后者在妊娠期应避免进行。

4. 骨髓穿刺 骨髓象红细胞呈巨幼红细胞增生，不同成熟期的巨幼红细胞可占骨髓有核细胞的 30%~50%，核染色质呈细网状或筛状、微粒样，常可见核分裂，幼红细胞较多，血红蛋白合成加快，胞质比较成熟而核发育较慢，呈现核与浆发育不平衡状态。贫血越严重，巨幼红细胞越多。粒细胞系主要是中幼粒细胞以下的晚幼和杆状核粒细胞的胞体增大，核形肿胀、染色质疏松，可有畸形分叶核，粒细胞分叶过多。有时可见 6 个或 10 个以上的分叶。巨核细胞系可见形态多增大，亦可正常。核分叶过多，常有断裂，胞质内颗粒减少。

（四）诊断要点

（1）多见于妊娠后期，贫血程度较严重，且进行性加重。

（2）红细胞及血红蛋白明显降低，但红细胞体积增大，平均红细胞内血红蛋白含量增多，血色指数大于正常。

（3）骨髓涂片呈典型的巨幼红细胞增生，幼红细胞成熟不佳。

（五）鉴别诊断

1. 缺铁性贫血　贫血程度轻重不等，Hb < 100g/L，红细胞 < 3.5×10^{12}/L，血细胞比容 < 0.30，血清铁 < 6.5μmol/L。骨髓象为红细胞系统增生活跃，以中、晚期幼红细胞增生为主，可见红细胞分裂象，无可染色铁，各期幼红细胞体积较小，胞质少，染色较正常深，偏蓝或呈嗜多色性。边缘不规则，核小而致密，粒细胞及巨核细胞系统多无明显变化。

2. 再生障碍性贫血　常呈重度贫血，周围血象除了红细胞少，白细胞及血小板也少，红细胞大小及形态尚在正常范围，网织红细胞也减少，骨髓象各类细胞均减少，骨髓增生极度低下。

【治疗】

（一）一般治疗

治疗原发疾病，去除病因。给予支持及对症治疗，改变不良饮食习惯，增加营养，进食高蛋白、高热量及含叶酸、维生素 B_{12}、铁丰富的饮食，对于有高危因素的孕妇，早期进行预防。

（二）药物治疗

主要补充缺乏的物质。由于叶酸和维生素 B_{12} 作用部位不同，故用维生素 B_{12} 治疗无效的巨幼红细胞性贫血，叶酸常可奏效，而用叶酸治疗维生素 B_{12} 缺乏的患者，则神经系统症状无法改善。

1. 叶酸　每日口服 10~20mg，如因胃肠道反应而造成叶酸吸收不良者，可肌内注射 10~30mg，每日 1 次，直至血象完全恢复正常。叶酸用量不必过大，否则可从尿中排出而造成药物浪费。

2. 维生素 B_{12} 100~2000μg，每日肌内注射，3~6 日即可见效，可连续用 2 周以后改为每周 2 次，再连续用 4 周，以充分补充造血所需，并且使机体内有足够的贮存量。

3. 其他 适当补充铁剂、维生素 C，部分重症患者可给予激素，以恢复胃肠道的功能并促进各种维生素的吸收。对维生素 B_{12} 缺乏者，因抗感染能力降低，应积极预防感染。此外，有报道重症患者在治疗开始的 48 小时内，血钾可突然下降，偶可因低钾及心肌缺氧变性而突然死亡，故治疗时应同时监测血钾的情况，必要时可给予氯化钾 1~2g，每日 3 次口服。严重贫血需输血时，宜输浓缩红细胞或新鲜血，少量、慢滴，以免诱发心力衰竭。

【病情观察】

1. 诊断明确者 在治疗期间主要观察外周血象的变化，包括网织红细胞数量、红细胞平均体积、红细胞平均血红蛋白的变化，以了解贫血程度改善的情况，判断是否需采取进一步治疗措施等。

2. 诊断未明确者 随访外周血象，并做骨髓穿刺以检查骨髓象，以明确诊断。

【病历记录】

1. 门急诊病历

（1）应详细询问病史，了解有无发生巨幼细胞贫血的高危因素，如孕前是否有巨幼细胞贫血史、既往妊娠是否曾患此病、是否有不良饮食习惯、是否有原发性疾病如遗传性内因子缺乏引起的恶性贫血和遗传性乳酸尿症等。并记录在孕妇联册或门诊病历中。

（2）对尚未明确诊断的病例，应嘱其按时进行产前检查和必要的诊断措施，如骨髓穿刺、试验性的治疗等，并记录每次检查的临床表现和实验室数据的变化，以便进行对比。

2. 住院病历

（1）治疗期间每周2次测外周血象，了解病情的转归，并及时记录在病程记录中。

（2）对于患者的病情变化、药物治疗的不良反应、胎儿生长发育情况，均要详细记录在病史中，如果患者或其亲属拒绝接受诊疗措施，应要求患者本人或其委托人签字确认。

【注意事项】

1. 医患沟通

（1）妊娠期巨幼细胞贫血较少见，临床治疗效果也较好，但对于重症者，由于可以出现神经和精神症状，应向患者及其家属交代清楚。

（2）贫血严重的孕妇，分娩时机体耐受程度较差，易发生出血、感染甚至心力衰竭，影响母儿生命，故在分娩前应告知患者和家属，使其理解。

2. 经验指导

（1）妊娠期巨幼细胞贫血较为少见，但对于妊娠晚期出现的贫血，尤其是起病急，且合并双胎、妊高征或感染时，经铁剂治疗效果不明显的，应考虑到该病的可能。

（2）叶酸和（或）维生素 B_{12} 缺乏的临床症状、骨髓象及外周血象的改变均相似，但维生素 B_{12} 缺乏可有神经系统症状，而叶酸缺乏无神经系统症状。

第五节　妊娠合并再生障碍性贫血

再生障碍性贫血（再障）为骨髓造血功能减退或衰竭引起的全血细胞减少及血小板减少的严重疾病。目前病因不清，部分学者认为是由于化学性（苯、有机农药等）、药物性（氯霉素、磺胺类、氨基比林、砷剂等）、物理性（放射性物质）及生物性（严重感染等）因素。少数认为在妊娠起病，妊娠终止后恢复正常。再障孕妇常死于产后胎盘剥离面的出血和感染。严重贫血影响胎盘对氧的输入而易致流产、早产或死胎。

【诊断】

（一）临床表现

主要临床表现是贫血、出血和感染。妊娠可使再障病情恶化，对孕妇不利。若贫血严重则有流产、死胎、死产的可能。分娩后宫腔内胎盘剥离面容易造成出血和感染，甚至引起败血症，造成产妇死亡。

（二）辅助检查

（1）外周血象中全血细胞减少，有时可能以某系细胞减少更为突出。

（2）骨髓象中各类细胞均减少，如有细胞成分主要为淋巴细胞和浆细胞。骨髓中巨核细胞明显减少或者消失。

（三）诊断要点

（1）曾服用过氯霉素、氨基比林（匹拉米酮）等化学药物，有接触放射线及严重感染史。

（2）有严重贫血及出血倾向。

（3）血液检查示全血细胞减少，血小板减少。

（4）骨髓涂片示造血功能明显减退。涂片中有核细胞甚少，幼粒细胞、幼细胞及巨核细胞均减少，淋巴细胞相对增高。

（四）鉴别诊断

1. 缺铁性贫血 贫血程度轻重不等，特点为血红蛋白 < 100g/L，红细胞 < 3.5×10^{12}/L，血细胞比容 < 0.30，血清铁 < 6.5 μmol/L。骨髓象为红细胞系统增生活跃，以中、晚期幼红细胞增生为主，可见红细胞分裂象，无可染色铁，各期幼

红细胞体积较小，胞质少，染色较正常深，偏蓝色或呈嗜多色性。

2. 巨幼细胞贫血　贫血程度较缺铁性贫血严重，血涂片检查红细胞平均体积大，有时可见中性粒细胞分叶过多，贫血严重者，有时伴有白细胞及血小板的减少。骨髓象巨幼红细胞增多，血清叶酸降低。

【治疗】

主要以支持疗法为主，但是，一般的抗贫血治疗对再障患者无效。再障患者应避孕，若已妊娠，如血红蛋白 > 60g/L 可允许继续妊娠；血红蛋白 < 60g/L 者，做好输血准备后行人工流产，术后给予抗生素治疗。孕 4 个月以上者，经治疗后无论终止妊娠与否，孕妇预后无明显差异，故应在内科协助积极治疗下继续妊娠。

1. 一般治疗　加强营养，改善患者一般情况，提高免疫功能，避免创伤和便秘，积极预防出血和感染。如果发生出血如鼻出血，以局部压迫止血为主，适当予以止血药物。

2. 药物治疗

（1）激素治疗：可用于有明显出血倾向时，如泼尼松有抑制免疫反应和暂时止血作用，每天 30～40mg，口服；睾酮能促使肾脏释放红细胞生成素，并能激发休止期骨髓祖细胞转入红细胞生成素反应期，从而促进造血细胞分化增殖，恢复骨髓造血功能，常用 50～100mg 肌内注射，每天 1 次，司坦唑醇每天 6～12mg 口服。但糖皮质激素抑制免疫功能，易致感染，不宜久用，雄激素对妊娠和胎儿可有影响，还易引起肝功能的损害，故应慎用。只有在病情严重，考虑终止妊娠前，才考虑使用以改善症状和血常规。

（2）抗生素治疗：选用对胎儿无影响的广谱抗生素以预防感染。

3. 其他治疗

(1) 输血疗法：少量、多次输新鲜血，提高全血细胞，并使血红蛋白维持在 60g/L 以上，临产前最好使血红蛋白达到 80g/L 以上，以增加对产后出血的耐受力。还可根据情况考虑输成分血，以避免血容量增加过多而加重心脏负担，又能使某些成分的数量显著增多，预防并发症的发生，如输浓缩红细胞或红细胞悬液。有学者认为此时输入的红细胞生存期缩短、破坏增快。新鲜血浆分离的血小板应在 24 小时内应用，而粒细胞则应尽可能在采血后 6 小时输注完毕。

(2) 骨髓移植：为目前治疗重症再障患者的一个重要手段。有报道认为，再障患者行骨髓移植后再妊娠的情况，多数患者妊娠期较顺利。

4. 产科处理

(1) 分娩期：尽量经阴道分娩，缩短第二产程，防止第二产程用力过度，造成脑等重要脏器出血或胎儿颅内出血。可适当助产，防止产伤，产后仔细检查软产道，认真缝合伤口，防止产道血肿形成。有产科手术指征者行剖宫产术时一并将子宫切除为宜，以免引起产后出血及产褥感染。

(2) 产褥期：继续支持疗法，应用宫缩药加强宫缩，预防产后出血，并应用广谱抗生素预防感染。

【病情观察】

1. 诊断明确者 在治疗期间主要观察出血与感染症状，并观察外周血象的变化，以了解贫血改善的情况，决定是否需采取进一步治疗措施。

2. 诊断未明确者 随访外周血象，并做骨髓穿刺以明确诊断。

【病历记录】

1. 门急诊病历

(1) 应详细询问病史，了解有无引起再障的高危因素，如工作和居住环境有无有毒有害物质接触史，有无急（慢）性感染史，是否有遗传性再生不良性贫血家庭史，以往妊娠是否有再障病史等，给予详细记录。

（2）对所做的检查，包括产前各项检查、胎儿监护、血常规、骨髓穿刺等，均应详细记录在门诊病历中，如果患者拒绝检查，应让其本人签字确认。

2. 住院病历

（1）由于妊娠合并再障病情较重，应每日进行查房，仔细观察患者的症状和体征的变化，针对病情及时更改治疗方案，并记录在病程记录中。

（2）分娩时往往并发症较多，应详细观察产程并记录产妇与胎儿的情况，诸如输血、激素治疗、剖宫产、子宫切除等治疗，需患者本人或其委托人知情同意并签字后方可实施。

【注意事项】

1. 医患沟通

（1）妊娠合并再障虽临床较为少见，但大多病情严重，对母儿危险性大，一旦确诊或高度怀疑时，应及时向患者及家属详细交代病情的经过和预后，使患者和家属对此病有足够的了解，避免日后为此引起不必要的纠纷。

（2）在再障孕妇终止妊娠前，应告知患者及亲属分娩的并发症，尤其是再障孕妇分娩时出血和感染可导致孕产妇死亡，使其对此有充分的认识和理解。剖宫产手术前谈话时，须告知为防止产后出现严重的出血和感染，术中将行子宫切除，让患者和家属有充分的心理准确。

（3）再障孕妇在治疗过程中，由于病情需要，可能会输血或应用激素治疗。在治疗前应告知患者及家属治疗可能产生的并发症，要求其认可并签字。

2. 经验指导

（1）再生障碍性贫血的原因较为复杂，半数患者系原因不明的特发性再生障碍性贫血。动物实验证明，大剂量雌激素可抑制骨髓造血功能，因此，有人认为再障与妊娠有关。但是多数学者认为妊娠和再障两者之间并无必然的联系而是偶然巧合。

（2）一般认为，再障患者病情未缓解时应严格避孕，不宜妊娠。如果怀孕后 Hb <60g/L，妊娠早期应在充分准备的条件下住院人工流产。如果已到妊娠中期，由于引产出血和感染的危险比自然分娩要大，且终止妊娠并不能减少再障孕产妇的病死率，因此可在积极支持治疗的同时继续妊娠。但是对于急性再障治疗效果不佳，尤其造血细胞严重减少，出现母儿并发症，严重威胁母儿生命者，仍应考虑终止妊娠。对于继续妊娠的患者应和血液科医生密切配合，制订周密的治疗方案，必要时住院详细观察和治疗，接受严格系统的围生期保健操，积极防治妊娠并发症。

（3）妊娠足月以后，如无产科指征，应尽量阴道分娩，减少手术产，最好实行计划分娩，在宫颈成熟后，经过输全血或成分血，使 Hb 达到80g/L 左右，血小板达到 2×10^9/L 以上，在准备足够新鲜血的情况下促分娩发动。如有产科指征必须行剖宫产时，有人主张可将子宫一并切除，以免术后出现严重的出血和感染。

第六节　妊娠合并血小板减少性紫癜

妊娠合并血小板减少性紫癜（thrombocytopenic purpura）是在妊娠期由于血小板质量及数量发生改变而引起的以出血、贫血和感染为特点的妊娠并发症。目前所有研究显示胎儿和母体的血小板间没有确定关系，但严重血小板减少症胎儿严重出血的危险增加，特别是分娩时胎儿颅内出血。

【诊断】

（一）症状

以黏膜及皮下出血为主要特征，四肢远端出血点和瘀斑多见，或有月经过多，牙龈出血，反复鼻出血，呕血和便血史。脾不大或仅轻度增大。

（二）体征

皮肤、黏膜可见出血点及瘀斑，以四肢远端多见。可有脾轻度大。出血严重时可出现血压下降、面色苍白、脉快等休克、贫血体征。

（三）辅助检查

1. 血常规及血小板计数　血小板 $< 100 \times 10^9/L$，严重出血者可 $< 20 \times 10^9/L$，或血小板功能缺陷，红细胞、血红蛋白下降。

2. 凝血酶原及凝血时间　延长、血块收缩不良、毛细血管脆性试验阳性、凝血酶原消耗不良。

3. 骨髓穿刺涂片　显示巨核细胞正常或增多，可伴有成熟障碍。

（四）诊断要点

（1）既往有反复鼻出血，牙龈出血，月经过多，呕血或便血史。

（2）轻者可无明显症状，出血严重时可出现贫血、休克。

（3）皮肤、黏膜可见出血点瘀斑；出血严重时可出现血压下降、面色苍白、脉快等休克、贫血体征。

（4）血小板计数 $< 100 \times 10^9/L$，凝血时间、凝血酶原时间延长，毛细血管脆性试验阳性，血小板抗体阳性，骨髓象显示巨核细胞减少，也可增多或正常。

（五）鉴别诊断

1. 弥散性血管内凝血（DIC）　血小板减少常常是 DIC 的重要征象之一，但必须有引起发生 DIC 的疾病，如胎盘早剥、死胎、羊水栓塞等病史，并伴有全身多部位出血，血化验可有纤维蛋白原下降、凝血酶原时间延长或有 3P 试验阳性等。

2. 重度妊高征 由于血管痉挛、血管内皮损伤，使血小板黏附耗损，而血小板减少又加重血管内皮的病变。患者可有高血压、水肿、蛋白尿等症状，鉴别不难。

3. 血栓性血小板减少性紫癜 本病是一种综合征，发病常迅速，极危重。诱发因素可能为多方面，约有 90% 患者有发热，可突然出现神经症状，头痛、抽搐、失语或神志失常。出血征象为瘀点、瘀斑或黏膜出血，有时可见阴道出血。

4. 再生障碍性贫血 常呈重度贫血，周围血象除了红细胞减少，白细胞及血小板也减少，红细胞大小及形态尚在正常范围，网织红细胞也减少，骨髓象各类细胞均减少，骨髓增生极度低下。

5. 妊娠合并白血病 主要症状为乏力、头晕或高热，出血倾向，牙龈肿胀出血、鼻出血或血尿，面色苍白呈重度贫血貌，皮肤有散在出血点或瘀斑，胸骨有压痛等，多数孕妇伴有上呼吸道感染或其他系统感染的症状和体征。外周血象白细胞异常增生或减少，以原始和幼稚白细胞为主，血小板减少，Hb 低。骨髓象呈极度增生或明显活跃，以粒系细胞增生为主，原始和幼稚粒细胞可达 90% 以上。红细胞系和巨核细胞显著减少。

【治疗】

(一) 妊娠期

1. 一般支持治疗 仅有血小板减少而无显著出血倾向时，可给予一般支持治疗，包括中草药、叶酸、维生素 B_{12}、维生素 C、铁剂等。

2. 特殊治疗 伴有显著出血倾向时，可予下列治疗。

(1) 肾上腺皮质激素：减少血管壁通透性及抑制抗体产生的作用，故能控制出血症状，改善出血倾向。

常用泼尼松每日 40 ~ 60mg，紧急情况下可静脉滴注氢化可的松 200 ~ 400mg，每日 1 ~ 2 次，经治疗后出血症状好转及血小板计数上升后，逐渐减量到最小剂量控制出血维持到分娩。分娩后继续服用 9 ~ 10 日停药。为安全起见，在早孕 3 个月内最好避免使用。

（2）输注血小板：为控制急性出血，于分娩前或手术前输注可减少出血。

（3）脾切除：脾是产生抗血小板抗体和破坏血小板的场所，故脾切除有治疗效果。但孕期增大的子宫阻塞手术野，增加手术困难，且由于手术的干扰可引起流产、早产，故应尽量避免做脾切除术。

（4）免疫抑制药：环磷酰胺每日 50 ~ 200mg，或每 2 ~ 3 周 300 ~ 600mg/m^2，静脉注射或口服，4 小时用完。妊娠期不主张使用。

（5）血浆清除术：把患者的血抽出，经特殊器械物理分离出血浆，代以健康人血浆，然后再输给患者。此法可除去患者血浆中的抗血小板抗体与免疫复合物，并能同时输入血小板，控制威胁生命的出血。适于急性大出血、一般治疗无效者。

（二）分娩期

1. 分娩方式的考虑　一般主张自然分娩。剖宫产主要根据产科指征而定。但有少数学者认为，对于特发性血小板减少性紫癜的孕妇，如其血小板在 30 × 10^9/L 以下（ < 30000/mm^3），所在医院又无紧急输注血小板或鲜血的条件，则可考虑做选择性剖宫产。术前输注血小板或鲜血，使血小板提升到 50 × 10^9/L 以上，术时配血小板 5 ~ 10U，以及足量的新鲜血液。

2. 防止大出血

（1）迅速提高血小板至 50 × 10^9/L。

（2）配新鲜血 200ml × 5、血小板 5 ~ 10U。

（3）使产程保持中等速度，初产妇总产程控制在 12 ~ 14 小时，第二产程 1 ~ 1.5 小时为宜，切忌产程过快。如血小板

$<20 \times 10^9/L$，忌用腹压。

（4）胎儿娩出后迅速给予足量的宫缩药。

（5）分娩后应仔细检查软产道，伤口应充分止血缝合，防止血肿的发生。

3. 抗生素 产后用广谱抗生素预防感染，尤其是出血较多及持续用糖皮质激素者。

4. 纠正贫血

（1）输血。

（2）补血剂：对于血红蛋白较低者可使用铁剂、叶酸、氨肽素、维生素 C、维生素 B_{12} 等。

（三）新生儿处理

特发性血小板减少性紫癜孕妇的新生儿，其中 34% ~ 80% 有暂时性血小板减少，需特别注意血小板计数及出血现象。①即刻做血小板计数；②有轻度出血（皮肤瘀点），血小板 $>50 \times 10^9/L$ 者，观察其出血状况、血小板水平；③血小板 $<50 \times 10^9/L$、有明显出血者，给予泼尼松 1 ~ 2mg/（kg·d）；输注血小板或换血；有颅内出血者给头高位及镇静药等。

【病情观察】

1. 诊断明确者 治疗中应定期测定外周血象，与血液科共同监测血小板及出血倾向。治疗后病情稳定、症状减轻、血小板恢复时，应考虑药物减量；病情未减轻反而加重时，应考虑更换治疗方法甚至终止妊娠。治疗时应选用对胎儿无害的广谱抗生素预防感染。

2. 诊断未明确者 应注意症状的变化，尤其是出血症状，随访外周血象，并做骨髓穿刺以明确诊断。

【病历记录】

1. 门诊病历的书写

（1）应详细询问病史，了解有无引起特发性血小板减少性紫癜的高危因素，如孕前是否有血小板减少病史，是否有获得性溶血性贫血、系统性红斑狼疮等免疫性疾病史，是否有长期服用阿司匹林等药物史，是否有月经过多、牙龈出血等病史，给予详细记录。对于有鉴别诊断意义的阴性资料也要予以记录。

（2）对于患者拒绝接受的检查和治疗，应有书面记录并要患者本人签字确认。

2. 住院病历的书写

（1）由于妊娠期特发性血小板减少性紫癜的病情变化较大、并发症较重，应每日进行查房，仔细观察患者的症状和体征的变化，针对病情及时更改治疗方案，并记录在病程记录中。

（2）分娩是特发性血小板减少性紫癜的关键时期，应详细观察产程并记录产妇与胎儿的情况，如果患者或其亲属拒绝接受治疗，如输血小板、激素治疗、剖宫产等，需患者本人或其委托人签字确认。

【注意事项】

1. 医患沟通

（1）妊娠合并原发性血小板减少性紫癜或原发性血小板减少性紫癜的患者妊娠后，应告知患者及家属妊娠有可能使病情缓解的特发性血小板减少性紫癜病情复发，病情活动期者病情加重，以及特发性血小板减少性紫癜对孕妇和胎儿可能所产生的不良影响，如产后出血、颅内出血、感染、死胎甚至孕产妇和新生儿死亡等，使患者及其家属预先对病情有足够的认识，避免可能带来的医疗纠纷。

（2）有些妊娠期特发性血小板减少性紫癜的治疗方法可能会对孕妇及胎儿产生严重影响，如大剂量糖皮质激素、免疫抑制药或化学药物、血小板的输入等，应将这些情况详细告知患者及其家属，以取得他们的理解和配合。

2. 经验指导

（1）特发性血小板减少性紫癜是一种自身免疫性疾病，

女性易发病，而女性生育期雌激素水平过高，睾酮（T）水平改变不明显，E_2/T 比值比正常女性明显升高，提示特发性血小板减少性紫癜患者性激素的失衡主要是 E_2 水平的增高。许多研究表明，自身免疫性疾病的发病机制可能与机体免疫环境平衡的紊乱有关，而免疫调节细胞是决定免疫内环境稳定的中心环节。

（2）慢性特发性血小板减少性紫癜病情较轻者，若妊娠期无并发症，即使血小板计数低也很少有发生产后出血。但当血小板 $<50 \times 10^9$/L 时，孕妇可有出血倾向，流产、胎盘早剥、死胎发生率增加。孕期接受糖皮质激素治疗者易并发妊娠高压综合征、产后出血、伤口出血及血肿发生率也增加。

（3）孕妇患 ITP 时，由于血液循环中存在着抗血小板抗体，该抗体大部分是 IgG 型，能够穿过胎盘进入胎儿血循环，从而引起胎儿血小板破坏加速，出现新生儿暂时性血小板减少症，一般于产后 4~6 天血小板降至最低值，1~3 周后恢复正常。胎儿患有严重血小板减低者。阴道分娩时新生儿会发生颅内出血，新生儿病死率也较高。由于许多研究表明，母儿间血小板计数无明显相关，孕妇体内血小板抗体水平是否与胎儿血小板相关，也存在一定争议。

（4）已缓解的特发性血小板减少性紫癜妇女怀孕后，可增加疾病复发的危险；未缓解的特发性血小板减少性紫癜妇女怀孕后可使病情加重；特发性血小板减少性紫癜母亲的血小板 IgG 抗体可经过胎盘进入胎儿体内，造成胎儿新生儿血小板减少；分娩后可增加新生儿颅内出血的危险。

（5）特发性血小板减少性紫癜孕妇的新生儿，其中 34%~80% 有暂时性血小板减少，需特别注意血小板计数及出血现象。①即刻做血小板计数；②有轻度出血（皮肤瘀点），血小板 $>50 \times 10^9$/L 者，观察其出血状况、血小板水平；③血小板 $<50 \times 10^9$/L、有明显出血者，给予泼尼松 1~2mg/（kg·d）；输注血

小板或换血；有颅内出血者应使头高位、给予镇静药等。

第七节　妊娠合并急性肾盂肾炎

急性肾盂肾炎是妊娠常见的一种并发症，发病率占所有孕产妇的 0.5%～8%。常是细菌从膀胱向上扩散或通过血管与淋巴直接感染的结果。妊娠期泌尿系统解剖生理的特殊变化，更有利于肾盂肾炎的发生，以妊娠晚期和产褥早期为多见。一般为双侧性，以右侧较明显。急性肾盂肾炎高热引起流产、早产，妊娠早期还可致胎儿神经管发育障碍，故无脑儿的发病率远较正常妊娠者高。

【诊断】

(一) 临床表现

1. 症状

(1) 起病急，发冷、高热、恶心、呕吐、腰背胀痛。

(2) 尿频、尿急、尿痛；肾区有叩击痛。

(3) 高热可导致流产、早产。

(4) 严重者可发生中毒性休克。

2. 体征　主要观察患者是否为急性症状。有无弛张高热、肋腰点压痛，肾区或脊肋部有无叩痛。

(二) 辅助检查

1. 血细胞计数　血白细胞计数增高，中性粒细胞比例增高。

2. 尿常规　尿色一般无变化，如为脓尿则呈浑浊。尿沉渣有成堆的白细胞或脓细胞，红细胞每高倍视野可超过 10 个。偶有发病初尿检查未发现异常者，需要再次送检。

3. 尿细菌培养　尿细菌培养多数为阳性，常见病原菌为大肠埃希菌，占 75%～85%；其次为副大肠埃希菌、变形杆菌、产气荚膜杆菌、葡萄球菌及粪链球菌，铜绿假单胞菌少见。如细菌培养阳性应做药敏试验。如细菌培养阴性，应想到患者是否使用过抗生素，因为许多肾盂肾炎患者以前曾有过尿路感染，故可能患者已自行开始抗生素治疗，即使抗生素单次口服剂量，也可使尿细菌培养阴性。

4. 血培养 对体温超过 39℃者需做血培养，血培养可阳性，细菌种类与尿培养相同。如阳性应进一步做分离培养及药敏试验。

5. 其他检查

（1）血清肌酐在约 20% 急性肾盂肾炎孕妇中可升高，而同时有 24 小时尿肌酐清除率下降。

（2）有些患者出现血细胞比容下降。

（三）诊断要点

（1）既往有尿路感染、慢性肾盂肾炎、急性膀胱炎病史，或此次妊娠有无症状菌尿病史。

（2）突然出现寒战、发热、头痛、恶心、呕吐、食欲缺乏、全身不适，体温超过 38℃，甚至高达 40℃以上。伴有尿频、尿急、尿痛、排尿未尽感等膀胱刺激症状。排尿时常有脊肋部痛、腰酸痛、下腹疼痛等。肋腰点有压痛，肾区或脊肋部有明显的叩痛。

（3）血白细胞计数增高，中性粒细胞比例增高。尿沉渣有成堆的白细胞或脓细胞。尿细菌培养及血培养阳性。

（四）鉴别诊断

1. 高热 需与上呼吸道感染及产褥感染等鉴别：前者有明显的呼吸道症状，全身肌肉酸痛，病毒感染时白细胞计数及中性粒细胞分类均降低；后者可有恶露异常，子宫或宫旁有压痛等，二者均无脊肋角叩痛及尿检查的异常发现。

2. 腹痛 肾盂肾炎发生持续性腹痛及血尿提示泌尿道破裂的可能，应与下述急腹症鉴别。

（1）急性阑尾炎：初起时有低热，并有转移性痛。

（2）胆绞痛：常有胆石症史，疼痛位于右上腹，可向肩部放射及伴有黄疸、发热，影像学检查胆囊或胆管处能发现结石。

（3）急性胃肠炎：有发热、恶心及呕吐、腹泻，常有饮食不洁史。

（4）子宫肌瘤变性：多有低热、腹痛，影像学检查能发现变性的肌瘤。

（5）胎盘早期剥离：可有腹痛、阴道出血，子宫敏感或局限性压痛，可伴有胎心变化，病史中有外伤史或并发妊娠高血压综合征，后者有血压增高及蛋白尿。以上种种除有各自的特征外，通常尿沉渣检查无明显异常可资鉴别。泌尿道的轻微裂伤，及时发现可采用体位或导管引流等保守治疗；严重的肾实质破裂出血时则需手术治疗。

3. 腰肋痛　需与急性肾及输尿管积水鉴别。急性肾及输尿管积水多有反复发作的肋痛，与姿势、体位有关，疼痛向腹股沟放射，左侧卧位或膝胸卧位时症状缓解；尿检查有少数红细胞，甚或无红细胞，反复中段尿培养阴性为其特点。

【治疗】

（1）急性肾盂肾炎均应住院治疗：孕妇应卧床休息，并取侧卧位，以左侧卧位为主，减少子宫对输尿管的压迫，使尿液引流通畅。

（2）持续高热时要积极采取降温措施，妊娠早期发病可引起胎儿神经系统发育障碍，无脑儿发病率远较正常妊娠者发病率高；控制高热也减少了流产、早产的危险。

（3）鼓励孕妇多饮水以稀释尿液，每天保持尿量达2000ml以上；但急性肾盂肾炎患者，多数有恶心、呕吐、脱水，并且不能耐受口服液体及药物，故应给予补液及胃肠外给药。

（4）监护母儿情况，定期检测母体生命体征，包括血压、呼吸、脉搏以及尿量，监护宫内胎儿情况，胎心以及 B 超。

（5）应给予有效的抗生素治疗：经尿或血培养发现致病菌和药敏试验指导合理用药。目前已不建议单用氨苄西林，许多尿路致病菌（例如大肠埃希菌）对氨苄西林是耐药的。庆大霉素或其他的氨基糖苷类抗生素也应慎用，虽然这些抗生素对胎儿的毒害作用很低，但易引起暂时性的肾功能障碍。选用头孢菌素类及较新的广谱青霉素，治愈率可达85%～90%。一般应持续用药10～14天。疗程结束后每周或定期尿培养。

【病情观察】

1. 诊断明确者 住院期间应密切观察患者症状、体征及血尿常规的变化，尤其注意尿沉淀中白细胞数量的变化，定期做尿培养，以观察治疗效果。

2. 诊断未明确者 定期检测血尿常规，注意泌尿系统症状与体征，做尿培养以明确诊断。

【病历记录】

1. 门诊病历的书写

（1）详细询问并记录患者的既往史，如以往是否有尿路感染、慢性肾盂肾炎病史，或此次妊娠有无症状菌尿症、急性膀胱炎病史等。详细记录患者所出现的症状、体征、实验室检查结果（尤其是尿常规、尿培养、肾功能）。

（2）对于患者拒绝接受的检查和治疗，未进行按时随访的，应有书面记录并要患者本人签字确认。

2. 住院病历书写

（1）详细记录所用药物的剂量、使用方法、出现的不良反应等。记录药物治疗后患者症状和体征的变化及尿常规、尿培养等检验结果。对于出现的多器官系统功能障碍，应严密监测并记录患者的体温、血压、脉搏、呼吸、尿量等生命体征，及时记录各种实验室检查结果，并完整记录三级查房的内容。

（2）对于所采取的检查和治疗措施，如患者及家属拒绝，应有患者本人或其委托人签字确认。

【注意事项】

1. 医患沟通

（1）妊娠合并急性肾盂肾炎是妊娠期最常见而严重的内科并发症，要向患者及其家属详细说明该病治疗的预后：①急性肾盂肾炎发生于妊娠早期时可能导致胎儿发育异常；②伴高热可引起早产或胎死宫内。③约有15%病例并发菌血症，孕妇较非孕妇容易遭受细菌内毒素的损害而发生中毒性休克和（或）成人呼吸窘迫综合征，进而威胁母、胎的生命安全；④妊娠期急性肾盂肾炎或经常有泌尿道感染的患者，最后多数发现有泌尿道异常，发病率可达27% ~37%。

（2）妊娠期急性肾盂肾炎的治疗以抗生素治疗为主，但治疗时可能发生所选用的药物对疾病不敏感或耐药、药物可能会对胎儿造成不良影响等，应向患者及其家属说明清楚，以免日后带来不必要的医疗纠纷。

（3）该病的复发率为20%左右。患者出院前，应告知门诊随访的时间，以及时发现该病复发。

2. 经验指导

（1）急性肾盂肾炎可对妊娠造成不良影响，表现在高热可引起流产、早产。若在妊娠早期，高热还可使胎儿神经管发育异常，无脑儿发病率明显增高。妊娠期急性肾盂肾炎有3%可能发生中毒性休克。

（2）孕期患膀胱炎时宜积极治疗，避免细菌逆行感染导致肾盂肾炎；经常取左侧卧位，可缓解右旋子宫对右侧肾盂及输尿管的压迫，有利于尿液引流，减少肾盂肾炎的发生。

（3）妊娠期急性肾盂肾炎对有效抗生素治疗见效较快，故合理应用抗生素十分重要。目前已不建议单用氨苄西林，因为许多尿路致病菌如大肠埃希菌对氨苄西林是耐药的。庆大霉素或其他的氨基糖苷类抗生素也应慎用，虽然这些抗生素对胎儿的毒害作用很低，但易引起母亲暂时性的肾功能障碍。

（4）曾有尿路感染史者，不论其有无症状，在妊娠均应重复做尿培养及药敏试验，产时及产褥期给予预防性抗感染治疗。培养阴性者应进行衣原体的检查，它也是引起泌尿、生殖道感染的常见病原体，属于性传播疾病的一种。

（5）积极救治中毒性休克，一旦发生应与内科医师协同处理，预防发生多器官系统功能障碍。

第八节 妊娠合并急性阑尾炎

急性阑尾炎（acute appendicitis）是妊娠期最常见的外科并发症。妊娠期急性阑尾炎的发病率与非妊娠期相同，为 0.5‰～1‰，可发生在妊娠各期，但分娩期与产后少见。通常认为妊娠与急性阑尾炎的发生无内在联系。由于妊娠子宫逐月增大，阑尾的位置随之改变故阑尾炎妊娠期时的症状和体征与非妊娠时有很大差异，且病情发展快，增加了诊断的难度，导致诊断困难。妊娠期急性阑尾炎是一种比较严重的并发症，应及时诊断和处理，以改善母儿预后。

【诊断】

（一）症状

1. 腹痛 大多数妊娠合并急性阑尾炎时，转移性腹痛这一固有的规律不变，腹痛往往先从剑突下开始，延及脐周，数小时或十几小时后，转移到右下腹部。一部分患者症状可不典型。妊娠早期，阑尾炎的症状与非妊娠时相似，妊娠中后期，由于妊娠子宫的增大，阑尾的位置发生改变，孕妇疼痛的部位可达右肋下肝区或右后腰区，疼痛可能较非孕期轻。

2. 其他症状 可有恶心、呕吐、腹泻等症状，有些患者可伴有发热、全身不适或乏力。

（二）体征

1. 压痛 妊娠期阑尾炎的压痛点可随子宫的增大而不断上移，妊娠早期，右下腹麦氏点处有压痛和反跳痛，伴有肌紧张。如阑尾发生坏死或穿孔，可形成阑尾周围脓肿或弥漫性腹膜炎，出现相应体征。妊娠中晚期，压痛点可偏高，腹部反跳痛和肌紧张等不明显。如伴有阑尾周围脓肿，可触及包块，并有压痛。由于压痛部位可因子宫的掩盖而不清，可采用以下方法协助诊断：①Bryan 试验，可作为区别阑尾炎与子宫疾病的可靠体征，具体方法是患者采取右侧卧位，妊娠子宫移至右侧而引起疼痛，可提示疼痛非子宫的疾病造成。②Alder 试验，患者平卧，检查者将手指放在阑尾区最明显的压痛点上，然后嘱患者左侧卧位，子宫倒向左侧后，如压痛减轻或消失，说明疼痛来自子宫；如压痛较平卧位时更明显，则阑尾本身病变的可能性较大。

2. 体温升高 阑尾炎早期体温与脉搏常正常，故体温升高不是阑尾炎的典型体征。阑尾穿孔时，体温可升高。

（三）辅助检查

1. 实验室检查 妊娠期白细胞计数呈生理性增加，至孕晚期可达 $(9 \sim 10) \times 10^9$/L。分娩或应激状态时可达 25×10^9/L。因此，仅用白细胞计数增高协助诊断阑尾炎意义不大。如分类有核左移，中性粒细胞超过 80% 或白细胞持续 $\geq 18 \times 10^9$/L 则有临床意义。

2. 特殊检查

（1）肛诊：肛门指诊时直肠前壁右侧触痛。但妊娠晚期阑尾上移，肛诊阴性不能除外阑尾炎。

（2）B 超检查：阑尾炎时由于阑尾壁水肿、充血、渗出，使阑尾呈低回声状结构，僵硬而压之不变，横切面呈同心圆似的靶样图像，直径 ≥ 7mm 时为阑尾炎的超声诊断标准。脓肿形成时，则可见右侧腹部局部肿块及中心液化区。

（四）诊断要点

（1）既往可能有慢性阑尾炎史，有转移性右下腹痛史。

（2）右下腹麦氏点或稍靠上处有明显压痛，可有或无肌紧张。压痛点常偏高而不典型。

（3）阑尾穿孔时，体温可升高。白细胞计数可升高、核左移。B超可见阑尾异常。

（五）鉴别诊断

1. 卵巢囊肿蒂扭转 多发生在妊娠3~4个月及产后。表现为突发持续性下腹痛，如扭转蒂自然回复，症状可逐渐消退。如血行受阻，肿瘤坏死、破裂引起化学性腹膜炎，其所致感染较阑尾炎穿孔者的脓毒血症为轻。多有卵巢囊肿病史，腹部或妇科检查可触及光滑、活动的盆腔包块，蒂部压痛。B超检查可明确诊断。

2. 上消化道溃疡急性穿孔 多有溃疡病史，穿孔前有溃疡病发作史，穿孔后全腹疼痛，检查见腹肌紧张，呈板状，有弥漫性腹膜炎表现。立位腹部透视多有膈下游离气体。腹腔穿刺可抽出淡黄色液体，可混有食物残渣。

3. 胎盘早期剥离 应与妊娠晚期急性阑尾炎鉴别。胎盘早期剥离常有妊娠高血压综合征和创伤史，腹痛剧烈，检查子宫坚硬，僵直性收缩，胎心变慢或消失，产妇可有急性失血及休克症状。腹部B超显示胎盘后血肿，可明确诊断。

4. 右侧输尿管结石 绞痛剧烈，疼痛部位在腰肋部，向大腿内侧和外生殖器放射。实验室检查尿中可见红细胞，X线或B超显示尿路结石，即可确诊。

5. 胆绞痛 多见于急性胆囊炎和胆石症。疼痛多见于右上腹肋缘下，阵发性绞痛，夜间多发，可向右肩部、右肩胛下角或右腰部放射。80%的患者可有寒战、发热、恶心、呕吐，亦可有阻塞性黄疸。X线、B超或胆囊造影可协助诊断。

6. 异位妊娠破裂　应与妊娠早期急性阑尾炎鉴别。患者停经后可有小量不规则阴道出血，持续性下腹痛和肛门坠胀感。双合诊检查，宫颈举痛明显，后穹隆可饱满、触痛，右附件区可触及包块，B 超显示盆腔内有液性暗区，如后穹隆穿刺抽出不凝血，即可确诊。

7. 右侧急性肾盂肾炎　起病急骤，一般寒战后出现高热，疼痛始于腰肋部，沿输尿管向膀胱部位放射，同时伴有尿痛、尿频、尿急等膀胱刺激症状。查体右侧肾区叩击痛明显，上输尿管点和肋腰点有压痛，无腹膜刺激症状。尿常规镜下可见大量脓细胞和白细胞管型。

【治疗】

妊娠期急性阑尾炎不主张保守治疗。一旦确诊，应在积极抗感染治疗的同时，立即手术治疗，尤其在妊娠中、晚期。如一时难以明确诊断，又高度怀疑急性阑尾炎时，应尽早剖腹探查，有产科指征者可同时行剖宫产。

（一）非手术治疗

临产期急性单纯性阑尾炎，症状较轻，无剖宫产指征，短期内可经阴道分娩者，可非手术治疗。治疗中以抗炎药物为主，并密切观察病情变化，分娩后如症状未缓解或病情加重，应及时行阑尾切除术。抗炎药物应选择对胎儿影响小、敏感的广谱抗生素，另外，阑尾炎时厌氧菌感染占 75% ~ 90%，应选择针对厌氧菌的抗生素。甲硝唑在妊娠各期对胎儿影响较小，可以应用，并宜同时与青霉素、氨苄西林、头孢菌素类等配伍使用。

（二）手术治疗

一旦确诊阑尾炎，应立即手术。在妊娠早期，手术要求与未孕时阑尾切除相同。妊娠中、晚期按以下要求进行。

1. 麻醉　以连续硬膜外麻醉为首选，但需要注意控制麻醉平面和麻醉剂量。病情危重合并休克者，以全身麻醉比较安全。

2. 体位 应将手术床向左侧倾斜30°，使增大的子宫左移，有利于暴露手术野，减少对子宫的刺激。

3. 切口选择 妊娠早期可取麦氏切口，当诊断不能肯定时，可行正中切口，以利于术中操作和探查。妊娠中、晚期采取右侧腹直肌旁切口，高度相当于宫体上1/3部位。

4. 术中操作 避开子宫找到盲肠和阑尾，在基底部结扎、切除阑尾，内翻缝合。最好不放置腹腔引流，以减少对子宫的刺激，避免引起早产。若腹腔炎症严重而局限，阑尾穿孔，盲肠壁水肿，应于其附近放置引流管，避免引流物直接与子宫壁接触。

5. 术后处理 继续抗感染治疗。若继续妊娠，术后3～4日内应给予抑制宫缩药及镇静药保胎治疗。根据妊娠不同时期，可给予肌内注射黄体酮、口服维生素E、静脉滴注小剂量硫酸镁、口服沙丁醇和利托君等。

【病情观察】

1. 诊断明确者 已临产的孕妇如为单纯性阑尾炎，症状较轻、无剖宫产指征、短期内可经阴道分娩者，可保守治疗。但需密切观察病情变化，必要时应立即转为手术治疗。

2. 诊断未明确者 密切观察症状的变化，随访血常规、体温及B超，如高度怀疑急性阑尾炎，应尽早剖腹探查以免延误治疗。

【病历记录】

1. 门诊病历的书写

（1）详细询问并记录患者的病史、症状和体征，包括以往是否有慢性阑尾炎病史，对所进行的各种检查如血常规、B超等检查均应详细记录。对于较有意义的症状和检查结果，如转移性腹痛、麦氏点压痛、发热、恶心、呕吐等，即使是阴性结果，也要予以记录。在门诊，怀疑有妊娠期急性阑尾炎者，必须请外科会诊，并有详细记录，不漏过一个可疑孕妇。

（2）由于妊娠期急性阑尾炎有时进展较快，治疗应当机立断，如果患者拒绝检查和治疗，在劝说无效后，应请患者本人及家属签字确认。

2. 住院病历的书写

（1）在开腹探查阑尾正常时，应仔细寻找有无其他产科及非产科急腹症，并详细记录在病历中。所切除的阑尾，一定要有病理报告记录，这是对所切除器官的证明和所患疾病的证明。

（2）对于患者的病情变化、检验报告以及所采取的治疗方案，包括保守治疗和手术治疗可能引起的并发症和不良预后，都要详细记录在病程中。如果患者或其家属拒绝各种检查或治疗，需患者本人或其委托人知情签字。

【注意事项】

1. 医患沟通

（1）妊娠期急性阑尾炎为突发性疾病，可以在无任何诱因下发病，有不可预测性。因此，一旦确诊或高度怀疑本病时，需向患者及家属仔细说明该病的发病情况、治疗方法及病情的转归，尽可能多地让其知晓该病的有关信息。

（2）与家属谈话时应说明，鉴于妊娠期急性阑尾炎的诊断较非孕期困难，若漏诊而致穿孔、腹膜炎，将明显增加母儿的死亡率，因此不论在任何妊娠期，高度怀疑阑尾炎时，均应行剖腹探查，及时确诊和治疗，并说明有一定的阴性手术比例，以取得患者及家属的理解和配合。

（3）在手术前谈话时，除告知一般的麻醉意外、手术并发症以外，还应告知手术可能引起流产、早产等产科并发症。并说明即使在临产期或症状较轻的急性单纯性阑尾炎行保守治疗时，由于病情的进展，必要时还应手术治疗。

2. 经验指导

（1）孕期急性阑尾炎的诊断较非孕期困难，而有时开腹探查却可能发现阑尾正常，但相比之下，切除正常阑尾对母亲与胎儿的威胁远小于因漏诊而致阑尾穿孔以及腹膜炎对母儿造成的威胁。因此不论妊娠何期，当高度怀疑阑尾炎时，均应放宽开腹指征，以免贻误病情，造成不良后果。

（2）妊娠期急性阑尾炎的治疗，除考虑阑尾本身因素外，尚需考虑流产、早产以及孕妇、胎儿的安全。妊娠期急性阑尾炎阑尾穿孔率、胎儿及孕妇死亡率随妊娠的不同阶段越来越高。

（3）虽然错误的诊断有时会摘除正常的阑尾，但非必需的手术也比延迟处理直到形成弥漫性腹膜炎好。

（4）妊娠合并急性阑尾炎，如不出现弥漫性腹膜炎，预后较好。妊娠期临床症状不典型的腹痛患者，要请产科和外科医师共同处理。

（5）在高度怀疑的阑尾炎孕妇手术治疗中，一定比例的阴性开腹是允许的。原则上，处理阑尾时不同时做剖宫产。

（6）在不能除外阑尾炎时，不要为促胎儿成熟而用糖皮质激素类药物，以免抑制母体对炎症的反应而使炎症扩展。

第九节　妊娠合并急性胆囊炎

妊娠合并急性胆囊炎（acute cholecystitis）是仅次于阑尾炎的外科疾病，发病率为 1‰ ~ 8‰，70% 的胆囊炎伴有胆囊结石。可发生于妊娠各期，妊娠晚期和产褥期多见。由于妊娠期胆囊受孕激素影响，易导致胆囊炎，因此也应受到产科医师的重视。

【诊断】

（一）症状

1. 腹痛　一般为饱餐或过度疲劳后发生，突然发作。右上腹多见，少数也可见于上腹部正中或剑突下。因结石梗阻引起的典型疼痛为阵发性绞痛，系因胆囊剧烈收缩所致，常发生于夜间，疼痛可放射至右肩部、右肩胛下角或右腰部，少数患者可放射至左肩部。

2. 恶心、呕吐 70%～90%的患者可有恶心和呕吐，多系局部病变反射引起。若频繁发作，提示为结石所致。

3. 寒战、发热 80%左右的患者出现此症状，其程度与炎症范围及病情发展有关。若寒战剧烈，伴弛张型高热，提示有化脓性胆管炎，重者可伴有感染性休克、败血症等严重并发症。

4. 黄疸 约25%的急性胆囊炎患者出现黄疸，血胆红素值升高，乃由结石、炎症、Oddi括约肌痉挛引起。并发急性化脓性胆管炎时多有黄疸，于高热后出现。肝内梗阻型可无黄疸，但易发生胆管周围炎、肝脓肿、败血症等。

5. 休克 严重感染或治疗不及时可出现感染性休克、多脏器功能衰竭、昏迷甚至死亡。

（二）体征

右上腹胆囊区有明显压痛，右肋缘下可触及随呼吸运动的、有触痛的肿大胆囊，并发腹膜炎时可有腹肌紧张和反跳痛，部分患者墨菲征（Murphy征）阳性，妊娠晚期由于增大的子宫掩盖，腹部体征可不明显。

（三）辅助检查

1. 实验室检查 外周血白细胞计数升高伴核左移，如有化脓或胆囊坏死、穿孔时，白细胞可达$20 \times 10^9/L$；胆总管有梗阻时血清总胆红素和直接胆红素升高，尿胆红素阳性；血清丙氨酸氨基转移酶（ALT）和天门冬氨酸氨基转移酶（AST）轻度升高；碱性磷酸酶（ALP）轻度上升，但因ALP受雌激素影响，诊断时帮助不大；血或胆管穿刺液细菌培养阳性。

2. 特殊检查

（1）超声检查：B 超检查简便、无创，是妊娠期诊断急性胆囊炎的常用手段。超声下可见胆囊肿大、壁厚。多数急性胆囊炎并发胆石症，故可见胆石光团及声影、胆汁内沉淀物及胆囊收缩不良。胆总管梗阻时，可见胆总管扩张，直径 >0.8cm。有时还可见到胆总管内的结石或蛔虫的回声。有学者报道，在 93% 患者非空腹时扫描胆囊，约 95% 发生胆石症。当然最理想仍以空腹 12 小时检查为宜。

（2）造影：逆行胰胆管造影、经皮肝穿刺胆管造影术、胆管闪烁显像术等诊断率虽高，但存在射线的危害，在妊娠期应慎重使用。

（四）诊断要点

（1）有胆管结石或胆管蛔虫症的病史。

（2）餐后突然发作的右上腹痛，阵发性加重，向右肩或右腰背放射，常伴恶心、呕吐、发热、畏寒。少数患者出现黄疸，甚至休克。

（3）右上腹膨隆，腹式呼吸受限，右上腹胆囊区压痛，肌紧张，墨菲征阳性。右肋缘下可触到随呼吸运动触痛的肿大胆囊。体温在 38～39℃。

（4）辅助检查

①白细胞（10～15）×10^9/L 伴核左移，如有化脓或胆囊坏死时，白细胞可达 20×10^9/L 以上。

②谷丙氨酸氨基转移酶（ALT）、天门冬氨酸氨基转移酶（AST）、碱性磷酸酶（ALP）、血清胆红素均可升高。

③B 超检查可见胆囊肿大、壁厚，如合并胆囊结石，可发现胆石光团及声影，胆汁内沉淀物及胆囊收缩不良。

（五）鉴别诊断

妊娠合并急性胆囊炎应与妊娠期急性阑尾炎、妊高征合并 HELLP 综合征、急性黄疸型病毒性肝炎、妊娠期急性脂肪肝、胃十二指肠溃疡穿孔、右肾绞痛等鉴别。

1. 急性阑尾炎　常有转移性右下腹痛及恶心、呕吐等消化道症状，体温可轻度升高（通常 <38℃），若有明显体温升高（>39℃）或脉率增快，提示有阑尾炎穿孔或合并腹膜炎，检查时右下腹麦氏点或稍高处有压痛、反跳痛和肌紧张，妊娠中晚期疼痛的位置可上升甚至达右肋下肝区。白细胞计数可升高，但血清胆红素、总胆红素、尿胆红素阴性，ALT 和 AST 正常，B 超检查胆囊无炎症和结石表现。

2. 妊高征合并 HELLP 综合征　妊高征时，由于血管痉挛致肝细胞缺血、缺氧，使肝细胞肿胀而有不同程度的坏死，甚至大片梗死，门静脉周围有局限性出血及纤维素沉积，引起右上腹部疼痛，肝区压痛及反跳痛。严重者可出现肝被膜下血肿，甚至肝被膜破裂出血。由于肝被膜的过度伸展，肝韧带牵引及被膜破裂和出血的刺激，疼痛可加剧并伴右肩放射痛。根据妊高征病史及表现，有内出血及急性失血征象，血清氨基转移酶升高，结合 B 超检查或穿刺，证实血肿或腹内出血，可以鉴别。

3. 急性黄疸型病毒性肝炎　胆绞痛患者有黄疸时需与此型肝炎鉴别。根据患者有肝炎接触史，右上腹痛较轻，B 超检查除外胆囊疾患，肝炎抗原及抗体检测阳性等可以鉴别。

4. 胃、十二指肠穿孔　发生于妊娠期者较少见。多有既往病史及发病诱因如饮食不当等。病发时，突然出现刀割或烧灼样的剧烈持续性或阵发性上腹痛，伴有休克。有严重的腹膜刺激症状，腹壁如板状。但受增大的子宫掩盖，可不明显。肠鸣音减弱或消失，叩诊肺肝界消失。立位 X 线检查见膈下游离气体可以确诊。

5. 急性脂肪肝　大多在妊娠晚期 32～38 周发病，一般为初产妇。起病急骤，大多突发恶心、呕吐，伴上腹痛等。发病 1 周左右出现黄疸，呈进行性加重，重症可有腹腔积液及高血压、蛋白尿、水肿等。常并发少尿、胃肠道出血及 DIC，也可出现意识障碍、昏迷等肝性脑病征象，大多在产后数日内死亡。轻症主要为腹痛、呕吐、黄疸，无少尿、腹腔积液等表现。辅助检查时白细胞增高，达 $(15 \sim 30) \times 10^9/L$，血小板减少，可见肥大血小板、幼红细胞、嗜碱性点彩红细胞。血清胆红素增高，尿胆红素阴性。B 超显示弥散性回声增强，呈雪花状，强弱不均，远端回声衰减，特称亮肝。肝脏穿刺组织学检查可以确诊。

6. 右肾绞痛 输尿管结石较常见于孕妇，其所致疼痛位于腰肋部并向生殖器放射，继发感染后常有严重阵发性疼痛伴寒战、发热。发生在右侧者应与胆绞痛相鉴别。检查尿中有红细胞，B 超检查显示尿路结石，可明确诊断。

【治疗】

治疗以保守处理为主，适当控制饮食，缓解症状，给予抗生素预防感染，消除并发症，必要时手术治疗。

（一）一般治疗

主要为控制饮食。重症患者应禁食，轻症患者症状发作期应禁止脂肪饮食，如在缓解期可给予高糖、高蛋白、低脂肪、低胆固醇饮食。适当补充液体，补充维生素，纠正水、电解质紊乱。

（二）药物治疗

1. 解痉止痛 可用阿托品 0.5～1mg 肌内注射或哌替啶 50～100mg 肌内注射。硝酸甘油、美沙酮、吲哚美辛等也有解痉镇痛作用，可适当选用。症状缓解期可适当服用利胆药如 50% 硫酸镁 10～15ml，每日 3 次口服，可使 Oddi 括约肌松弛，促进胆囊排空。

2. 抗感染治疗 应选用广谱抗生素。头孢菌素类在胆汁中的浓度较血液中高 4～12 倍，且对胎儿无不良影响，应作为首选，其中头孢哌酮钠在胆汁中的浓度是血液浓度的 100 倍，是治疗胆管严重感染的有效抗生素。

（三）手术治疗

1. 手术指征

（1）经保守治疗无效，病情反复发作或有加重者。

（2）胆总管结石并发梗阻性黄疸者。

（3）出现严重并发症，如胆囊坏死、穿孔、腹膜炎时。

2. 手术时机

（1）妊娠早期手术易增加流产机会，同时治疗药物、麻醉药物可能影响发育中的胚胎，增加胎儿畸形率。应权衡利弊，在手术及胎儿之间进行慎重选择。

（2）孕中期是手术的最佳时期，子宫对手术野影响小，术后流产机会小。

（3）孕晚期增大的子宫影响手术，但若病情需要，胎儿已可存活，可在剖宫产后行手术。

3. 手术方式 应根据病情选择腹腔镜或开腹手术，可做胆囊切除或胆总管切开引流。腹腔镜手术对胎儿干扰小、术后恢复快。

【病情观察】

1. 诊断明确者 住院期间随时观察腹部症状、白细胞计数的变化，如有手术指征则应及时手术切除胆囊和胆总管引流，并监护胎儿生长情况。如经保守治疗病情好转，则可出院随访。

2. 诊断未明确者 严密观察症状、体征的变化，定期复查血常规、B超，做好鉴别诊断以排除其他妊娠合并症和并发症，直至明确诊断。

【病历记录】

1. 门诊病历的书写

（1）要详细询问病史，注意有无胆绞痛、胆囊炎和胆结石病史，此次发病是否和饮食与劳累有关等。并详细记录患者的症状、体征及检验数据，特别是 B 超检查报告要详细给予记录，以便进行对比。

（2）如果患者拒绝进行检查，应有记录并请本人签字确认。

2. 住院病历的书写

（1）对于患者的病情变化、化验检查以及所采取的治疗方案，特别是手术时的发现和步骤，均应详细描写与记录，包括所做胆囊切除术要有病理报告记录，以便今后进行查阅。

（2）如果患者及其家属拒绝进行手术等治疗措施，需要患者本人或其委托人签字认可。

【注意事项】

1. 医患沟通

（1）妊娠合并急性胆囊炎起病急骤，症状较为严重，如果诊断与治疗不及时可能会发生感染性休克、多脏器功能衰竭、昏迷甚至死亡等严重后果，故对于确诊或可疑病例，应向患者及其家属说明病情的严重性及可能引起的并发症，使他们了解到该病足够的信息，以免带来不必要的医疗纠纷。

（2）保守治疗虽然是妊娠合并急性胆囊炎的主要治疗手段，但应充分预计其治疗结果，治疗前应告知患者及家属治疗的可能结果以及何时应改变治疗方法而采取手术治疗，让患者及家属有充分的心理准备。

（3）在手术治疗前与家属谈话时，应明确告知手术的方法及目的。有时手术可能要分两步走，先做胆囊造口或胆总管引流，再行胆囊切除，术前应详细说明原因，取得患者及家属理解。

2. 经验指导

（1）对于有典型症状和体征的患者，结合实验室检查结果及既往的胆囊炎、胆绞痛病史，妊娠期急性胆囊炎的诊断并不困难。但对症状和体征不典型者，有时诊断颇为困难，尤其是腹痛与急性阑尾炎、急性脂肪肝、右侧肾绞痛较为相似，诊断时需结合病情与实验室结果进行综合判断。辅助检查中B超检查在胆管疾病诊断中有重要作用，但需注意，有时受肠内气体干扰，检查阴性也不能完全排除胆管结石的存在。

（2）在诊断尚未明确而症状和体征较为严重时，应边治疗边诊断，以免病情加剧而出现感染性休克，危及母儿生命。

（3）在手术方式的选择上应注意，胆管化脓性病变严重并有坏死、胆囊积脓张力甚高、体弱或伴有其他严重疾病者，应先做胆囊造瘘或胆总管引流术，待病情好转后再行胆囊切除术。

（4）无并发症的急性胆囊炎，保守治疗预后较好。无产科指征，一般不考虑同时行剖宫产终止妊娠。

（5）手术治疗可致围生儿死亡率增高，所以要严格手术指征。但也不能盲目保守，必要时要当机立断。

第十节　妊娠合并急性胰腺炎

急性胰腺炎（acute pancreatitis）是由胰腺消化酶对胰腺自身消化所致的急性化学性炎症。妊娠合并急性胰腺炎的发病率文献报道不一，一般认为发病率为1/11000～1/100，与非孕期相同，或略低于非孕期。可发生于妊娠的任何时期，以妊娠末期和产褥期最为常见，妊娠早、中期相对较少，而产褥期发病易发生漏诊和误诊。20世纪90年代以来，国外文献报道妊娠期急性胰腺炎孕产妇和围生儿死亡已很少发生，国内孕产妇死亡率及围生儿死亡率仍在20%～50%，严重威胁母婴健康。

【诊断】

（一）症状

1. 腹痛　起病急骤，常于饱餐或饮酒后突然发作。轻者钝痛，重者持续性绞痛、钻痛或刀割样痛，阵发性加剧。常位于中、上腹部，胰头部炎症偏右，胰体和胰尾部炎症偏左，疼痛向左肩部或腰背部呈束带状放射。出血坏死型可迅速发展为全腹痛。引起腹痛的原因主要为：①胰腺的急性水肿、炎症刺激其包膜上的末梢神经；②胰腺的炎症渗出和胰液外溢刺激引起腹膜炎；③胰腺炎症累及肠道而致肠胀气或肠麻痹；④与炎症伴随的急性胆囊炎、胆石症或胰管阻塞。

2. 胃肠道症状　往往有恶心、呕吐、上腹部饱胀感等。炎症发展到一定时均有腹胀，有的上腹胀闷难受甚于腹痛。少数患者可发生消化道出血。

3. 发热　多为中度发热。发病 1~2 日后出现，3~5 日自行消退。如持续不退或超高热，应考虑继发感染。

4. 黄疸　约25%的患者出现黄疸。由胰头水肿压迫胆总管或 Oddi 括约肌痉挛所致的黄疸常在起病后 2~3 日出现，几日内消退。由胆总管结石等所致者常持续而逐渐加深。起病后第2周出现者，一般由并发的脓肿或假性囊肿压迫胆总管所致。

5. 休克　常见于急性出血坏死型。通常在起病后 3~4 日发生。患者皮肤呈大理石样斑状青紫，四肢湿冷，脉搏细速，血压下降，少尿或无尿。发生休克的原因主要有：①频繁呕吐、麻痹性肠梗阻使大量消化液积于肠腔。腹膜后渗液以及腹水形成等致有效循环容量降至正常的 50%~60%；②剧烈疼痛；③血管活性物质胰激肽使末梢血管舒张，血管床扩大和血管壁通透性增加以及心肌收缩力减弱；④并发糖尿病酮症酸中毒及败血症。

6. 其他症状　如急性呼吸衰竭、急性肾衰竭、心力衰竭、肠麻痹和肠梗阻等。

（二）体征

急性胰腺炎的腹部体征与其所致剧烈腹痛相比，相对较轻，是本病的特征之一。晚期妊娠时，受增大的子宫遮盖，可能表现不典型。常有中、上腹部压痛。并发弥漫性腹膜炎时，腹肌紧张，压痛遍及全腹，并常有腹胀、肠鸣音消失等肠麻痹表现。胰液刺激腹膜和膈肌可致腹腔积液、胸腔积液。出血坏死型者，可因血液或活性酶透过腹壁，进入皮下，在腰部两侧或脐部出现瘀斑。低血钙时可有手足搐搦，并发黄疸，休克，呼吸衰竭，心、肾功能损害及脑部病变者均有其相应的体征。

（三）辅助检查

1. 实验室检查

（1）血常规：白细胞一般均升高，$>18 \times 10^9/L$；血细胞比容 $>50\%$，示病情严重。

（2）血清淀粉酶：$>171.5 \mu mol/$（$L \cdot s$）（500 苏氏单位），大多 $>350 \mu mol/$（$L \cdot s$）（1024 苏氏单位）或淀粉酶 $>4.25 \mu mol/$（$L \cdot s$）（124 Winslow 单位）；或淀粉酶和肌酐清除率之比 $>6\%$。

（3）脂肪酶 $>0.03 \mu mol/$（$L \cdot s$）（1.5 康氏单位）。

（4）血钙 $<1.87 mmol/L$（$7.5 mg/dl$），提示预后严重。

（5）正铁血红蛋白阳性、血氧分压下降、腹腔穿刺液淀粉酶阳性。均提示病情严重。

2. 特殊检查

（1）B 超可显示胰腺体积增大，实质结构不均，界限模糊。出血、坏死时，可见粗大强回声及胰周围无声带区。国外文献报道，70% 的妊娠期急性胰腺炎腹部超声有异常，其中56% 为多发性胆石引起，7% 为胆汁淤积，5% 可见胆囊壁增厚。

（2）加强 CT 示胰腺增大，以尾部为主，有明显的密度减低区，小网膜区、肠系膜血管根部及左肾周围有不同程度的浸润。

（3）X 线摄片、MRI、胰胆管或胰血管造影等必要时也可协助诊断。

（四）诊断要点

（1）上腹部疼痛、恶心、呕吐是急性胰腺炎的三大症状。常为突发性上腹剧痛，且向后背放射，伴恶心、呕吐及发热。

（2）体征与症状相比较轻，可有上腹部压痛，腹肌紧张，反跳痛不明显。肠蠕动减弱。

（3）血清胰淀粉酶、尿淀粉酶升高，血清脂肪酶升高。超声检查胰腺弥漫性增大，胰内均匀低回声分布；出血坏死时可出现粗大强回声；胰周围渗液积聚呈无回声带区。

（五）鉴别诊断

出血坏死性胰膜炎所导致的急性腹膜炎易误认为胎盘早剥。妊娠合并消化性溃疡、胆囊炎、肝炎、肠梗阻等，在妊娠期的临床表现类似于急性胰腺炎的症状，给诊断带来困难，主要的鉴别诊断如下。

1. 胎盘早剥　有子痫前期、慢性高血压及慢性肾脏病史，或创伤等病史，有轻重不同的腹痛及阴道出血，重症患者子宫硬如板状、有压痛，B超可见胎盘与子宫壁之间的液性暗区。

2. 妊娠合并消化性溃疡急性穿孔　有较典型的溃疡病史，腹痛突然加剧，腹肌紧张，肝浊音界消失，影像学检查可见膈下游离气体。

3. 妊娠合并急性肠梗阻　腹痛为阵发性，腹胀、呕吐、肠鸣音亢进，有气过水音，无排气，可见肠型。影像学检查可见腹部液-气平面。

4. 急性胃肠炎　多在进不洁食物之后发生，除恶心、呕吐外，常有腹泻。上腹或脐周阵发性疼痛，但疼痛不如急性胰腺炎剧烈。肠鸣音亢进，无腹膜刺激征，血清淀粉酶正常。

5. 胆绞痛　多有胆管结石史，疼痛在右上腹部，可放射到右肩，多有反复发作。右上腹有深压痛，墨菲征阳性，多无腹肌紧张。血、尿淀粉酶不升高。结合B超及胆管造影检查，可以鉴别。合并急性胰腺炎时则出现后者的症状和体征。

【治疗】

妊娠期急性胰腺炎与非妊娠期治疗基本相同，主要为保守治疗。90% 的急性胰腺炎治疗效果好，而出现急性坏死性胰腺炎、胰腺脓肿、化脓性腹膜炎时，可危及产妇生命，应及时手术治疗。所有的患者均应给予病情监护，观察生命体征，测定各项生化指标，防止心、肺、肾等并发症的出现。

（一）一般治疗

1. 禁食、胃肠减压　可减少胰酶的分泌，防止胃肠的过度胀气，至腹痛减轻后可进少量流质饮食。

2. 营养支持　因患者消耗大，病程长，一开始即应给予有力支持。一周内采用胃肠外静脉营养（TPN），包括脂肪乳液、复方氨基酸、白蛋白、维生素等，以满足母体和胎儿对营养的要求。以后视病情予以补充。

（二）药物治疗

1. 解痉、镇痛　解痉常用阿托品 0.5mg，肌内注射，每日 3 ~ 4 次。也可给予丙胺太林 15mg，每日 3 ~ 4 次。可解除胰管痉挛，使胃液、胰液分泌减少，可预防 Oddi 括约肌收缩。疼痛剧烈时，给予哌替啶 50 ~ 100mg 肌内注射，2 ~ 6 小时 1 次，或给予吗啡 10mg 肌内注射。

2. 阻止胰腺分泌，抑制胰酶活性　西咪替丁抑制胃液分泌，20mg 口服或静脉滴注；奥曲肽 0.1 ~ 0.5mg 皮下注射，每日 4 次，因其对胎儿影响尚未有长期随访经验，应用时需慎重；胞磷胆碱 500mg 静脉滴注，每日 1 ~ 2 次，连用 1 ~ 2 周。胰肽酶可抑制胰蛋白酶，阻止胰腺中其他蛋白酶原自身的激活；福埃针 FOY、FUT - 175 等可抑制蛋白酶、舒缓素、纤维蛋白酶的活性及抑制胰激肽类的生成，可选择应用。

3. 抗生素的应用　宜选用对胎儿没有影响的广谱抗生素，如头孢菌素类。青霉素因不能透过血-胰屏障，治疗效果受到影响。

（三）其他治疗

1. 抗休克 给予补液每日 3000 ~ 4000ml，其中 1/3 应为胶体液。以纠正水电解质紊乱，维持血容量，提高胶体渗透压。

2. 血浆置换 重症患者可能发生休克，国外报道可通过进行血浆置换，治疗妊娠期高血脂性胰腺炎，血浆三酰甘油水平可降低 70% ~ 80%，血浆黏度降低 50%。

3. 糖皮质激素 严重病例可应用糖皮质激素，及时处理酸中毒和低钠、低钙和低镁血症。

（四）手术治疗

1. 指征

（1）经积极保守治疗 48 小时以上，症状、体征不见好转。

（2）不能确定诊断，特别是疑有腹内脏器穿孔、内出血或严重腹膜炎者。

（3）并发胰胆管梗阻。

（4）并发急性坏死性胰腺炎、胰腺脓肿、化脓性腹膜炎需引流或切除者。

2. 手术方法 包括对胰腺本身的手术和对与胰腺炎相关的手术。

（1）切开包膜并做腹腔灌洗引流。

（2）胰腺坏死组织清除术。

（3）规则胰腺切除或加胰头部坏死组织清除。

（4）胃、空肠、胆管造瘘。

（5）小网膜囊内脓肿、膈下脓肿引流，胆管梗阻解除术等。

3. 术后处理 手术后应使胰腺处于完全"休息"状态，以助病情好转禁食 7 ~ 14 日，经空肠管饲营养，直至能经口进食；应用抑酶、制酸药物，并继续抗感染；持续腹腔灌洗，保持引流通畅；观察子宫收缩、胎心等产科情况，应用宫缩抑制药预防早产。

（五）产科处理

妊娠期重症急性胰腺炎治疗中是否需要终止妊娠，目前尚无定论。妊娠并发急性胰腺炎约70%发生在妊娠晚期，而早产的发生率可达60%，因此应积极进行保胎治疗。如孕妇已临产，可自然分娩；如胎死宫内，应及时给予引产。如已足月或估计胎儿娩出后可以存活，有胎儿窘迫情况时，应行剖宫产术，可使胎儿及时获得救治。剖宫产后子宫收缩，有利于外科探查及处理。

【病情观察】

1. 诊断明确者　对于住院患者，包括保守治疗和手术治疗的患者，应严密监护血压、脉搏、尿量、体温，观察腹部症状和体征的变化，每日测定血常规、电解质、血尿淀粉酶、肾功能等各项检验指标，防止心、肺、肾等并发症的出现。

2. 诊断未明确者　在住院观察期间，除观察腹部症状和体征的变化外，应做好与其他妊娠急腹症的鉴别，定期进行血尿淀粉酶、B超的检查，排除其他妊娠合并症和并发症，直至明确诊断。

【病历记录】

1. 门诊病历的书写

（1）要详细询问病史，了解以往是否有胆管疾病、甲状旁腺功能亢进症、病毒性肝炎、高脂血症等病史，是否有酗酒史，是否服用过糖皮质激素、磺胺类及噻嗪类利尿药等。并详细记录患者的腹部症状、体征及检验数据，特别是血尿淀粉酶、B超检查报告要详细给予记录，以便进行对比。

（2）如果患者拒绝进行检查，应记录并请患者本人签字确认。

2. 住院病历的书写

（1）对于患者的病情变化、化验检查以及所采取的治疗方案，特别是手术时的发现和步骤，均应详细描写与记录，包括所做胰腺切除术要有病理报告记录，以便今后进行查阅。

（2）对于病情的演变及各种治疗药物及手术治疗可能产生的并发症，应详细记录在病史中，并有患者及家属知情签字。

（3）如果患者及其家属拒绝进行手术等治疗，需其签字确认。

【注意事项】

1. 医患沟通

（1）妊娠合并急性胰腺炎多起病急骤，症状较为严重，如果诊断与治疗不及时迅速发展为急性出血坏死型胰腺炎，导致休克、多脏器功能衰竭、孕产妇和围生儿死亡等严重后果，故对于确诊或可疑病例，应向患者及其家属说明病情的严重性及可能引起的并发症，使他们了解该病足够的信息，以免带来不必要的医疗纠纷。

（2）保守治疗虽然是妊娠合并急性胰腺炎的主要治疗手段，但仅对单纯性胰腺炎效果好，而对急性坏死性胰腺炎效果较差，且在保守治疗过程中，单纯性胰腺炎病情可恶化而进展为出血坏死性胰腺炎，因此，治疗前应告知患者及家属病情的转归以及何时需改变治疗方法而采取手术治疗，以使患者及家属有充分的心理准备。

（3）保守治疗时药物的选择较多，由于病情需要，有些药物可能会对孕妇或胎儿产生一定的不良影响，在治疗前应明确告知患者及其家属。

2. 经验指导

（1）急性胰腺炎时，肾脏对血清淀粉酶清除率升高，对肌酐清除率无改变，测定淀粉酶内生肌酐清除率比值可提高诊断特异性。

（2）急性胰腺炎体征与症状相比较轻，尤其是妊娠晚期，由于子宫增大，腹部膨隆，胰腺位置相对较深，体征更不典型。在临床诊断时须结合病史、症状、辅助检查综合判断，切莫只根据体征即做出草率诊断。

（3）妊娠合并轻度急性胰腺炎通常保守抗炎治疗效果佳。

（4）终止妊娠可使急性胰腺炎缓解，如保守治疗未能使病情好转，应及时终止妊娠。但也有学者认为不能将终止妊娠列为治疗胰腺炎的手段，是否中止妊娠主要应根据产科因素。

（5）在终止妊娠的决策过程中应以保全孕妇的生命为首要目标，不应为了胎儿而过分延误。

（6）休克是造成预后不良的重要因素，一开始即应给予有效的治疗。

第 ③ 章

异常分娩 ◆◆◆

第一节 产力异常

子宫收缩力是分娩过程中最重要的产力，贯穿于分娩全过程，并具有节律性、对称性、极性及缩复作用等特点，任何原因使子宫收缩的特性发生改变，使其失去节律性或极性都称为子宫收缩力异常，简称产力异常。子宫收缩力异常临床上分为子宫收缩乏力和过强两类，每类又分协调性和不协调性子宫收缩乏力或过强。

【诊断】

（一）临床表现

1. 子宫收缩乏力

（1）症状：①协调性子宫收缩乏力一般无不适，宫缩时腹痛轻微，间隔时间长且不规律，持续时间短；②不协调性子宫收缩乏力时产妇自觉下腹部持续疼痛、腹胀、尿潴留、胎动异常。

（2）体征：协调性子宫收缩乏力，节律性、对称性和极性正常，宫缩达极期时，子宫体不隆起和变硬，手指压宫底部肌壁可出现凹陷，宫缩 <2 次/10 分、持续时间短。不协调性子宫收缩乏力，节律不协调、极性倒置，子宫中、下段宫

缩强于宫底部、宫缩间歇期子宫壁不能完全松弛，产妇烦躁不安，腹拒按、胎位不清、胎心不规律。

2. 子宫收缩过强

（1）协调性子宫收缩过强，指子宫收缩的节律性、对称性和极性均正常，仅子宫收缩而过强、过频。若产道无阻力，胎位正常，宫颈口迅速开全，短时间内结束分娩，总产程＜3小时。产妇往往有痛苦面容，大声叫喊。由于宫缩过强而易造成胎儿缺氧，胎死宫内等情况。

（2）不协调性子宫收缩过强，有两种表现。

①强直性子宫收缩：即出现强直性痉挛性收缩，产妇烦躁不安，持续性腹痛，拒按。胎心音听不清，胎方位触不清，有时可在脐下或平脐处出现病理性缩复环，导尿时可发现血尿，这是子宫先兆破裂的征象。

②子宫痉挛性狭窄环：产妇可表现为持续性腹痛，烦躁，宫颈扩张延缓，胎先露下降阻滞，胎心不规律，此环在子宫上、下交界处，阴道检查可触及狭窄环。胎体的某一狭窄部如胎颈、胎腰处常见，此环特点是不随宫缩上升。

（二）辅助检查

1. 胎儿电子监护 这种监护一方面可以了解子宫收缩时胎心的变化，另一方面可以通过压力探头了解子宫收缩的强度，从而对宫缩强度有一个量化的判断。

（1）低张性宫缩乏力：宫缩描记图显示子宫收缩持续时间短，间歇时间长且不规律，说明宫腔内压力低。

（2）高张性宫缩乏力：子宫收缩频率高、持续时间长，局部宫缩压力比较大。

（3）子宫收缩过强：整个子宫收缩强度高，持续时间长，间歇期比较短，根据描记的曲线还可以判断是否有不协调的宫缩出现。

2. 产程曲线异常 在宫缩乏力时，宫口扩张和胎头下降缓慢或阻滞。如果子宫收缩过强，可能会出现急产的现象。

（三）诊断要点

1. 协调性子宫收缩乏力 其特点是子宫收缩具有正常节律性、对称性和极性，但弱而无力，持续时间短，间歇时间长且无规律，当子宫收缩达极性期时，子宫不隆起变硬，用手指压宫底部肌壁仍可出现凹陷。先露下降及宫口扩张缓慢，产程延长。产妇随产程延长可出现疲劳、肠胀气、尿潴留等，但对胎儿影响不大。

2. 不协调性子宫收缩乏力 其特点是子宫收缩失去正常的节律性、对称性和极性，极性倒置；宫缩不是起自两侧子宫角部，兴奋点来自子宫的一处或多处，节律不协调，这种宫缩不能使宫口扩张、先露下降，属无效宫缩。但产妇自觉宫缩强、腹痛剧烈、致精神紧张、烦躁不安、肠胀气等。胎儿可因胎盘循环障碍出现胎儿窘迫。

3. 产程异常 常见有以下几种，可以单独存在也可合并存在。

（1）潜伏期延长：从临产开始至宫颈口扩张 3cm 称潜伏期，初产妇正常需 8 小时，最大时限 16 小时，超过者称潜伏期延长。

（2）活跃期延长、停滞：从宫颈口扩张 3cm 开始至宫颈口开全称为活跃期，初产妇正常约需 4 小时，最大时限 8 小时，超过者称活跃期延长。活跃期宫颈口不再扩张达 2 小时以上称活跃期停滞。

（3）第二产程延长、停滞：第二产程初产妇超过 2 小时，经产妇超过 1 小时尚未分娩，称第二产程延长。第二产程达 1 小时胎头下降无进展称第二产程停滞。

（4）胎头下降延缓、停滞：活跃晚期至宫颈口扩张 9～10cm，胎头下降速度每小时少于 1cm 称胎头下降延缓。胎头停留在原处不下降达 1 小时以上称胎头下降停滞。

（5）滞产：当总产程超过 24 小时称滞产，必须严格避免发生滞产。

4. 协调性子宫收缩过强　宫缩过频过强，产程快，容易发生胎儿窘迫、死产、新生儿窒息或死亡。胎儿娩出过快，可致新生儿颅内出血。

5. 强直性子宫收缩　产妇烦躁不安，持续性腹痛、拒按。胎位触不清，胎心音听不清，有时可出现病理性缩复环、血尿等先兆子宫破裂征象。

6. 子宫痉挛性狭窄环　产妇持续腹痛、烦躁不安、宫颈扩张缓慢，胎先露停滞，胎心音时快时慢。阴道检查可触及狭窄环，特点是此环不随宫缩上升，与病理性缩复环不同。狭窄环可发生在任何产程，若发生在第三产程，表现为胎盘滞留。

（四）鉴别诊断

1. 假临产　原发性宫缩乏力需与假临产鉴别。假临产可以有较长时间的不规则子宫收缩，收缩时间短或无规律性，不伴有子宫颈扩张和胎先露下降。有时可通过肌内注射哌替啶 100mg 来鉴别。若是假临产，则经过镇静休息可使宫缩消失；宫缩乏力的特征是子宫收缩具有正常的节律性、对称性和极性，但收缩力弱，宫腔内压力低。

2. 胎盘早剥　强直性子宫收缩乏力需与胎盘早剥相鉴别。胎盘早剥往往也首先出现高张性不规则性子宫收缩，继而出现强直性收缩，腹部张力高，伴有或无阴道出血。可通过 B 超检查胎盘情况来鉴别。

【治疗】

宫缩乏力，不论是原发性还是继发性，首先应寻找原因，检查有无头盆不称与胎位异常，阴道检查了解宫颈扩张和胎先露部下降情况。若发现有头盆不称，估计不能经阴道分娩者，应及时行剖宫产术；若判断无头盆不称和胎位异常，估计能经阴道分娩者，应采取加强宫缩的措施。

（一）一般治疗

第一产程，消除产妇精神紧张，可以活动者适当活动，鼓励多进食，注意营养与水分的补充。

（二）药物治疗

（1）不能进食者静脉补充营养，静脉滴注 10% 葡萄糖液 500～1000ml，内加维生素 C 2g。

（2）伴有酸中毒时应补充 5% 碳酸氢钠 100～200ml。

（3）低钾血症时应给予氯化钾缓慢静脉滴注。

（4）产妇过度疲劳时，可缓慢静脉注射地西泮 10mg 或哌替啶 100mg 肌内注射，以镇静放松情绪，有利于恢复体力。

（5）缩宫素静脉滴注适用于协调性宫缩乏力。若无头盆不称，于第二产程期间出现宫缩乏力时，也应加强宫缩，给予缩宫素静脉滴注促进产程进展。用法：缩宫素 2.5U 加于 5% 葡萄糖液 500ml 内，从 8 滴/分开始，根据宫缩强弱进行调整，通常不超过 30 滴/分，维持宫缩时宫腔内压力达 50～60mmHg（6.7～8.0 kPa），宫缩间隔 2～3 分钟，持续 40～60 秒。

（6）静脉注射地西泮，地西泮能使宫颈平滑肌松弛，软化宫颈，促进宫口扩张，适用于宫口扩张缓慢及宫颈水肿时。常用剂量为 10mg，静脉注射，与缩宫素联合应用效果更佳。

（7）当确诊为强直性宫缩时，应及时给予宫缩抑制药，如 25% 硫酸镁 20ml 加于 5% 葡萄糖液 30ml 内缓慢静脉注射（不少于 5 分钟），或用羟苄麻黄碱 100mg 加入 5% 葡萄糖液 500ml 静脉滴注，目的是减缓子宫收缩、放松子宫张力。

（三）手术治疗

1. 人工破膜 宫口扩张至 3cm 或 3cm 以上、无头盆不称、胎头已衔接者，可行人工破膜。破膜后胎头将直接紧贴子宫下段及宫颈内口，引起反射性子宫收缩，加速产程进展。也有学者主张潜伏期宫颈条件好、无明显头盆不称者也可行人工破膜，认为破膜后可促进胎头下降入盆。

2. 阴道助产　进入第二产程，若胎头双顶径已通过坐骨棘平面，可等待自然分娩；若出现第二产程延长，则可行胎头吸引术或产钳术助产。

3. 剖宫产　若胎头仍未衔接或伴有胎儿窘迫征象，应行剖宫产术。

（四）其他治疗

（1）排尿困难者，先行诱导法，无效时及时导尿，因过分充盈的膀胱可影响胎头下降，如长时间压迫还可能损伤膀胱，排空膀胱能增宽产道，且有促进宫缩的作用。

（2）破膜 12 小时以上应给予抗生素预防感染，如头孢拉定 1g 肌内注射，每日 2 次。

【病情观察】

主要观察的内容：子宫收缩情况、产程进展情况（阴道检查了解宫口扩张、胎先露下降）、胎儿情况（胎心率监护、羊水性状）。

【病历记录】

1. 门诊病历的书写

（1）详细询问记录与妊娠有关的过去史、生育史、手术史。

（2）测量记录骨盆各径线数值。

（3）记录孕期检查资料包括 B 超记录。

2. 住院病历的书写

（1）记录与妊娠有关的过去史、生育史、手术史。

（2）记录入院时胎心、血压、开始腹痛的时间、胎膜破裂的时间、羊水的性状。

（3）详细记录子宫收缩情况、产程进展情况（包括宫口扩张、胎先露下降、有无产瘤），对产程图进行描记。

（4）记录胎儿宫内情况，包括胎心率记录、胎心率监护图及其分析报告。

（5）准确记录医疗操作时间、指征，如哌替啶使用、人工破膜术、导尿术、静脉滴注缩宫素、阴道检查等。

（6）对于出现胎心变化的时间、医务人员所采取的处理方法、有无及时向家属告知等都应及时记录在案。

【注意事项】

1. 医患沟通

（1）分娩不像患病求医，医生可以起决定性作用，分娩必须由产妇自己来完成，且产妇和家属对分娩都处于一种期盼、兴奋、焦急的心情，如果配合不好，就容易产生医患矛盾。尽管目前大多数医院开设了孕妇学校，介绍了分娩过程，但多是书面知识，所以对于入院待产的产妇及家属应简单细致地介绍自然分娩的过程，介绍可能出现的情况、针对这些情况医生的相应处理手段，以使产妇和家属心里有所准备，在产程观察中能很好地配合医务人员。

（2）产力异常可以在产程中的任何阶段，发生的原因不尽相同，处理方式也有不同的选择，且不同的治疗方案对分娩结局会有不同的影响。所以对产力异常的原因应加以分析，及时与产妇和家属沟通，不能草率盲目地做出结论，以避免对母亲胎儿造成不利影响。

（3）对于处理产力异常所采取的医疗手段如静脉滴注缩宫素、人工破膜术等，应及时告知该方法的目的、意义，说明如果不成功，下一步的方案会是什么，这样产妇和家属才能有信心，听从医生的指导。

2. 经验指导

（1）产妇精神心理因素可以直接影响产力，对分娩有顾虑、精神高度紧张的产妇，往往在分娩早期即出现产力异常，即原发性宫缩乏力。

（2）胎儿偏大者应特别注意骨盆条件及分娩后期的胎先露下降情况。头盆不称和胎位异常的产妇常出现的产力异常为继发性宫缩乏力，即在分娩开始时产力很好，但渐渐出现产程进展异常，子宫收缩乏力，这时要警惕胎位异常、头盆不称，应及时进行阴道检查以了解头盆关系。

（3）高张性子宫收缩或强直性子宫收缩多数是梗阻性难产的表现，但临床上也存在由于缩宫素使用不当或者是使用前列腺素类药物所致者。一旦发生，应迅速判断发生原因，了解是胎位异常所致还是药物使用不当所致，并根据原因做出相应的处理，如遇瘢痕子宫还应警惕子宫破裂的危险。

（4）解除产妇心理的紧张和恐惧，对于特别紧张的产妇要与之很好地交流，了解她最担心的是什么，细致地解释分娩过程，以增强其信心，预防精神因素所导致的宫缩乏力。

第二节 产道异常

产道异常包括骨产道异常及软产道异常，以骨产道异常多见。骨产道异常又包括骨盆形态异常及骨盆径线的狭窄。骨盆径线过短或形态异常，会使骨盆腔容积小于胎先露部能够通过的限度，从而阻碍胎先露部下降，影响产程顺利进展，此称为骨盆狭窄。骨盆狭窄可以是一个径线过短或多个径线同时过短，可以是一个平面狭窄，也可是多个平面同时狭窄。无论哪种类型的骨盆狭窄均可减小盆腔容积，影响产道通畅。

【诊断】

（一）症状

常见初产妇腹型呈尖腹、经产妇呈悬垂腹；在头先露胎位中，常见已临产初产妇的胎头高浮不入盆，检查胎头跨耻征阳性；产程早期胎头常呈不均倾位或仰伸位于盆，产程进展缓慢或停滞。

（二）体征

1. 全身检查 注意身高、脊柱及下肢残疾情况以及米氏菱形窝是否对称等。身高 <145cm 者易合并均小骨盆，脊柱侧突或跛行者可伴偏斜骨盆畸形。体格粗壮、颈部较短者易伴漏斗型骨盆狭窄，米氏菱形窝对称但过扁者易合并扁平骨盆、过窄者易合并中骨盆狭窄，两个髂后上棘对称突出且狭窄者往往是类人猿型骨盆特征，米氏菱形窝不对称、一侧髂后上棘突出者偏斜骨盆可能性大。

2. 腹部检查 初产妇腹型呈尖腹，经产妇呈悬垂腹者，往往提示可能有骨盆狭窄。临产后还应充分估计头盆关系，了解是否有骨盆相对或绝对狭窄可能，但头盆是否相称还与骨盆倾斜度和胎方位有关，不能单凭一次检查就武断地做出临床诊断，必要时可动态观察并参考产程进展等做出最终诊断。

3. 骨盆测量 有关骨盆测量证实相关径线值异常。除测量髂棘间径、髂嵴间径、骶耻外径和坐骨结节间径外，还应注意检查耻骨弓角度、对角径、坐骨切迹宽度、坐骨棘内突程度、骶凹曲度及骶尾关节活动度等，以便充分预测骨盆各平面的狭窄程度。

（三）辅助检查

1. B 超骨盆测量 骨盆测量是诊断头盆不称和决定分娩方式的重要依据，由于 X 线骨盆测量对胎儿不利，目前产科已很少应用。临床骨盆外测量虽方法简便，但准确性较差。

2. X 线骨盆测量 X 线摄片骨盆测量较临床测量更准确，可直接测量骨盆入口面及骶骨的形态，胎头位置高低与俯屈情况，以决定在这些方面有无异常情况。但由于 X 线对孕妇及胎儿可能有放射性损害，因此国内外多数产科工作者均认为只有在非常必要时才使用。

3. 计算机断层扫描骨盆测量 自 80 年代开始有不少报道

利用 CT 正、侧位片进行骨盆测量，方法简便、结果准确，胎儿放射线暴露量明显低于 X 线摄片检查。但由于价格昂贵，目前尚未用于产科临床。

4. 磁共振成像骨盆测量　MRI 对胎儿无电离辐射损伤，与 CT 及 X 线检查完全不同，而且能清晰显示软组织影像，可以准确测量骨盆径线，不受子宫或胎儿活动的影响，误差 < 1%，优于普通 X 线平片，胎先露衔接情况在矢状位和横轴位成像上显示良好，有利于很好地评估胎儿与骨盆的相互关系，以便决定分娩方式。MRI 的缺点是价格昂贵。

5. 产程图动态监测　常见潜伏期及活跃期早期产程延长，胎头下降缓慢与停滞，第二产程延长。

（四）诊断要点

（1）常见初产妇在头先露胎位中，常见已临产初产妇的胎头高浮不入盆，检查胎头跨耻征阳性。产程进展缓慢或停滞。

（2）通过全身检查、腹部检查和骨盆测量了解产妇的情况。

（3）通过产程图动态监测可以发现潜伏期及活跃期早期产程延长，胎头下降缓慢与停滞，第二产程延长。

（五）鉴别诊断

主要是不同类型产道异常的自身鉴别诊断，初产妇临产后胎头尚未衔接或呈臀、肩先露等异常胎先露，或头先露呈不均倾位衔接，或胎头内旋转受阻以及产力、胎位相对正常但产程进展缓慢时，均提示有骨盆狭窄可能，应及时行相应检查。通过阴道检查、B 超检查，可以做出准确的狭窄骨盆的定位诊断，并根据头盆相称程度选择分娩方式。

【治疗】

（一）狭窄骨盆分娩时处理

狭窄骨盆分娩时处理原则：全面检查，明确判定狭窄骨盆的类别、程度，了解胎儿大小、胎心、产力强弱、宫颈扩张程度、胎膜是否已破，结合年龄、产次综合分析，决定分娩方式。

1. 骨盆入口平面狭窄的处理 若骶耻外径 < 16cm，入口前后径 < 8.5cm（绝对性骨盆狭窄），足月活胎多不能经阴道分娩，应行剖宫产术。若可疑头盆不称，可在严密监护下，让产妇取半卧位，两腿尽量向腹壁屈曲，使骨盆倾斜度减小，有助胎头入盆，试产 2 ~ 4 小时，产力正常，胎头仍不能入盆或胎儿窘迫，应行剖宫产术。若轻度头盆不称，骶耻外径 16 ~ 18cm，骨盆入口前后径 8.5 ~ 9.5cm，足月活胎体重 < 3000g，胎心率正常，应于严密监护下试产。

扁平骨盆的孕妇，于妊娠末期或临产后，胎头矢状缝只能衔接于骨盆入口横径上。胎头侧屈使其两顶骨先后依次入盆，呈不均倾式嵌入骨盆入口，称头盆均倾不均，若前顶骨先嵌入，矢状缝偏后，称前不均倾位。很难自然分娩。若后顶骨先嵌入，矢状缝偏前，称后不均倾位。只要胎头双顶径近达骨盆入口平面或入盆，可经阴道分娩。

2. 中骨盆狭窄的处理 在分娩过程中，中骨盆狭窄影响胎头俯屈和内旋转动作，易发生持续性枕横位或枕后位。若宫口开全，胎头双顶径达坐骨棘水平以下者，可经阴道助产；若胎头双顶径未达坐骨棘水平或出现胎儿窘迫征象者，应行剖宫产术。

3. 骨盆出口狭窄的处理 临床上常用出口横径与出口后矢状径之和估计出口的大小。若两者之和 > 15cm 时，多数能经阴道分娩；若两者之和在 13 ~ 15cm 时，多需阴道助产；若两者之和 < 13cm 时，足月胎儿一般不能经阴道分娩，需行剖宫产术。

4. 骨盆三个平面均狭窄（均小骨盆） 若胎儿较小，产力良好，头盆相称可以试产；若胎儿较大，估计不能通过阴道者应行剖宫产术。

5. 畸形骨盆的处理 按畸形的种类、狭窄程度、胎儿大小、胎儿是否存活、产力等情况综合分析，若畸形严重，应行剖宫产术。

（二）软产道异常分娩时处理

1. 阴道横隔 多位于阴道上段，横隔中央或偏一侧有小孔，易被误认为是宫颈外口。其隔可以影响胎先露部的下降，当隔撑薄时，在直视下自小孔处将隔做"X"形切开，待分娩结束后再切除剩余的隔，用肠线间断或连续锁边缝合残端。若横隔高且坚厚，阻碍先露部下降，可行剖宫产术。

2. 阴道纵隔 阴道纵隔若伴有双子宫双宫颈，分娩时纵隔被推向一侧，多无阻碍。若纵隔发生在单宫颈时，有两种可能：一是纵隔薄可自行断裂，分娩无阻；二是纵隔厚阻碍胎先露下降，此时应在纵隔中间剪断，待分娩结束后再剪除剩余部分，用肠线间断或连续锁边缝合残端。

3. 阴道瘢痕性狭窄 多由产伤、药物腐蚀、手术感染等所致。若狭窄轻、位置低可行会阴切开术，经阴道分娩。若狭窄重、位置高、范围广或生殖道瘘修补术或阴道前后壁修补术后，均应行剖宫产术。

4. 阴道肿瘤 若阴道壁囊性肿瘤较大阻碍胎先露下降者，可穿刺抽囊液，于产后再处理肿瘤。若为阴道癌应行剖宫产术，原有病变待产后处理。

5. 阴道尖锐湿疣 妊娠期尖锐湿疣生长迅速，早期应积极治疗。若湿疣面积广、体积大，可阻碍分娩，易发生阴道裂伤、血肿及感染。新生儿易患喉乳头状瘤，应以剖宫产结束分娩。

6. 宫颈瘢痕 宫颈电烙、激光、裂伤、宫颈锥形切除术等均可出现宫颈瘢痕。若宫缩强，宫颈口不能扩张，应行剖宫产术。

7. 宫颈坚韧、水肿 宫颈坚韧多见于高龄初产妇，宫颈组织缺乏弹性。宫颈水肿多见于持续性枕后位或滞产，宫口未开全过早用腹压，水肿多发生于宫颈前唇，影响宫颈扩张。宫口近开全，用手将水肿的宫颈前唇上推，使其越过胎头经阴道分娩。宫颈坚韧或水肿均可在宫颈两侧各注入 1% 普鲁卡因 5~10ml 或地西泮 10mg 静脉推注。若经过处理无明显效果，需行剖宫产术。

8. 宫颈外口黏合 多在分娩受阻时发现，宫颈管已消失，产力良好，宫口却不扩张，仍为一很小的孔，此时用手指稍加压力分离黏合的小孔，宫口可以在短时间内开全。

9. 宫颈（管）肿瘤 生长在宫颈或子宫下段较大肌瘤，影响先露部入盆，应行剖宫产术。若肌瘤在骨盆入口以上而胎儿已入盆，不阻塞产道者可经阴道分娩。患宫颈癌的产妇宫颈硬而脆，缺乏伸展，为防止大出血、裂伤、癌扩散，应行剖宫产术。其妇科病待产后再行处理。

【病情观察】

1. 产程进展 观察宫口扩张及胎头下降情况。狭窄骨盆可使产程延长及停滞。由于骨盆狭窄的平面及狭窄程度不同、影响胎方位及产力的时限不同，以及胎儿大小不同，产程受阻的阶段也就不相同。骨盆入口狭窄可使潜伏期及活跃期均延长或停滞；中骨盆狭窄可使胎头下降延缓、胎头下降停滞、活跃期及第二产程延长；骨盆出口狭窄可使第二产程延长及胎头下降停滞。

2. 观察子宫收缩情况 记录子宫收缩的频率、强度。胎先露部下降受阻多导致继发性宫缩乏力；个别情况下伴宫缩过强形成病理缩复环，严重时可致子宫破裂。

3. 注意胎位 阴道检查时注意胎方位，因骨盆入口平面狭窄使异常胎先露发生率增加，中骨盆平面狭窄易致胎方位异常。

4. 注意孕妇一般情况 狭窄骨盆可使产程延长及停滞，

产妇常常出现疲劳、情绪烦躁、呕吐、脱水、解尿困难等，故应及时对症处理。

【病历记录】

1. 门诊病历的书写

（1）详细询问记录与妊娠有关的既往史、生育史、手术史。

（2）测量、记录骨盆各径线数值。

（3）记录孕期检查资料包括 B 超报告。

2. 住院病历的书写

（1）记录与妊娠有关的过去史、生育史、手术史。

（2）记录开始腹痛的时间，胎膜破裂的时间，羊水的性状，入院时胎心、血压。

（3）详细记录分娩计划，向家属告知的内容以及产妇和家属的态度，必要时应要求其签字确诊。

（4）记录子宫收缩情况、产程进展情况（包括宫口扩张、胎先露下降），描记产程图。

（5）记录胎心率、胎心率监护图及其分析报告、羊水性状。

（6）及时完整记录医疗操作时间、指征，如哌替啶使用、人工破膜术、导尿术、静脉滴注缩宫素、阴道检查等。

（7）对于出现产程进展异常、胎心率变化的时间、医务人员所采取的处理方法、有无及时向家属告知等都应及时记录在案。

【注意事项】

1. 医患沟通

（1）对于存在产道异常的产妇，应仔细分析胎儿因素、骨盆因素。如有条件阴道试产，也应考虑试产多长时间、试产过程中应注意观察哪些内容、出现什么问题时就不能继续试产等。

（2）产道有异常时，常常导致产程受阻，但也并不是所有的产道异常不能阴道试产。所以在试产过程中应与产妇和家属多沟通，多给予鼓励。

2. 经验指导

（1）骨盆入口狭窄使胎头难以入盆，胎头高浮，常见初产妇腹型呈尖腹、经产妇呈悬垂腹，且易发生胎膜早破，使脐带先露及脱垂机会增多。

（2）中骨盆平面狭窄主要影响胎头俯屈及内旋转，容易导致持续性枕后位或枕横位，产妇多表现为活跃期或第二产程延长及停滞，所以如果产妇表现有持续性枕横位或枕后位，应考虑其中骨盆有狭窄。

（3）骨盆骨折时常见的尾骨尖前翘或骶尾关节融合使骨盆出口前后径明显变短，导致骨盆出口平面狭窄而影响分娩。因此，对有骨盆骨折病史妇女，应在怀孕前进行检查，排除出口狭窄的可能。

（4）绝对性狭窄骨盆近年已很少见，临床较多见相对性狭窄骨盆。必须根据狭窄骨盆的类型、程度、参考胎儿大小、胎头变形能力以及胎心等因素，综合判断，决定分娩方式，而不能因某一个径线小于正常范围，就认为不能经阴道分娩。

（5）产道狭窄时，胎头下降受阻会使产道受压过久、组织缺血；又因滞产行阴道检查次数增多，增加产褥感染机会，故对产程延长者应选用抗生素预防感染。

第三节 持续性枕后位、枕横位

在分娩过程中，胎头枕部持续位于母体骨盆后方或侧方，达中骨盆后，于分娩后期仍然不能向前旋转，致使分娩发生困难者称为持续性枕后位或枕横位。

【诊断】

(一) 症状

(1) 常伴有协调性子宫收缩乏力和宫颈扩张延缓，导致产程延长。产程图为活跃期及第二产程延长。

(2) 胎儿先露部的枕骨持续压迫直肠，产妇自觉肛门坠胀有排便感，宫口未开全时过早使用腹压向下屏气，导致疲劳、肠胀气、宫颈前唇水肿。

(二) 体征

1. 腹部检查

(1) 持续性枕后位：先露为头，腹部可较清楚地摸到胎儿肢体，胎心音在母体下段侧后方较清晰，如胎胸贴在腹壁，也可在腹中线听到。肛查及阴道检查，胎头矢状缝位于骨盆斜位上，大囟门在前端，小囟门在后端，必要时以胎耳位置及方向固定。

(2) 持续性枕横位：先露为头，肛查、阴道检查，可发现胎头矢状缝位于骨盆横线上，大小囟门常在同一平面上，枕左横位时枕部在母体左侧，枕右横位时枕部在母体右侧。

2. 肛查及腹部联合扪诊 当宫颈口扩张至 3～5cm 时，可采取肛查及腹查联合扪诊。肛查常有直肠后部较空虚感，手指将胎头往上顶，有利于另一只手在腹壁触摸胎儿颏部。若肛查触及胎头矢状缝在骨盆右斜径上，胎儿颏部在耻骨联合左上方，为右枕后位；若矢状缝在骨盆左斜径上，胎儿颏部在耻骨联合右上方，则为左枕后位。故肛查及腹部联合扪诊有利于早期发现枕后位。

3. 阴道检查 阴道检查是确诊枕后位的重要方法。一般在宫颈扩张 3～4cm 时阴道检查即能确定胎方位。将两手指伸入宫颈口内检查，当胎头水肿不明显时，矢状缝及囟门的位置不难确定。若矢状缝在骨盆左斜径上，大囟门在骨盆右前方，小囟门在骨盆左后方则为左枕后位；若矢状缝在骨盆右斜径上，大囟门在骨盆左前方，小囟门在骨盆右后方，则为右枕后位。宫颈完全或近完全扩张时，若扪及胎儿耳廓朝后方可作为诊断枕后位的标记。

(三) 辅助检查

根据 B 超检查胎儿颜面及枕部位置可明确胎方位。

(四) 诊断要点

根据上述临床表现、腹部检查、阴道检查及 B 超检查可明确诊断。

(五) 鉴别诊断

发生产程阻滞时，应及时行阴道检查，了解矢状缝与骨盆入口前后径的关系，以及囟门的位置，可初步辨别枕后位或枕横位，结合 B 超检查可确定胎位。

【治疗】

持续性枕后位、枕横位在骨盆无异常、胎儿不大时，可以试产。试产时应严密观察产程，注意胎头下降、宫口扩张进度、宫缩强弱及胎心有无改变。发现异常，及时处理。

1. 第一产程

(1) 潜伏期：需保证产妇充分营养与休息。若有情绪紧张，睡眠不好可给予哌替啶或地西泮。

(2) 活跃期：宫口开大 3～4cm 产程停滞除外头盆不称可行人工破膜，若产力欠佳，静脉滴注缩宫素。若宫口开大每小时 1cm 以上，伴胎先露部下降，多能经阴道分娩。在试产过程中，出现胎儿窘迫征象，应行剖宫产术结束分娩。若经过上述处理效果不佳，每小时宫口开大 <1cm 或无进展时，则应剖宫产结束分娩。

2. 第二产程 若第二产程进展缓慢，初产妇已近 2 小时，经产妇已近 1 小时，应行阴道检查。当胎头双顶径已达坐骨棘平面或更低时，可先行徒手将胎头枕部转向前方，使矢状缝与骨盆出口前后径一致，自然分娩，若不能自然分娩但胎头位置已较低时，可行阴道助产（低位产钳术或胎头吸引术）。若转成枕前位有困难时，也可向后转成正枕后位，再以产钳助产。若以枕后位娩出时，需做较大的会阴后斜切开，以免造成会阴裂伤。若胎头位置较高，疑有头盆不称时，需行剖宫产术，中位产钳禁止使用。

3. 第三产程 因产程延长，容易发生产后宫缩乏力，胎盘娩出后应立即静脉注射或肌内注射子宫收缩药，以防发生产后出血。有软产道裂伤者，应及时修补。新生儿应重点监护。凡行手术助产及有软产道裂伤者，产后应给予抗生素预防感染。

【病情观察】

（1）注意门诊病史有无骨盆异常、既往难产史。

（2）临产前注意产妇腹形，有无尖腹或悬垂腹。

（3）观察子宫收缩情况、产程进展情况（包括宫口扩张、胎先露下降），产程图描记；尤其注意进入活跃期后的胎头下降情况。

【病历记录】

1. 门诊病历的书写

（1）详细询问记录与妊娠有关的既往史、生育史、手术史。

（2）测量、记录骨盆各径线数值。

（3）记录孕期检查资料包括 B 超报告。

2. 住院病历的书写

（1）记录与妊娠有关的既往史、生育史、手术史。

（2）记录入院时胎心、血压、开始腹痛的时间、胎膜破裂的时间、羊水的性状。

（3）详细记录子宫收缩情况、产程进展情况（包括宫口扩张、胎先露下降），进行产程图描记。

（4）记录胎心率、胎心率监护图及其分析报告、羊水性状。

（5）及时完整记录医疗操作时间、指征，如哌替啶使用、人工破膜术、导尿术、静脉滴注缩宫素、阴道检查等以及进行这些操作前后的胎心率记录。

（6）对于出现产程进展异常、胎心变化的时间、医务人员所采取的处理方法、在无及时向家属告知等都应及时记录在案，必要时应请患者或其家属签字确认。

【注意事项】

1. 医患沟通

（1）发生头位难产时，有时产程已完成了大半，产妇和家属很难理解，有的家属甚至出现过激情绪。这就需要主诊医生耐心细致解释其发生的原因，因为有些情况确实是难以预料的。

（2）产科医生的医疗目的是在保障胎儿安全前提下、采取对母亲损伤最小的方式来帮助产妇完成分娩，如果需要行剖宫产术，应该告知患者及家属剖宫产有哪些并发症，要尽可能解释清楚根据该产妇情况该如何试产、试产过程中可能出现的问题，出现问题后的应变措施是什么，在知情选择的情况下，大部分产妇和家属能理解和配合。

2. 经验指导

（1）对枕后位、枕横位的产妇，产程中必须严密监护，发现情况及时处理，以避免持续性枕后位、枕横位的发生。

（2）关于枕后位时孕妇应采取的体位有人认为让产妇朝向胎腹方向侧俯卧，可利于胎头枕部转向前方，但亦有学者认为让产妇朝胎背侧侧俯卧，更有利于胎头枕部转向前方。在临床实践中观察，向胎背侧侧俯卧效果优于向胎腹侧侧俯卧。

（3）产程中始终保持良好的产力是处理枕后位及枕横位的关键，强有力的宫缩可推动抬头旋转及下降。若宫缩欠佳，应尽早静脉滴注缩宫素。

(4) 宫口开全之前，嘱产妇不要屏气用力，以免引起宫颈前唇水肿，影响产程进展。宫颈水肿时，可于宫颈两侧各注入 0.5% 利多卡因 5ml 或地西泮 10mg 静脉推注，待宫口近开全，用手将水肿的宫颈前唇上推，使胎头越过宫颈，顺利分娩。

第四节　臀先露

臀先露是最常见的异常胎位，占妊娠足月分娩总数的 3%～4%。多见于经产妇。因胎头比胎臀大，分娩时后出胎头无明显变形，因而在臀先露时往往娩出困难，加之脐带脱垂较多见，使围生儿病死率增高，是枕先露的 3～8 倍。臀先露以骶骨为指示点分为骶左前、骶左横、骶左后、骶右前、骶右横、骶右后 6 种胎位。

【诊断】

(一) 症状

腹部触诊在宫底部可触到圆而硬、按压时有浮球感的胎头；若未衔接，在耻骨联合上方可触到不规则、软而宽的胎臀，胎心在脐左（或右）上方听得最清楚。

(二) 体征

1. 腹部检查　望诊：腹呈纵椭圆形；触诊：宫底部可触及圆而硬有浮球感的胎头，耻骨联合上方可触到不规则、软而宽的胎臀；听诊：胎心音在脐左（或右）上方听得最清楚。

2. 肛门或阴道检查　肛门检查可触及软而不规则的胎臀或足或膝。若胎臀位置高，肛查困难时行阴道检查。注意有无脐带先露。若宫颈口扩张 2cm 以上，胎膜已破可直接触到胎臀、外生殖器或肛门，应注意与颜面相鉴别：①肛门与坐骨结节连在一条直线上，而口与颧骨突出点呈三角形；②手指放入肛门有环状括约肌收缩感，取出指套可见有胎便；而放入口中可触及牙龈和弓状的下颌骨。触及胎足时，应注意与胎手相鉴别：胎足趾短，拇指特别粗，各趾端连成一直线，足跟突出；而手指长，拇指与其余四指粗细相近，容易分开，各指端连成一弧形线。

（三）辅助检查

B超检查能准确探清臀先露类型及胎儿大小、胎头姿势等，协助临床决定分娩方式。

（四）诊断要点

（1）有羊水过多、羊水过少、双胎妊娠、胎儿畸形、狭窄骨盆、前置胎盘、肿瘤阻塞骨盆腔、经产妇腹壁松弛等因素存在。

（2）腹部触诊在宫底部可触到圆而硬、按压时有浮球感的胎头；若未衔接，在耻骨联合上方可触到不规则、软而宽的胎臀，胎心在脐左（或右）上方听得最清楚。

（3）B超检查可以明确胎儿位置。根据胎儿两下肢所取的姿势可分为以下三类。

①单臀先露或腿直臀先露：胎儿双髋关节屈曲，双膝关节直伸，以臀部为先露。最多见。

②完全臀先露或混合臀先露：胎儿双髋关节及双膝关节均屈曲，有如盘膝坐，以臀部和双足为先露。较多见。

③不完全臀先露：以一足或双足、一膝或双膝，或一足一膝为先露。膝先露是暂时的，产程开始后转为足先露。较少见。

（五）鉴别诊断

腹部检查和阴道检查时要注意与头位、面先露等相鉴别，但借助于B超不难做出诊断。

【治疗】

1. 妊娠期 妊娠28周以前，胎位不固定，发现臀位不必急于纠正。28 周以后，臀先露多能自行转为头先露。若妊娠 30 周后仍为臀先露应予纠正，常用方法有：①胸膝卧位，排空膀胱，松解裤带，每日 2 次，每次 15 分钟，连续做 1 周后复查；②激光照射或艾灸至阴穴，用激光照射两侧至阴穴，也可用艾条灸，每日 1 次，每次 15 ~ 20 分钟，5 日为 1 个疗程；③外倒转术，是指利用手法经腹部外操作纠正胎方位的方法。最好在 B 超监护下进行，注意术中或术后胎心、胎动情况。手法不应粗暴，防止胎盘早剥。

2. 分娩期 临产初期应根据产妇年龄、胎产次、骨盆大小、胎儿大小、胎儿是否存活、臀先露类型及有无并发症等，对分娩方式做出正确判断。若高龄初产、有难产史、狭窄骨盆、胎儿体重 >3500g 且存活、胎儿窘迫、不完全臀先露等均应行剖宫产结束分娩。若决定经阴道分娩者，则做如下处理。

(1) 第一产程：取侧卧位，不宜站立走动，少做肛查，不灌肠，尽量避免胎膜破裂。一旦破膜，立即听胎心，若胎心变慢或增快，应行阴道检查。如脐带脱垂，宫口未开全，胎心尚好，立即行剖宫产术。无脐带脱垂，继续观察胎心和产程进展。若出现协调性宫缩乏力，在排除梗阻因素后设法加强宫缩。当宫口开大 4 ~ 5cm 后，胎足可经宫口脱出至阴道，此时消毒外阴后，用无菌巾在宫缩时"堵"阴道口，避免胎足露出，促使胎臀下降，更充分扩张宫颈和阴道，有利于胎头顺利娩出。在"堵"的过程中，每 10 ~ 15 分钟听胎心一次，并注意宫口是否开全，已开全再堵易发生胎儿窘迫或子宫破裂。

(2) 第二产程：接产前导尿，初产妇行会阴侧切术，分娩方式有三种：①自然分娩，指接产人员不做任何牵拉胎儿自然娩出。少见，仅见于经产妇、胎儿小、宫缩强、产道正常者。②臀位助产术，指胎儿自然娩出胎臀至脐部后，胎肩及胎头由接产者协助娩出。注意脐部娩出后，一般应在 2 ~ 3

分钟娩出胎头，不超过 8 分钟。出头有困难者可用产钳助产。③臀牵引术，指胎儿全部由接产者牵拉娩出，此种手术对胎儿损伤大，不宜采用。检查软产道有无损伤，及时缝合裂伤，预防产后出血和感染。

【病情观察】

(1) 注意门诊病史记录有无臀先露好发因素。

(2) 观察腹部形状，检查时触诊在宫底部可触到圆而硬、按压时有浮球感的胎头。

(3) 观察子宫收缩情况、产程进展情况（包括宫口扩张、胎先露下降），进行产程图描记。

【病历记录】

1. 门诊病历的书写

(1) 详细询问记录与妊娠有关的既往史、生育史、手术史。

(2) 测量、记录骨盆各径线数值。

(3) 记录胎位变化情况，包括 B 超报告。

2. 住院病历的书写

(1) 记录与妊娠有关的既往史、生育史、手术史。

(2) 记录入院时胎心、血压、开始腹痛的时间、胎膜破裂的时间、羊水的形状。

(3) 详细记录子宫收缩情况、产程进展情况（包括宫口扩张、胎先露下降），进行产程图描记。

(4) 记录胎心率、胎心率监护图及其分析报告、羊水性状。

(5) 对于出现产程进展异常、胎心变化的时间、医务人员所采取的处理方法、有无及时向家属告知等都应及时记录在案。

【注意事项】

1. 医患沟通 臀位属胎位异常，对母亲和胎儿都存在潜在危险，故应向产妇和家属交代清楚。

（1）对产妇的影响：胎臀形状不规则，不能紧贴子宫下段及宫颈内口，容易发生胎膜早破或继发性宫缩乏力，使产后出血与产褥感染的机会增多，若宫口未开全而强行牵拉，容易造成宫颈撕裂甚至延及子宫下段。

（2）对胎儿及新生儿的影响：胎臀高低不平，对前羊膜囊压力不均匀，常致胎膜早破，发生脐带脱垂是头先露的10倍，脐带受压可致胎儿窘迫甚至死亡；胎膜早破，使早产儿及低体重儿增多。后出胎头牵出困难，常发生新生儿窒息、臂丛神经损伤及颅内出血，颅内出血的发病率是头先露的10倍。臀先露导致围生儿的发病率与死亡率均增高。

2. 经验指导

（1）在胎体各部中，胎头最大，胎肩小于胎头，胎臀最小。头先露时，胎头一经娩出，身体其他部位随即娩出。而臀先露时则不同，较小且软的臀部先娩出，最大的胎头却最后娩出。胎臀、胎肩、胎头需适应产道条件方能娩出，故需要掌握胎臀、胎肩及胎头三部分的分娩机制。

（2）进入产程后，由于胎臀高低不平，对前羊膜囊压力不均匀，常致胎膜早破。一旦发生胎膜早破，就比较容易出现脐带脱垂。因此，要密切注意是否有胎膜早破的情况出现。

（3）腿直臀先露时，两腿伸直呈一夹板状，使胎体活动受限，影响其下降及侧屈，同时先露部体积较小，当胎臀娩出后，宫口可能还未开全，致使胎肩及胎头娩出发生困难。

（4）发生胎臂上举时，可按滑脱法或旋转胎体法将其娩出。

（5）娩出胎头时，不可过快或过慢，过快可致颅内出血，过慢则可引起胎儿窘迫、新生儿窒息或死亡。

第五节　肩　先　露

肩先露是指胎体纵轴与母体纵轴相垂直的横产式，即胎体横卧于母体骨盆入口之上，先露部为肩，称肩先露，亦称横位。根据胎头在母体左（右）侧和胎儿肩胛朝向母体前（后）方，构成肩左前、肩左后、肩右前、肩右后4种胎位。占足月分娩总数的0.1%～0.25%，是对母儿最不利的胎位，发生原因与臀先露相同。

【诊断】

（一）症状

胎肩对宫颈压力不均，易发生胎膜早破。破膜后羊水可迅速外流，脐带容易脱出，致胎儿窘迫甚至死亡。临产后由于胎肩不能紧贴子宫下段及宫颈，缺乏直接刺激，容易发生宫缩乏力。若宫缩强，胎肩及胸廓一部分被挤入盆腔内，胎体折叠弯曲，胎颈被拉长，上肢脱出阴道口外受压而肿胀发紫，胎头和臀仍被阻于骨盆入口上方，形成嵌顿性或称忽略性肩先露。

（二）体征

1. 腹部检查 望诊：腹部呈横椭圆形，宫底高度低于妊娠周数，但横径宽。触诊：宫底部及耻骨联合上方较空虚，在母体腹部一侧可触及胎头，另一侧可触及胎臀。肩前位时，腹部可触及宽而平坦的胎背；肩后位时，可扪及不规则胎儿肢体。听诊：胎心音在脐周两侧最清楚。

2. 肛门或阴道检查 若胎膜未破，胎先露位于入口平面以上，感盆腔空虚。若胎膜已破，宫口已扩张，可触及胎肩胛骨、肩峰、肋骨、手指、上肢或腋窝。以腋窝尖端指向胎儿头端，用于判定胎头位于母体左侧或右侧，若胎手已脱出于阴道口外，用握手手法鉴别胎儿左手或右手。

（三）辅助检查

B超检查能准确探清肩先露且确定具体胎位。

（四）诊断要点

1. 临床表现 可有胎膜早破、子宫收缩乏力等临床表现。

2. 腹部检查 子宫呈横椭圆形，宫底较孕周低，母体腹部一侧可触到胎头，另侧可触到胎臀。耻骨联合上方空虚，胎心在脐周两旁听诊清楚。

3. 肛门或阴道检查 若胎膜已破，宫口开大，可触到胎儿肩胛骨、肋骨及腋窝顶向胎儿头端。如肩胛骨朝向母体前方，为肩前位；反之，为肩后位。胎儿如有手脱出，可用握手法鉴别，助产者的手只能与胎儿同侧的手合握。如肩左前位时，胎儿右手脱出，助产者用右手相握。

4. 病史 腹部检查或阴道检查不清楚时，B超能准确探明肩先露和确定具体胎位。

（五）鉴别诊断

临床上主要是在肛查或阴道检查时要与臀位相鉴别。

【治疗】

1. 妊娠期 妊娠后期发现肩先露应及时矫正。可采用胸膝卧位、激光照射（或艾灸）至阴穴。上述矫正方法无效，应试行外转胎位术转成头先露，并包扎腹部以固定胎头。若行外转胎位术失败，应提前住院决定分娩方式。

2. 分娩期 根据胎产次、胎儿大小、胎儿是否存活、宫口扩张程度、胎膜是否破裂、有无并发症等，决定分娩方式。

（1）足月活胎，伴有产科指征（如狭窄骨盆、前置胎盘、有难产史等），应于临产前行择期剖宫产术结束分娩。

（2）初产妇、足月活胎，临产后应行剖宫产术。

（3）经产妇、足月活胎，一般首选剖宫产。若宫口开大5cm以上，破膜时间不长，羊水未流尽，可在乙醚深麻醉下行内转胎位术，转成臀先露，待宫口开全助产娩出。若双胎妊娠第二胎儿为肩先露，可行内转胎位术。

（4）出现先兆子宫破裂或子宫破裂征象，无论胎儿是否存活，均应立即行剖宫产术。术中若发现子宫已破裂但破口尚小且不伴感染者，可行破口修补术，保留子宫，否则应将子宫一并切除。

（5）胎儿已死，无先兆子宫破裂征象，若宫口近开全，在全麻下行断头术或碎胎术，而后经阴道分娩。术后应常规检查子宫下段、宫颈及阴道有无裂伤并及时缝合。注意产后出血，并给予抗生素预防感染。

【病情观察】

（1）注意门诊病史记录有无肩先露好发因素。

（2）观察腹部形状，腹部检查时宫底部及耻骨联合上方较空虚，在母体腹部一侧触到胎头，另侧触到胎臀。

【病历记录】

1. 门诊病历的书写

（1）详细询问记录与妊娠有关的既往史、生育史、手术史。

（2）测量、记录骨盆各径线数值。

（3）记录胎位变化情况，包括 B 超报告。

2. 住院病历的书写

（1）记录与妊娠有关的既往史、生育史、手术史。

（2）记录入院时胎心、血压、开始腹痛的时间、胎膜自破的时间、羊水的形状。

（3）详细记录子宫收缩情况、产程进展情况（包括宫口扩张、胎先露下降），进行产程图描记。

（4）记录胎心率、胎心率监护图及其分析报告、羊水性状。

（5）对于出现产程进展异常、胎心变化的时间、医务人员所采取的处理方法、有无及时向家属告知等都应及时记录在案。

【注意事项】

1. 医患沟通 横位是对母儿最不利的胎位，横位足月活胎不可能经阴道娩出，因此一旦发现足月横位活胎，应向患者说明并建议孕妇剖宫产终止妊娠。

2. 经验指导

（1）由于胎肩不能紧贴子宫下段及宫颈内口，常导致宫缩乏力，宫口扩张缓慢，致使产程延长。因此，要注意产程进展情况。

（2）进入产程后，由于先露高低不平，对前羊膜囊压力不均匀，常致胎膜早破。最重要的是根据腹部检查的情况和产程中的异常情况做出正确的判断，并及时结束分娩。

（3）羊水过多、前置胎盘易发生横位，所以对于存在这种并发症产妇，每次产前检查都要复查核实胎位。

第四章

分娩期并发症 ◄•••

第一节 子宫破裂

子宫体部或子宫下段于妊娠晚期或分娩期发生破裂，称为子宫破裂。本病易发生于经产妇。子宫破裂如未能及时诊断、处理，常导致胎儿及产妇死亡。过去，子宫破裂发生率较高，近年来由于产前检查及新法接生从城市到农村的逐步推广，计划生育的大力推行，经产妇亦明显减少，子宫破裂发生率在我国及其他国家已显著降低。

【诊断】

（一）症状

临产后，当产程延长、胎先露部下降受阻时，强有力的阵缩使子宫下段逐渐变薄而宫体更加增厚变短，两者间形成明显环状凹陷，随产程进展，此凹陷会逐渐上升达脐平面甚至脐上，称病理性缩复环。产妇自述下腹剧痛难忍，烦躁不安、呼叫，呼吸脉搏加快。膀胱受胎先露部压迫充血，出现排尿困难、血尿。由于过频宫缩，胎儿供血受阻，胎心率改变或听不清。

（二）体征

1. 全身检查 先兆子宫破裂时，呼吸脉搏加快，发生破裂内出血时，进入休克状态，面色苍白，出冷汗，呼吸表浅，脉搏细速，血压下降。

2. 腹部检查 先兆子宫破裂时，子宫收缩强烈，子宫张力高，子宫下段膨隆，压痛明显，出现病理性缩复环；子宫破裂时，全腹压痛及反跳痛，在腹壁下清楚扪及胎体，缩小宫体位于胎儿侧方，胎心消失，检查时阴道可能有鲜血流出，量可多可少。

（三）辅助检查

1. 血常规检查 发生子宫破裂内出血时，血红蛋白、血细胞比容下降。

2. 胎心监护 先兆子宫破裂时，胎心增快或不规则，继而减慢；子宫破裂时，胎心变慢消失，胎心逐渐消失。

3. B超检查 完全破裂时，胎儿甚至胎盘游离于宫体外，腹腔内有大量液体（羊水和血），子宫缩小。

（四）诊断要点

应根据病史、临床表现及体征三方面进行综合分析，诊断一般不困难。对产妇临产后认真观察，在先兆子宫破裂时即可明确诊断。若发生破裂，往往有不恰当的使用缩宫素史，产程发生剧痛，患者有休克及明显的腹部体征，诊断可立刻确立。对子宫后壁的破裂诊断较困难，除做阴道检查外，必要时可以腹腔穿刺协助诊断。凡原有剖宫产史，本次拟经阴道试产者在产程中发现原切口部有压痛，即应提高警惕有无先兆破裂的可能。

（五）鉴别诊断

在诊断过程中，子宫破裂应与以下情况相鉴别。

1. 难产并发感染 有产程延长和多次阴道检查史，可能感染出现腹膜炎而表现为类似子宫破裂征象。容易与子宫破裂相混淆。感染多出现体温升高，血白细胞和中性粒细胞升高。腹部触诊及B超检查提示胎儿仍在宫腔内。

2. 严重的胎盘早剥 胎盘早剥可引起剧烈腹痛、胎心率改变及内出血休克征象，易与子宫破裂相混淆。但严重的胎盘早剥多有重度子痫前期－子痫病史或腹部外伤史，腹部检查子宫呈板样硬，宫底升高，胎位不清，无病理缩复环，超声检查提示胎盘后血肿。

3. 其他 个别难产病例阴道检查时由于胎先露部仍高、子宫下段菲薄，双合诊时双手指相触犹如只隔腹壁，有时容易误诊为子宫破裂，这种情况胎体不会进入腹腔，而妊娠子宫也不会缩小而位于胎体旁侧。

【治疗】

（一）一般治疗

如果患者是静脉滴注缩宫素者，应立即停止使用，进行吸氧，保持静脉开放，备血。出现休克者，抢救休克，补充血容量、输血，同时积极术前准备，即刻手术治疗以抢救产妇生命。

（二）药物治疗

应立即采取措施抑制宫缩，肌内注射哌替啶 100mg，25% 硫酸镁 20ml 加入 5% 葡萄糖液 20ml 中静脉缓慢注射。

（三）手术治疗

发现先兆子宫破裂时，应尽快行剖宫产术，防止子宫破裂。一旦确诊子宫破裂，则无论胎儿是否存活，均应在抢救休克同时立即手术治疗。根据产妇状态、子宫破裂程度、感染程度及产妇有无子女决定是否保留子宫。若为第一胎，破口小且整齐，感染轻微，可行裂口修补术。对破口大且不整齐或感染明显者，行子宫次全切除术。若破口延长至宫颈，应行子宫全切术。无论有无感染，术后均应给予抗生素预防感染。

【病情观察】

（1）观察宫缩的强度、频率、注意产妇的主诉、腹形。

（2）在应用缩宫素引产时，应注意缩宫素的浓度、点滴速度。缩宫素的滴注速度一般不超过每分钟 10ml。

（3）对于进入活跃期的产妇应常规行胎心电子监护，一方面监测胎心率变化，另一方面检查子宫收缩的频率、强弱。

（4）对于怀疑子宫破裂或易发生破裂者，应密切注意血压、脉搏、呼吸的变化。

【病历记录】

1. 门诊病历的书写

（1）详细询问并记录与妊娠有关的既往史、生育史、手术史，特别是剖宫产和子宫手术史。

（2）记录骨盆各径线数值，描记妊娠图，及时发现偏大的胎儿。

2. 住院病历的书写

（1）记录产程开始的时间、胎膜自破的时间、羊水的形状，入院时胎心、血压。

（2）详细记录子宫收缩情况、产程进展情况（包括宫口扩张、胎先露下降），进行产程图描记。

（3）记录胎心率、胎心率监护图及其分析报告、羊水形状。

（4）及时记录人工破膜术、静脉滴注缩宫素的时间、指征，并要记录以后的宫缩情况。

（5）及时记录发现先兆子宫破裂的时间、处理方案，记录向家属告知的有关事项，必要时应请其签字确认。

【注意事项】

1. 医患沟通

（1）子宫破裂是分娩过程中严重并发症之一，可同时危及母亲和胎儿生命，诊断先兆子宫破裂或子宫破裂后，在抢救的同时应与家属进行及时有效的沟通。

（2）与家属沟通的内容包括子宫破裂的危险性、抢救的方法，尤其是要解释做好子宫切除的准备，说明其目的、意义何在。

2. 经验指导

（1）在出现产程延长、胎先露下降受阻、产妇突然烦躁、呼吸脉搏加快、腹部出现病理性缩复环时，应高度怀疑先兆子宫破裂。

（2）与梗阻性难产、手术创伤、子宫收缩药使用不当所造成破裂不同的是，瘢痕子宫发生破裂时往往没有先兆症状。

（3）一旦发现先兆子宫破裂应尽快行剖宫产术，以防止发生子宫破裂。

（4）确诊子宫破裂者，若为第一胎，破口小且整齐、感染轻微，可行裂口修补术；对破口大且不整齐或感染明显者，应行子宫次全切除术。

（5）子宫破裂严重危及孕产妇及胎儿生命，因此积极预防比治疗还要重要。

（6）严密观察产程，绘制产程图，及时发现并处理产程异常，一旦出现先兆子宫破裂征象时，应及时行剖宫产术。

（7）严格掌握剖宫产及各种阴道手术指征，按操作常规进行手术，避免粗暴操作。

（8）正确掌握子宫收缩药的应用指征，合理使用缩宫素，遵循低浓度、慢速度、专人守护的原则，以免子宫收缩过强。

第二节 羊水栓塞

羊水栓塞（amniotic fluid embolism）是严重的分娩并发症，是指分娩过程中因羊水进入母体血循环而引起的急性肺栓塞、休克、DIC、肾衰竭或骤然死亡的疾病，病势凶险，病死率高达 70% ~ 80%。据我国统计，占孕妇病死率第 5 位。幸存者可出现凝血症。发病原因常见于宫缩过强或为强直性收缩；子宫或宫颈损伤处有开放的静脉或血窦存在，血管开放，如宫颈裂伤、子宫破裂、剖宫产时；前置胎盘、胎盘早期剥离、大月份钳刮、中期妊娠引产等。

【诊断】

（一）临床表现

典型的羊水栓塞临床表现是不难辨认的，由于病情发展迅速，所以对这一类患者应立即考虑到羊水栓塞的可能。

1. 典型的羊水栓塞症状

（1）前驱症状：部分患者可有前驱症状，患者突然有烦躁不安、寒战、气急、发绀甚至呕吐等症状，因以上症状在较强的宫缩时可被误认为宫缩时心情紧张，疼痛发作所致，但羊水继续进入产妇血流时，将迅速出现其他症状。

（2）心、肺功能衰竭：患者突然呼吸困难，心率加快，发生发绀并进行性加重，继而血压下降，亦可出现昏迷和抽搐。少数表现为突然尖叫一声，然后呼吸、心脏骤停，迅速死亡。在产程中出现的羊水栓塞，多数发生于第一产程末，亦可发生于第二或第三产程中。

（3）凝血功能障碍：若经抢救已度过心、肺功能衰竭阶段，可出现凝血障碍，初期为抽血时血液迅速凝固，此为高凝期，但此期瞬即消逝，继而发生子宫出血，虽然子宫收缩，但出血依旧，继之会阴切口、腹壁切口、注射孔均可发生渗血，并可伴有鼻出血、皮肤及黏膜出血。

少数无心、肺功能衰竭症状，在产后或剖宫产后 1 小时内发生产后出血并有血不凝表现，亦应警惕羊水栓塞的可能。

（4）急性肾衰竭：在患者出现心、肺功能衰竭时即出现少尿、无尿，若度过心、肺功能衰竭及 DIC 阶段后，少尿、无尿仍然继续，提示已进入急性肾衰竭期；在此时间内，尚可发生脑、肝等其他脏器的衰竭。

2. 中期妊娠人工引产的羊水栓塞临床表现　妊娠达 4～6

个月时，羊水已有一定数量，在引产过程中，胎膜早破，偶亦可能发生羊水栓塞；但因羊水成分比较简单，故羊水栓塞发生后，虽可出现烦躁、发绀、低血压、心动过速等症状，经积极处理后，一般恢复迅速，很少发生心、肺功能衰竭及 DIC。

（二）辅助检查

1. 凝血功能检查 ①血小板进行性下降；②纤维蛋白原降低 <1.5g/L 有诊断意义；③凝血酶原时间较正常对照延长 3 秒以上；④抗凝血酶Ⅲ因子（AT-Ⅲ）下降 <0.2g/L。

2. 纤溶活性测定 ①优球蛋白溶解试验缩短 <90 分钟。②凝血酶时间较正常对照延长 3 秒以上；③FDP 增高；④血浆鱼精蛋白副凝固试验（3P 试验）阳性；⑤乙醇胶试验阳性。

3. 母体血液检查 外周血涂片出现破碎红细胞，超过 2%。中心静脉血涂片找到上皮细胞、毳毛、羊水中有形物质即可确诊。

4. X 线胸片 出现双侧弥散性点片状阴影沿肺门周围分布，可伴有轻度肺不张和心脏扩大。

5. 心电图 右心房、右心室扩大，心肌劳损等。

（三）诊断要点

（1）在分娩过程中或者胎儿娩出后短时间内，患者出现呛咳、呼吸困难、发绀和血压下降等。

（2）肺底部出现湿啰音，血压下降，发生出血和血液不凝等。

（3）血小板减少，凝血酶原时间延长，纤维蛋白原降低，3P 试验阳性；胸部 X 线平片提示有肺栓塞；下腔静脉血中发现羊水成分。

必须指出，仅典型病例按顺序出现上述症状、体征，但有时并不全出现，不典型者仅有明显流血和休克，也有休克和出血的同时并发少尿、无尿者。钳刮术出现羊水栓塞也可仅表现为一过性呼吸急促、胸闷。

（四）鉴别诊断

1. 子痫 有明显妊娠高血压综合征症状即高血压、水肿、蛋白尿以及头痛、眼花等自觉症状；休克发生较晚，在多次抽搐、昏迷后，或于分娩结束后，由于血循环衰竭所致，表现为面色苍白，血压下降，脉搏细弱，而无羊水栓塞综合征。

2. 空气栓塞 包括产时、产后、人工流产术中，由于空气栓塞而致死者极为罕见，但在分娩过程中，少量空气从静脉窦进入血循环，由右心室压入肺动脉并分散到肺小动脉，最后至毛细血管，无明显症状而不被发现者并不少。

3. 产后虚脱 有妊娠高血压综合征病史，于分娩结束后突然出现面色苍白、血压下降、脉搏微弱等虚脱症状，而无羊水栓塞综合征，主要为低血钠所致，补充钠盐效果明显。

【治疗】

1. 一般治疗 一般需要正压供氧，必要时要行气管切开，以保证供氧、减轻肺水肿、改善脑缺氧。

2. 药物治疗

（1）抗过敏治疗：立即静脉注射地塞米松 20～40mg，以后依病情继续静脉滴注维持；也可用氢化可的松 500mg 静脉注射，以后静脉滴注 500mg 维持。

（2）解痉药的应用：解除支气管平滑肌及血管平滑肌痉挛，纠正机体缺氧。常用药物：①阿托品，心率慢时应用，1mg 每 10～20 分钟静脉注射 1 次，直至患者面色潮红、微循环改善。②罂粟碱，30～90mg 加于 25% 葡萄糖液 20ml 中静脉注射，能解除平滑肌张力，扩张肺、脑血管及冠状动脉。③氨茶碱，能松弛支气管平滑肌及冠状动脉血管，可以 250mg 加于 25% 葡萄糖液 10ml 中缓慢静脉注射。

（3）抗休克：在用低分子右旋糖酐补足血容量后血压仍不回升，可用多巴胺 20mg 加于 5% 葡萄糖液 250ml 中静脉滴注，以每分钟 20 滴开始，根据病情调节滴速。

（4）纠正心力衰竭：用毛花苷 C 0.4mg 加入 50％ 葡萄糖液 20ml 中静脉注射，必要时 1～2 小时后可重复应用，一般于 6 小时后重复 1 次以达到饱和量。

（5）利尿药的应用：呋塞米 20～40mg 静脉注射或依他尼酸 25～50mg 静脉注射，有利于消除肺水肿，并防治急性肾衰竭。

（6）纠正酸中毒：早期及时应用能较快纠正休克和代谢失调。常用 5％ 碳酸氢钠 250ml 静脉滴注。

（7）抗纤溶药物的应用及凝血因子的补充：在 DIC 纤溶亢进期可给予抗纤溶药物、凝血因子合并应用以防止大量出血。

（8）抗生素的应用：应选用对肾脏毒性较小的广谱抗生素，剂量要大。

3. 手术治疗 原则上应在产妇呼吸循环功能得到明显改善，并已纠正凝血功能障碍后进行。

（1）若在第一产程发病应立即考虑剖宫产以去除病因；若在第二产程发病则应在抢救产妇的同时，及时行阴道助产结束分娩。

（2）对一些无法控制的产后出血，即使在休克状态下亦应在抢救休克的同时行子宫全切术。

【病情观察】

1. 一般情况的观察 注意观察面色、血压、脉搏、主诉。

2. 阴道流血量 观察流出的血液是否很快凝固。

3. 子宫收缩 检查宫底高度、收缩的质地。

4. 留置导尿管 记录尿量、尿液颜色。

5. 血氧饱和度 测定母亲的血氧饱和度，有条件时应同时监测中心静脉压。

【病历记录】

1. 门诊病历的书写

（1）详细询问并记录与妊娠有关的既往史、生育史、手术史。

（2）记录骨盆各径线数值。

（3）记录孕期检查资料，有无妊娠高血压综合征、血小板减少、贫血、羊水过多、胎儿偏大。

2. 住院病历的书写

（1）记录产程开始的时间、胎膜破裂的时间、羊水的性状，入院时胎心、血压。

（2）详细记录子宫收缩情况、产程进展情况，进行产程图描记。

（3）记录胎心率、胎心率监护图及其分析报告、羊水性状。

（4）及时记录人工破膜术或使用缩宫药物的时间、指征，并记录以后的宫缩情况。

（5）及时记录出现休克、异常阴道流血、呼吸困难的时间，事后详细记录抢救的步骤。

（6）记录向家属告知病情内容，包括目前病情、可能出现的并发症及最坏的结果。

【注意事项】

1. 医患沟通

（1）羊水栓塞是严重的分娩并发症，产妇病死率高达70% ~80%，一旦发生应及时将病情告知家属。

（2）高龄产妇、多产妇、过强宫缩、急产、剖宫产术是羊水栓塞的好发因素，所以在没有指征时不要盲目行剖宫产术。

（3）重视人工破膜术、前置胎盘、胎盘早剥、子宫破裂、剖宫产术，因为上述情况均可增加羊水进入母体血循环的可能。因此，在遇到这类情况时要告知患者或家属有可能发生羊水栓塞；另外，不恰当使用缩宫药物也是发生羊水栓塞的诱因。

2. 经验指导

（1）羊水栓塞的主要病因是羊水中有物质进入母血循环而引起的一系列病理生理变化，因此任何能引起羊水进入母血的因素，均可能导致羊水栓塞的发生。

（2）典型病例将按顺序出现休克、弥散性血管内凝血（DIC）、急性肾衰竭，但有时并不同时出现，不典型者仅有阴道流血和休克，也有休克和出血的同时合并少尿、无尿者。钳刮术中出现羊水栓塞也可仅表现为一过性呼吸急促、胸闷。

（3）对于胎儿娩出后突发性休克或大量阴道流血，除外子宫收缩乏力、胎盘因素和产道撕裂后，应高度考虑羊水栓塞可能，并立即进行抢救。

（4）避免不必要的损伤子宫或宫颈内膜血管，应严格掌握剖宫产指征、人工破膜时不同时剥离胎膜，并应避开宫缩期或宫缩即将开始时。

（5）严格掌握宫缩药使用指征，应用时有专人监护，避免宫缩过强。

（6）对自发性宫缩，可应用25%硫酸镁以缓解宫缩。

第三节　产后出血

产后出血为分娩严重并发症，发生率为10%，是产妇死亡原因之一，必须高度重视，积极预防。胎儿娩出后24小时内阴道出血量超过500ml称为产后出血，多发生在产后2小时内。其中以胎儿娩出后至胎盘娩出前出血量较多，占产后出血量的69.27%，产后2小时占80.46%。

【诊断】

（一）临床表现

产后出血的主要临床表现为产后阴道大量出血，在24小时内流血量超过500ml。产妇发生出血性休克，易发生感染。

1. 宫缩乏力性出血 因宫缩乏力，产程延长，胎盘剥离延缓。流出的血液能凝固，出血多为间断性，血色暗红。子宫软，轮廓不清。

2. 软产道损伤性出血 胎儿娩出后即发生出血，多为持续性出血，与宫缩无关。流出的血液有自凝，血液颜色鲜红。检查产道可发现损伤部位。

3. 胎盘因素性出血 胎盘剥离不全或剥离后胎盘留置于宫腔，胎盘嵌顿于子宫下段，胎盘植入宫壁，这都能影响子宫收缩造成不同程度的出血。

4. 凝血功能障碍性出血 孕妇产前即有出血倾向。产后出血呈持续性，开始出血时血可凝固，后来出血不凝，血如酱油状。

（二）辅助检查

1. 血常规检查 了解现时的血红蛋白、血细胞比容水平，以判断产后出血量，同时测定血小板数量，排除因血小板减少引起的出血。

2. 凝血功能检测 检查凝血酶原时间、部分凝血活酶时间、纤维蛋白原、纤维蛋白降解产物（FDP）、D-二聚体，了解是否存在凝血功能障碍。

3. 超声检查 通过超声检查，可以了解宫腔内是否有胎盘和（或）胎膜残留，以及是否有积血、积血的量。

（三）诊断要点

（1）产后阴道大量出血，可用弯盘测量，如达到 500ml 即可诊断。

（2）产妇可有休克表现。

（3）应仔细检查子宫收缩情况，软产道有无损伤，胎盘剥离是否完整，有无凝血功能障碍发生。

（4）要认清是哪一类的产后出血。

（四）鉴别诊断

主要是导致产后出血原因的鉴别，有时为单一因素所致，有时为几个因素共存。各单一因素所致的产后出血有其各自的特点：子宫收缩乏力检查宫底较高，子宫松软甚至子宫轮廓不清，按摩推压宫底有大量血液或血块自阴道涌出；软产道撕裂伤出血则多见为子宫大量出血或少量持续不断出血，色较鲜艳且量多，血液能自凝，凝血功能障碍等出血特点，血液不凝且不易止血。也有宫缩乏力、产道裂伤或胎盘因素共同存在，所以应准确判断，以做出及时合理的处理。

【治疗】

治疗原则为针对原因迅速止血、补充血容量纠正休克及防治感染。

1. 一般治疗　迅速建立静脉通道，排空膀胱，可留置导尿管，备血。

2. 药物治疗　应用宫缩药加强子宫收缩，纠正宫缩乏力引起的出血。

（1）缩宫素：按摩子宫同时，肌内注射缩宫素 10U，然后将缩宫素 10～30U 加入 10% 葡萄糖液 500ml 内静脉滴注，以维持子宫处于良好收缩状态。

（2）麦角新碱：宫体或肌内直接注射麦角新碱 0.2mg（心脏病、高血压患者慎用），麦角新碱可引起宫体肌肉及子宫下段甚至宫颈的强烈收缩，前置胎盘胎儿娩出后出血时应用效果较佳。

（3）前列腺素类药物：上述药物应用后效果不佳，可采用 $PGF_{2\alpha}$ 250μg 经腹或直接注入子宫肌层，或米索前列醇 200～600μg 肛门用药，可使子宫肌层发生强烈收缩而止血。

3. 手术治疗

（1）人工剥离胎盘术：胎盘剥离不全或粘连伴阴道出血，应人工徒手剥离胎盘。残留胎盘胎膜组织徒手取出困难时，可用大号刮匙清除。胎盘嵌顿在子宫狭窄环以上者，可在静脉全身麻醉下，待子宫狭窄环松解后用手取出胎盘。

（2）阴道、宫颈裂伤修补术：软产道裂伤出血时，应及时准确地修补、缝合，可有效地止血。

①宫颈裂伤：宫颈裂伤时应在消毒下暴露宫颈，直视下观察宫颈情况，若裂伤浅且无明显出血，可不予缝合并不做宫颈裂伤诊断，若裂伤深且出血多则需用肠线或化学合成可吸收缝线缝合。缝时第 1 针应从裂口顶端稍上方开始，最后 1 针应距宫颈外侧端 0.5cm 处，以减少日后发生宫颈口狭窄的可能性。若裂伤累及子宫下段经阴道难以修补时，可开腹行裂伤修补术。

②阴道裂伤：缝合时应注意缝至裂伤底部，避免遗留无效腔，更要避免缝线穿过直肠，缝合要达到组织对合好及止血的效果。

③会阴裂伤：按解剖部位缝合肌层及黏膜下层，最后缝合阴道黏膜及会阴皮肤。

（3）盆腔血管结扎术：主要用于子宫收缩乏力、前置胎盘及 DIC 等所致的严重产后出血而又迫切希望保留生育功能的产妇。

①结扎子宫动脉上行支：消毒后用两把长鼠齿钳钳夹宫颈前后唇，轻轻向下牵引，在宫颈阴道部两侧上端用 2 号可吸收缝线缝扎双侧壁，深入组织约 0.5cm，如无效应迅速开腹，结扎子宫动脉上行支，即在宫颈内口平面距宫颈侧壁 1cm 处，触之无输尿管始进针，缝扎宫颈侧壁，进入宫颈组织约 1cm，两侧同样处理，若见到子宫收缩则有效。

②结扎髂内动脉：经上述处理无效，可分离出髂内动脉起始点，以 7 号丝线结扎。结扎后一般可见子宫收缩良好。此法可保留子宫，在剖宫产时易于实行。

③介入髂内动脉栓塞术：在 X 显像辅助下，经股动脉穿刺，将介入导管直接导入髂内动脉或子宫动脉，有选择性地栓塞子宫的供血动脉。选用中效可溶解的物质做栓塞剂，常

用明胶海绵颗粒,在栓塞后2~3周可被吸收,血管复通。若患者处于休克状态则应先积极抗休克,待一般情况改善后才行栓塞术,且应行双侧髂内动脉栓塞以确保疗效。

(4) 子宫切除术:应用于难以控制并危及产妇生命的产后出血。在积极输血补充血容量的同时施行子宫次全切除术,若合并中央性或部分性前置胎盘应施行子宫全切术。

4. 其他治疗

(1) 按摩子宫:助产者一手置于宫底部,拇指在前壁,其余4指在后壁,均匀有节律地按摩宫底;亦可一手握拳置于阴道前穹窿,顶住子宫前壁,另一手自腹壁按压子宫后壁使宫体前屈,双手相对紧压子宫并做按摩,按压至子宫恢复正常收缩、并能保持收缩状态为止。按摩时应注意无菌操作。

(2) 填塞宫腔:应用无菌纱布条填塞宫腔,有明显局部止血作用。一般多用于剖宫产时产后出血的处理。具体方法为:术者一手在腹部固定宫底,另一手持卵圆钳将无菌不脱脂棉纱布条送入宫腔内,自宫底由内向外填塞。12~24小时后取出纱布条,取出前应先肌内注射宫缩药。宫腔填塞纱布条后应密切观察生命体征及宫底高度和大小,警惕因填塞不紧,宫腔内继续出血而阴道不流血的止血假象。

(3) 补充血制品:对于凝血功能障碍引起的产后出血,要及时补充足够的凝血因子、纤维蛋白原、血小板等血制品。

【病情观察】

1. 一般情况 仔细观察患者面色、血压、脉搏、患者主诉,及时发现休克的早期表现。

2. 阴道流血情况 观察并记录出血量、流出的血是否凝集。

3. 子宫收缩情况 了解宫底高度、子宫收缩的质地。

4. 留置导尿管 观察尿量、尿色,这是了解血容量是否足够的另外一个指标。

【病历记录】

1. 门诊病历的书写

（1）详细询问记录与妊娠有关的既往史、生育史、手术史。

（2）记录骨盆各径线数值。

（3）记录孕期检查资料有无妊娠高血压综合征、血小板减少、贫血、羊水过多、胎儿偏大。

2. 住院病历的书写

（1）记录与妊娠有关的既往史、生育史、手术史。

（2）记录入院时胎心、血压；产程开始的时间、胎膜自破的时间、羊水的性状。

（3）记录一些特殊药物的使用时间、指征、剂量，如哌替啶或硫酸镁等。

（4）记录子宫收缩情况、产程进展情况（包括宫口扩张、胎先露下降），进行产程图描记。

（5）详细记录出现产后出血的时间、产后出血的原因分析、处理方案。

（6）详细记录产后出血的观察内容：血压、脉搏、宫底高度、子宫质地、流血的量、尿量，即时的血常规报告。

（7）向家属告知，告知的内容等都应及时记录在案。

【注意事项】

1. 医患沟通 产后出血的主要临床表现为阴道流血过多，情况严重时可导致失血性休克、继发性感染、贫血、甚至产妇子宫切除、DIC 死亡。出现产后出血时，家属一般都关心发生的原因是什么，是否为由于医疗过失所致，故应针对不同的病例、不同的原因予以解释。对于大多数产妇和家属来讲，都不愿意进行产科子宫切除，因此决定进行子宫切除时要相当慎重。在不得已进行手术时，要充分说明理由和进行详细的解释，以免日后发生医疗纠纷。发生产后出血时，在与家属谈话时可以考虑以下几点。

（1）双胎妊娠、巨大胎儿、羊水过多、产程过长使子宫过度膨胀，是产后继发性宫缩乏力的常见原因。

（2）多次人工流产、子宫内膜炎症导致子宫内膜损伤、前置胎盘，是胎盘粘连、胎盘植入的常见原因。

（3）产妇分娩前存在的疾病如血小板减少、肝脏疾病、严重贫血、妊娠高血压综合征等是产后出血凝血功能障碍的常见原因。

2. 经验指导

（1）影响产后子宫肌收缩和缩复功能的因素均可引起产后出血。

（2）如患者所患的疾病会引起全身出血的并发症为妊娠禁忌证，则在妊娠早期，应在内科医生协助下，尽早行人工流产术终止妊娠。

（3）应注意，目测估计阴道失血量远少于实际失血量，因此应做好收集血工作以准确测量失血量，还应警惕存在隐性产后出血和宫缩乏力、产道裂伤或胎盘因素为产后出血原因的可能。

（4）产后 2 小时以内是发生产后出血的高峰期，产妇应留产房观察。胎儿、胎盘娩出后，如果目测阴道流血一次达 200ml，应及早建立静脉通路做输液输血准备。与此同时立即抽取血样本行血红蛋白、血细胞比容、血小板计数及凝血功能测定。另外需抽两支试管血，一支作为交叉配血，另一支置于产房行简单的血块收缩试验，以观察及快速确定凝血机制是否健全。回病房前，应鼓励产妇尽早排空膀胱。鼓励早吸吮，提倡母乳喂养。

（5）加强产前保健，做好计划生育宣传工作，避免多次流产或分娩。对有凝血功能障碍或相关疾病者，应治疗后妊娠。加强孕期保健，积极治疗妊娠期并发症，高度重视并及时处理可能诱发产后 DIC 的产科并发症。

第五章

产褥期

第一节　晚期产后出血

晚期产后出血指分娩后 24 小时至产褥期末之间的一段时间内发生的子宫大量出血。多发生在产后 1~3 周，表现为持续或间断的阴道少量出血，亦可为急剧的阴道大量出血，出血多者可导致严重贫血和休克。经阴道分娩后晚期产后出血的原因与胎盘胎膜残留、蜕膜残留、子宫胎盘部位复旧不全、感染等有关，剖宫产术后发生的晚期产后出血主要原因是子宫切口愈合不良。

【诊断】

（一）症状

产后 1~10 周阴道持续或间断出血，低热、严重贫血和失血性休克症状。

（二）体征

1. 一般情况　尚好，有感染时可出现下腹痛、体温升高，若出血时间长可出现贫血、休克。

2. 腹部检查　腹软，子宫复旧情况欠佳，有子宫感染者可出现宫体压痛，若为剖宫产则一般腹部手术切口愈合尚可。

3. 阴道检查　恶露持久不净，有的有臭味、宫口松弛、子宫复旧不全，会阴切口多无异常。

（三）辅助检查

1. 血常规 了解感染与贫血情况。

2. 尿 hCG 测定 有助于排除胎盘残留及绒癌。

3. B 超 了解宫腔内有无残留胎盘组织以及子宫切口愈合情况。

4. 病理检查 确诊胎盘残留或胎膜残留。

（四）诊断要点

1. 出血时间 从产后数日到 1 个月左右；剖宫产子宫切口感染、坏死、裂开多见于手术后 20 日左右；胎盘息肉出血可在产后数周至数月。

2. 出血方式 常反复出血，或血量少而淋漓不止，或突然阴道大量出血。后者多见于剖宫产术后伤口感染裂开者，大多每次出血量在 500ml 以上，严重者可达 2000～3000ml 而致休克。

3. 并发感染 恶露臭，秽污，有低热。

4. 妇科检查 子宫大而软，宫口松，血液来自宫腔或有残留胎盘组织。

5. 血液检查 出血多时血红蛋白及红细胞总数下降，呈失血性贫血表现；并发感染时白细胞总数及中性粒细胞增高。

6. B 超检查 子宫可发现子宫腔内有残留组织及积血，子宫复旧不佳或子宫肌壁裂开。

（五）鉴别诊断

分为两个方面，一是与其他的疾病相鉴别，二是晚期产后出血自身的病因鉴别。

1. 与其他疾病的鉴别 ①产后绒毛膜上皮癌，刮宫病理细胞检查可以诊断；②其他出血性疾病，可通过相关血液特殊检查加以鉴别。

2. 晚期产后出血自身的病因鉴别

（1）胎盘胎膜残留：多发生在产后 10 日左右。因胎盘胎膜残留于宫腔影响子宫复旧，如不被及时发现，残留 1 周以上则残留组织可发生变性坏死、机化。当坏死组织脱落时，暴露基底血管而引起大出血。B 超检查可以发现胎盘胎膜残留。

（2）宫腔感染：多发生在产后 5 ~ 6 周。若胎膜组织剥离不全，残留组织感染而致宫腔感染。感染后组织坏死、脱落，侵犯至血管时可引起大出血。发生感染时往往有白细胞计数升高，B 超检查无胎盘胎膜残留。

（3）剖宫产子宫切口裂开：多发生在术后 2 ~ 3 周。宫腔感染致子宫切口感染，感染组织坏死致切口裂开；手术中子宫切口撕裂，缝扎止血时若未缝住断裂的血管，可形成血肿，该血肿日后发生感染、组织坏死，致伤口不愈合，缝合的肠线溶解脱落，血管开放而致出血；另一方面，若子宫切口两端缝线过多过密，影响局部血液循环，也可使切口感染导致愈合不良而出血。由于妊娠期子宫多呈右旋，故左侧血管易损伤，伤口感染也易发生于左侧；当切口过低时，因近宫颈处纤维组织较多，切口也不易愈合。B 超检查可以发现在子宫切口处有血肿或感染病灶。

【治疗】

（一）一般治疗

出血不多者，卧床休息，注意营养。

（二）药物治疗

1. 子宫收缩药的使用 如为子宫复旧不良，可给予缩宫素肌内注射或静脉滴注，促进宫缩；用法：10U 肌内注射，每日 2 次，或 20U 加入 500ml 5% 葡萄糖液中静脉滴注。

2. 抗生素应用 可选用广谱抗生素控制感染。

（三）手术治疗

1. 刮宫术 严重出血者如发现宫腔内有残留组织，应在积极抢救补充血容量、应用抗生素和缩宫素的同时，进行刮宫术；如出血不多，应在给予抗生素控制感染、缩宫素促进宫缩后再刮宫。刮出组织送检病理检查。

2. 剖宫产　子宫切口裂开者应行子宫全切或次全子宫切除术。

（四）其他治疗

如出现失血性休克，应积极抢救休克、补充血容量、快速输血。

【病情观察】

1. 一般情况　血压、脉搏、体温。

2. 出血量　记录阴道出血量、恶露情况，观察有无恶臭、阴道内或宫颈口有无组织物脱落。

3. 腹部疼痛　了解是否同时伴有腹部疼痛。

【病历记录】

1. 门诊病历的书写

（1）详细询问并记录与妊娠有关的既往史、生育史、手术史。

（2）记录孕期有无营养不良、贫血等妊娠合并症或并发症。

2. 住院病历的书写

（1）记录产程开始的时间、胎膜自破的时间、羊水的性状，入院时胎心、血压。

（2）记录剖宫产时间、指征、手术过程、当时的产后出血量。

（3）记录产后观察情况，包括体温、血常规结果、产后恶露、子宫复旧情况。

（4）详细记录出现异常出血的时间、出血量、有无用药。

（5）记录观察伤口情况及产妇的主诉。

（6）记录向家属告知的病情内容，包括目前病情、可能出现的并发症及最坏的结局。

【注意事项】

1. 医患沟通

（1）产后大出血是剖宫产的严重并发症之一，应告知孕妇和家属，不要盲目要求剖宫产。作为产科医生应严格掌握剖宫产手术指征，规范手术操作步骤。

（2）一旦发生晚期产后出血，要及时与患者和家属沟通，告知可能的原因和处理方式。如果病情需要切除子宫，需要在术前充分告知并给出足够的手术理由。

2. 经验指导

（1）出现晚期产后出血时，若病情不是很紧急，应首先行 B 超检查，除外胎盘或胎膜组织残留。

（2）对于产后 3～4 周以后出现的反复发作性的阴道大量出血，在除外宫腔内组织残留后，应高度怀疑子宫切口感染。

（3）引起晚期产后出血的主要原因是胎盘胎膜残留，因此对产后 2 小时内阴道流血较多而怀疑胎盘残留时，应仔细检查胎盘胎膜的完整性，如有残缺应及时将残留部分取出。

（4）在分娩过程中及产后的仔细操作可以明显降低晚期产后出血的发生率。如产后仔细检查胎盘胎膜娩出是否完整，疑有残留者应及时清宫术，术后给予宫缩药和抗生素治疗，复查 B 超，必要时再次宫腔探查。剖宫产术中切口的位置选择应合理，避免子宫下段横切口两侧角部撕裂，合理缝合切口，充分结扎止血，严格无菌操作，术后应用抗生素预防感染。

（5）处理胎盘胎膜残留的情况时，不要过多伤及子宫组织，以免感染扩散或引起更多的出血，刮出物应送病理检查。

（6）剖宫产术刀口裂开较大者，在宫腔感染存在的情况下，如果仅施行裂口修补，裂口不易愈合且有再度裂开的可能，宜行子宫次全切除术或全切术。

第二节 产褥期感染

产褥感染是指产褥期生殖道感染引起的局部或全身的炎性变化。如果自产后24小时后的10天之内，连续2次体温达到或超过38℃时，则称产褥病率，包括产后上呼吸道感染、泌尿系感染、乳腺炎，故二者含义不同。产褥感染是指分娩时及产褥期生殖道受病原体感染，引起局部和全身的炎症变化。严重的产褥感染可发展为败血症及中毒性休克，是产妇死亡的四大原因之一。

本病多由细菌感染所致，细菌来源有两方面：外源性，如妊娠期性生活、盆浴、手术、阴道检查、胎膜早破，均可使细菌进入。亦可由内源性而致，如产道创面及宫壁、胎盘剥离面坏死组织均有利细菌繁殖，使原来不致病的细菌成为严重的致病菌。而患者有贫血、产程延长、产前产后出血、慢性消耗性疾病时，更易发病。主要致病源是需氧或厌氧性链球菌、大肠埃希菌、葡萄球菌、梭状芽孢杆菌等。产生多种毒性物质或内毒素，引起菌血症时发生感染性休克。如累及器官及组织主要表现为急性外阴阴道炎、宫颈炎、急性宫内膜炎、急性输卵管炎、急性腹膜炎、血栓性静脉炎，甚至脓毒血症、败血症。

【诊断】

(一) 临床表现

1. 急性外阴、阴道、宫颈炎 分娩时由于会阴部损伤或手术而招致感染，表现为局部灼热、疼痛、下坠，脓性分泌物刺激尿道口出现尿痛、尿频。伤口处感染，缝线陷入肿胀组织内，针孔流脓。阴道与宫颈感染表现为黏膜充血、溃疡、脓性分泌物增多，日后导致阴道粘连甚至闭锁。若向深部蔓延，可播散达子宫旁组织，引起盆腔结缔组织炎。

2. 急性子宫内膜炎、子宫肌炎 病原体经胎盘剥离面侵入，扩散到蜕膜后，称子宫内膜炎。感染侵及子宫肌层，称子宫肌炎。子宫内膜炎伴有子宫肌炎。重者出现寒战、高热、头痛、心率快、白细胞增多，下腹部压痛轻重不一，恶露也不一定多而容易被误诊。

3. 急性盆腔结缔组织炎、急性输卵管炎 病原体沿子宫旁淋巴或血行达宫旁组织，出现急性炎症而形成炎性包块，同时波及输卵管系膜、管壁。若侵及整个盆腔，也可形成"冰冻骨盆"。淋病双球菌沿生殖道黏膜上行感染，达输卵管与盆腹腔，形成脓肿后，可以高热不退。

4. 急性盆腔腹膜炎及弥漫性腹膜炎 炎症继续发展，扩散至子宫浆膜，形成盆腔腹膜炎，继而发展成弥漫性腹膜炎，出现全身中毒症状，如高热、恶心、呕吐、腹胀、检查时下腹部有明显压痛、反跳痛。由于产妇腹壁松弛，腹肌紧张多不明显。因腹膜面炎性渗出、纤维素覆盖引起肠粘连，也可在直肠子宫陷凹形成局限性脓肿，若脓肿波及肠管与膀胱可出现腹泻、里急后重与排尿困难。急性期治疗不彻底能发展成慢性盆腔炎而导致不孕。

5. 血栓性静脉炎 类杆菌和厌氧性链球菌是常见的致病菌。在血流淤滞或静脉壁受损的基础上，细菌分泌肝素酶分解肝素，促成凝血。子宫壁胎盘附着面感染上述细菌时引起盆腔血栓性静脉炎。可累及卵巢静脉、子宫静脉、髂内静脉、髂总静脉及下腔静脉，病变常为单侧性，患者多于产后 1 ~ 2 周，继子宫内膜炎之后出现寒战、高热、反复发作，持续数周，不易与盆腔结缔组织炎鉴别。下肢血栓性静脉炎，病变多在股静脉、腘静脉及大隐静脉，出现弛张热。下肢持续性疼痛，局部静脉压痛或触及硬索状，使血液回流受阻，引起下肢水肿，皮肤发白，习称"股白肿"。但有的病变轻、深而无明显阳性体征，彩色多普勒超声可以探出。下肢血栓性静脉炎多继发于盆腔静脉炎或周围结缔组织炎。

6. 脓毒血症及败血症 当感染血栓脱落进入血循环可引起脓毒血症，出现肺、脑、肾脓肿或肺栓塞而致死。若细菌大量进入血循环并繁殖形成败血症，可危及生命。

（二）辅助检查

1. 血象 一般情况下白细胞总数明显升高。

2. 病原学检查 进行伤口分泌物培养、宫腔分泌物培养、血培养。孕期及产褥期生殖道内有大量需氧菌、厌氧菌、真菌、衣原体及支原体等病原体寄生，以厌氧菌为主，许多非致病菌在特定环境下可以致病。

（1）需氧性链球菌：是外源性产褥感染的主要致病菌。溶血性链球菌致病性最强，能产生外毒素与溶组织酶，引起严重感染，病变迅速扩散，严重者可致败血症。其临床特点为发热早，体温超过38℃，有寒战、心率快、腹胀、子宫复旧不良、子宫旁或附件区触痛，甚至并发败血症。

（2）厌氧性链球菌：存在于正常阴道中，以消化链球菌和消化球菌最常见。当产道损伤、胎盘残留、局部组织坏死缺氧时，细菌迅速繁殖，与大肠埃希菌混合感染，放出异常恶臭气味。

（3）大肠埃希菌属：大肠埃希菌与其相关的革兰阴性杆菌、变形杆菌是外源性感染的主要致病菌，是菌血症和感染性休克最常见的病原菌。它寄生在阴道、会阴、尿道口周围，在不同环境对抗生素敏感性有很大差异，需行药物敏感试验。

（4）葡萄球菌：主要致病菌是金黄色葡萄球菌和表皮葡萄球菌。金黄色葡萄球菌多为外源性感染，容易引起伤口严重感染。表皮葡萄球菌存在于阴道菌群中，引起的感染较轻。此外，梭状芽孢杆菌、淋病奈瑟菌均可导致产褥感染，但较少见。支原体和衣原体引起的感染近年明显增多。

3. B超检查 B超可了解子宫复旧情况、排除宫腔内胎盘组织残留，如怀疑血栓性静脉炎，可行超声多普勒检查局部血流情况。

（三）诊断要点

（1）分娩后出现发热、腹痛、恶露变化、伤口感染，于分娩前可能存在某些感染因素、产程较长、产程进展中多次阴道内操作等。

（2）体温升高、脉搏快；下肢局部或乳房检查可能会有红、肿、热、痛；宫底有压痛，有的伴有一侧或双侧的下腹剧痛；外阴或腹部伤口局部红肿、压痛、触之有硬结，有的伤口有裂开，有的伴有脓性分泌物。

（3）血常规检查时白细胞计数明显升高。进行伤口分泌物培养、宫腔分泌物培养、血培养时发现相应的病原体。

（四）鉴别诊断

1. 鉴别产后发热的原因　是否为感染，可依靠实验室检查，如白细胞明显增多，计数超过 $20 \times 10^9/L$，分类有核左移现象，并有毒性颗粒，多为感染。正常产妇分娩后 24 小时内可有轻度体温升高，一般不超过 38℃，这可能系费力、脱水或吸收了来自胎儿的异体抗原所致。产后 3 ~ 4 天又可因乳房充血而引起发热。有时在剖宫产后应用抗生素时间较久可发生药物热，但发热出现时间较晚，一般在用药后 10 天左右。发热多为持续性，白细胞计数在正常范围，停药 2 ~ 3 天后体温可恢复正常。

2. 鉴别产后发热感染的部位及病原菌　产褥期最常见的感染是生殖道及泌尿道感染，而乳腺、上呼吸道及肺部感染次之。凡产后持续发热者，应根据症状与体征结合病史进行分析，必要时可做宫腔分泌物培养，如培养阴性，不能排除子宫厌氧菌内膜炎的存在。因厌氧菌培养与需氧菌不同，故如限于设备条件，常非每一产褥期感染者均同时做厌氧菌培养。如做细菌培养时，常规做宫腔排液涂片两张，在革兰染色后镜检，有可能通过细菌形态的鉴定提供主要致病菌的线索。如细菌培养为阴性而涂片出现大量细菌，则很可能为厌氧菌感染。患者如有难以控制的持续性高热疑有败血症时，除做宫腔分泌物培养外，应做血培养。最好在寒战时采血，可提高其阳性率。

产褥期感染与肾盂肾炎有时较难鉴别。典型肾盂肾炎有高热、肋脊角叩痛、脓尿、菌尿、诊断并不困难。另可采取中段尿细菌培养。如尿培养细菌阴性，但菌落>10万/ml，也能诊断肾盂肾炎，<1万/ml可能系污染。如尿培养为表皮葡萄球菌、类白喉杆菌或细球菌，菌落虽>10万/ml，也作为污染。泌尿道感染一般均为1种细菌感染，如培养结果为混合菌群，则多属污染。

产褥期乳腺内乳汁淤积，乳房局部可有硬结及压痛，可在产后10天内发热，但一般不超过24小时。如发热超过24小时，体温达38.5℃或以上时，除非系乳腺炎或有脓肿。一般不考虑产后发热来自乳房。

上呼吸道及肺部感染，在产褥期并无特异性，常急性发作，有其他症状和发热、头痛、咽喉干痒及咳嗽等症状，不难鉴别。

【治疗】

1. 一般治疗 产妇取半卧位，使炎症局限于盆腔内，并有利于恶露的排出。保持外阴清洁，每天可给予1:5000高锰酸钾液冲洗伤口或坐浴2次。支持治疗方面应进富有营养、易消化的食物，注意补充热量及水分，若不能进食应予静脉补液，注意纠正水、电解质紊乱及低蛋白血症。高热时应采取物理降温。重症病例可少量多次输血。

2. 抗菌药物治疗

（1）预防性使用抗生素：①凡胎膜早破超过12小时；产程长及肛诊次数多或阴道检查2次以上；产后出血行人工剥离

胎盘者，阴道手术产者。上述情况应于产前或产后用抗生素预防感染。②近年来剖宫产率急剧上升，随之剖宫产术后感染率亦不断增加，且较阴道分娩者明显增高，因而提出了剖宫产围术期预防性应用抗生素的必要性，即剖宫产术前，最晚术中开始应用抗生素，以预防术后发生感染。现已证明，对剖宫产手术患者预防性应用抗生素可减少产后子宫炎发生率50%～60%。

预防用药原则经研究得出以下3个结论：①预防效果与抗生素浓度紧密相关；②选用药物一定要在生殖系统内达到高药物浓度；③为达到预防用药的目的，必须在细菌到达组织前或到达组织的一个短时间内，抗生素要达到或超过并维持组织内的最小抑菌浓度。国外文献报道使用最多者为头孢类抗菌药。以头孢噻啶为例，在一定的血清浓度条件下，药物与血清蛋白结合越少，它在骨髓、前列腺、心肌和子宫内药物浓度越高。另外，头孢哌酮和头孢西丁2g于术前30分钟静脉推注，给药20～40分钟后出现最高血浆和组织浓度（子宫内膜、子宫肌、输卵管和卵巢），到120分钟时，药物浓度低于最低抑菌浓度，170～200分钟排泄尽。故首次用药时间根据药物半衰期和达高峰时间宜于手术开始前0.5～1小时用药为宜，最晚在术中用药。同时，延长预防用药时间并不优于短期应用者，如预防性应用3天头孢菌素类与仅用3次者疗效相同，于是多采用后者。

（2）针对不同的病原菌选用相应有效的抗菌药。是合理应用抗菌药最基本的原则。因此，有感染者在使用抗菌药前，应考虑收集必要的标本送细菌培养，以明确致病菌种类，这对中、重度感染者尤为重要。如从子宫腔、伤口的脓液采集标本；怀疑菌血症、败血症时，应在高热、寒战时，从不同部位的静脉多次抽血培养。必要时还要同时做厌氧菌培养。涂片染色查菌往往比培养早获结果。由于产褥期感染多为混合感染，在细菌培养结果出来前，必须根据经验选用抗生素，可选择广谱青霉素如哌拉西林；头孢菌素如头孢西丁、头孢曲松及β-内酰胺酶抑制药如阿莫西林-克拉维酸、替卡西林-克拉维酸、头孢哌酮-舒巴坦等药物治疗产褥期感染。针对厌氧菌可选用甲硝唑、替硝唑及克林霉素。亚胺培南-西拉司丁对引起产褥期感染常见的耐药细菌如肠球菌、金黄色葡萄球菌、脆弱类杆菌及铜绿假单胞菌等均具有杀灭作用，用于盆腔脓肿及其他抗菌药物治疗无效的严重感染。如果选择上述抗菌药物治疗48小时病情无改善，应对患者进行重新体检或根据标本培养结果及药敏，重新考虑加用抗生素或更换抗生素，同时进行B超检查。

（3）产褥期感染使用抗生素注意点：①严重感染时应使用杀菌剂，常用二联；②用药剂量宜偏大且以静脉给药为主；③注意对乳儿的影响，在乳汁中药物浓度高，且对乳儿有影响的药物有磺胺药、氯霉素、四环素类、甲氧苄啶、氨基糖苷类等，故乳妇应用时应暂停哺乳。青霉素类与头孢菌素类在乳汁中的浓度低，对乳儿安全，故可继续哺乳。

3. 局部病灶处理　局部热敷可促进炎症吸收。外阴或腹部伤口局部中药热敷或红外线照射，可使早期炎症消散。若伤口已化脓，应尽早拆除缝线扩创引流。对抗菌药物治疗无效的患者，应考虑有腹腔、盆腔脓肿可能，需做仔细的妇科检查和B超检查明确诊断。常见的脓肿包括膈下脓肿、肠曲间脓肿及子宫直肠窝脓肿，以子宫直肠窝脓肿多见。根据脓肿部位高低可经腹壁或阴道后穹窿切开引流。盆腔脓肿经腹引流可取腹正中切口，术毕另切一小口留置2~3根双腔引流管，分别自腹腔及子宫直肠窝内向腹壁留置引流。术中发现子宫严重感染者切除子宫，为保证盆、腹腔引流，应开放阴道残端。

4. 血栓性静脉炎的处理　卧床休息，抬高患肢，局部可敷中药活血化瘀药物。选择对需氧菌和厌氧菌均有较强作用的抗生素。经大量抗菌药物治疗后仍无效的病例可加用肝素治疗。将肝素 50mg 置于 5% 葡萄糖液中，每 6 小时静脉滴注 1 次，体温和脉搏 24～48 小时后即可恢复正常，此时应连续用药 10 天。如肝素治疗无效，则需进一步检查有无盆腔脓肿存在。手术仅用于少数患者，其适应证为：①药物治疗无效；②脓毒性血栓继续扩展；③禁忌使用抗凝治疗者。此种情况下，应果断采取手术治疗，其范围包括下腔静脉结扎和双侧卵巢静脉结扎，术后继续用抗生素，并辅以抗凝治疗。

【病情观察】

1. 一般情况　主诉、体温、脉搏、异常腹痛、小便情况。

2. 子宫复旧观察　恶露的量、色、异臭味；宫底高度、宫体压痛及两侧压痛。

3. 伤口观察　观察有无红、肿、热、痛，有无分泌物。

4. 下肢循环观察　观察局部皮温、有无红、肿、痛。

【病历记录】

1. 门诊病历的书写

（1）详细询问记录与妊娠有关的既往史、生育史、手术史。

（2）记录孕期有无营养不良、贫血、妊娠晚期性生活、胎膜早破、羊膜腔感染、慢性疾病等可以导致感染机会增加的风险因素。

2. 住院病历的书写

（1）记录产程开始的时间、胎膜破裂的时间、羊水的性状，入院时胎心、血压。

（2）记录人工破膜术的时间、指征及以后对羊水性状的观察。

（3）详细记录产程进展情况，产时的体温、总产程时间、产后出血量。

（4）每日记录产后的体温变化、子宫复旧情况、恶露情况。

（5）每日记录伤口观察情况。

（6）记录向家属告知产褥感染的病情内容，包括目前病情、可能出现的并发症及最坏的结局。

【注意事项】

1. 医患沟通

（1）发生感染时，患者及家属通常都会询问原因，对此应科学地解释，原因有二：一是内源性感染，正常孕妇生殖道或其他部位寄生的病原体，多数并不致病，分娩降低或破坏了女性生殖道的防御功能和自净作用，当抵抗力降低等感染诱因出现时即可致病；二是外源性感染，由被污染的衣服、用具及各种手术器械、物品等造成感染。

（2）若产妇体质虚弱、营养不良、孕期贫血、妊娠晚期性生活、胎膜早破、羊膜腔感染、慢性疾病、产科手术操作、产程延长、产前产后出血过多等，致机体抵抗力下降时，均可成为产褥感染的诱因。

2. 经验指导

（1）阴道裂伤处感染多继发于阴道手术助产，多表现为阴道黏膜充血水肿。深度宫颈裂伤一旦感染，可经淋巴播散或直接蔓延，引起盆腔结缔组织炎。

（2）急性子宫内膜炎多见于产程较长、胎膜早破时间较长、产前即存在的羊膜腔感染和产后胎盘组织残留。

（3）急性盆腔蜂窝织炎多由子宫内膜炎发展而来。侵入子宫内膜和子宫肌层的细菌经淋巴、血行扩展至宫旁组织、使局部水肿、充血、渗出，形成炎性肿块。若炎症继续扩散可形成脓肿，或脓肿破裂，则引起弥漫性腹膜炎。

（4）对有以下情况的孕产妇预防性使用抗生素，如胎膜早破超过 12 小时；产程长及肛诊次数多或阴道检查 2 次以上；

产后出血行人工剥离胎盘；阴道手术产；剖宫产。现已证明，对剖宫产手术患者预防性使用抗生素可减少产后子宫炎发生率50%~60%。

(5) 针对不同的病原体选用相应有效的抗生素是合理应用抗生素最基本的原则，因此应考虑收集必要的标本送检，以明确致病菌种类，这对中、重度感染患者尤为重要。

(6) 控制产褥期感染应以预防为主。加强孕期保健，保持周身清洁，妊娠晚期避免性交。加强营养，纠正贫血。治疗各种孕期并发症，增强孕妇抵抗力。用药时应注意药物对乳儿的影响，必要时应暂停哺乳。

第六章

女性生殖系统炎症 ◀•••

第一节 外阴炎

由于解剖学的特点，外阴部与尿道、阴道、肛门邻近，经常受尿液及阴道分泌物的浸渍，行动时又受大腿的摩擦，因而为炎症的好发部位。外阴部皮肤或黏膜发炎时统称外阴炎，以真菌、滴虫葡萄球菌、大肠埃希菌感染为主。

【诊断】

（一）临床表现

外阴皮肤瘙痒、疼痛或灼热感，白带多、脓性，局部发红、肿胀，重者可发生溃疡，导致双侧小阴唇粘连，引起排尿疼痛或困难。有时也可引起体温升高及白细胞增多。

（二）辅助检查

外阴炎症的致病原因或病原体仅仅局限于外阴的机会比较少，多数是来自于阴道，因此在检查时除了要进行外阴分泌物的检查以外，还要重点对阴道和宫颈进行检查。

（1）对阴道分泌物检查，了解是否有滴虫、真菌等病原体的存在。

（2）对阴道和宫颈部分泌物进行检查，了解是否有衣原体、支原体、淋球菌。

（3）如果外阴部溃疡长期不愈合，或是怀疑有恶变的可能时，应做活体组织病理检查。

（4）对于炎症反复发作的患者，要考虑糖尿病的可能，要检查尿糖及血糖。

（5）如果怀疑是直肠阴道瘘或膀胱阴道瘘，可以进行亚甲蓝试验：在阴道内塞入干净的纱布后向直肠或膀胱注入亚甲蓝稀释液，过数分钟后取出纱布观察是否有亚甲蓝的颜色，如果纱布上有相应颜色则证明存在直肠阴道瘘或膀胱阴道瘘。

（三）诊断要点

（1）外阴瘙痒、疼痛、烧灼感，于活动、性交、排尿、排便时加重。

（2）检查见外阴局部充血、肿胀、糜烂，常有抓痕，严重者形成溃疡或湿疹。阴道口黏膜充血，分泌物增多，呈泡沫状或凝乳块状或呈脓性。

（3）阴道或外阴分泌物培养可以发现细菌、衣原体、支原体、淋球菌等病原体；对于反复发生的外阴阴道念珠菌病必须检查血糖和尿糖。

（四）鉴别诊断

本病应与慢性湿疹和相关皮肤疾病相鉴别：外阴皮肤的慢性湿疹往往与阴道炎的外阴充血混淆，一般阴道炎时可以发现大量的分泌物从阴道内流出，反复刺激外阴，且扩阴器检查可发现阴道壁充血，大量分泌物存在于阴道内；而外阴湿疹时一般无阴道分泌物增多，外阴相对比较干燥。

【治疗】

（一）一般治疗

1. 病因治疗　积极寻找病因，若发现糖尿病应治疗糖尿病，若有尿瘘、粪瘘应及时行修补术。

2. 局部治疗　可用 1：5000 高锰酸钾液坐浴，每天 2 次，每次 15～30 分钟。若有破溃应涂抗生素软膏或紫草油。此外可选用中药苦参、蛇床子、白鲜皮、土茯苓、黄柏各 15g，川椒 6g，水煎熏洗外阴部，每天 1~2 次。

（二）药物治疗

1. 细菌性外阴炎 一般情况下，对细菌感染引起的非特异性外阴炎可用抗生素软膏涂擦，如复方新霉素软膏、红霉素软膏等。如果感染严重，出现全身发热，可选择培养敏感的药物口服或肌内注射 3~5 天。

2. 念珠菌性外阴炎 用 2%~4% 碳酸氢钠溶液冲洗外阴，局部用 3% 克霉唑软膏或达克宁霜涂擦，口服伊曲康唑每次 200mg，每天 1 次，共 3~5 天，夫妇须同时治疗。

3. 淋球菌或衣原体性外阴炎 一般是淋球菌或衣原体感染在外阴的表现，治疗以全身治疗为主，青霉素为首选：青霉素 480 万 U，分两侧臀部 1 次肌内注射（皮试阴性后用），注射前 1 小时口服丙磺舒 1g，以延长青霉素作用并增强疗效。

【病情观察】

主要是观察分泌物量和性质的变化，以及症状是否有改善。

【病历记录】

（1）门诊病历要详细记录现病史，并对患者的手术史、内科疾病史、生育史等相关项目清楚记录。还要记录患者的治疗经过，包括用药情况及疗效等。对以往急性发作和感染病史详细描述。

（2）记录告知注意事项，减少不必要外用药对外阴皮肤的刺激。

【注意事项】

1. 医患沟通

（1）患者在患外阴炎时由于症状比较明显，为日常生活和工作带来许多痛苦，有些患者甚至认为自己得了非常严重的性传播疾病，作为医生有义务告知患者疾病的情况，减少患者的忧虑，树立战胜疾病的信心，使其配合治疗。

（2）慢性外阴炎的治疗时间相对比较长，而且会反复发作，患者往往会对医生产生不信任感，依从性也比较差，因此在治疗用药的时候必须向患者说明外阴炎可能反复发作，医生在积极治疗的同时需要患者的配合。

2. 经验指导

（1）外阴炎反复发作的患者往往有基础疾病存在，应积极寻找病因，发现糖尿病应治疗糖尿病，若有尿瘘、粪瘘，应及时行修补术。

（2）有部分患者外阴瘙痒严重，但找不到明显全身或局部原因，反复的实验室检查都不能发现感染的存在，这可能与精神、心理方面因素有关。

（3）进行病因治疗，治疗阴道炎、宫颈炎、糖尿病，修补瘘管。

（4）对久治不愈的外阴炎，尤其外阴有溃疡者，应警惕有无外阴上皮肉瘤样病变甚至恶性肿瘤，对可疑病变应做活组织检查并送病理检查。

（5）反复发作的外阴炎可能是患者长期局部乱用药，破坏了阴道正常菌群的生长而造成的。对于这种情况医生应当建议患者停止阴道用药，停止使用刺激性药物，改用无刺激的清水局部冲洗。

（6）注意个人卫生，经常洗换内裤，保持外阴清洁、干燥，避免搔抓。

第二节　前庭大腺囊肿

前庭大腺囊肿（bartholin cyst）系因前庭大腺管开口部阻塞，分泌物积聚于腺腔而形成的囊肿。前庭大腺管阻塞的主要原因有：①前庭大腺脓肿消退后，腺管阻塞，脓液吸收后被黏液分泌物所代替而形成囊肿；②腺腔内的黏液浓稠或先天性腺管狭窄，分泌物排出不畅，导致囊肿形成；③非特异性炎症阻塞，如分娩时会阴与阴道裂伤后瘢痕阻塞腺管口，或会阴后－斜切开术损伤腺管。前庭大腺囊肿可继发感染而形成脓肿反复发作。

【诊断】

（一）症状

本病多为单侧性，也可以双侧发生。如果前庭大腺囊肿小且无感染，患者可无自觉症状；若囊肿大，患者可感到外阴有坠胀感或有性交不适。

（二）体征

在一侧大阴唇后部下方有囊性包块，常向大阴唇外侧突出，无触痛。小型囊肿呈椭圆形或梭形，大型囊肿可占据整个大阴唇中下 1/3 部位，致小阴唇被完全展平，阴道口被挤向健侧。囊肿可持续数年不变。按压时没有疼痛，或有轻微的压痛。

（三）辅助检查

诊断困难时，可做局部穿刺，抽黏液送细胞培养和药敏试验。

（四）诊断要点

1. 病史 有前庭大腺急性炎症史或淋病史。

2. 临床表现 患侧大阴唇下 1/3 处有囊性包块，呈椭圆形，无明显压痛。

3. 辅助检查 做局部穿刺，抽得黏液即可以确诊。

（五）鉴别诊断

1. 本病主要须与前庭大腺脓肿相鉴别 脓肿的特点是症状明显，发病过程急，局部表现为肿胀、疼痛、烧灼感，行走不便。

2. 前庭大腺囊肿应与大阴唇腹股沟疝相鉴别 疝与腹肌

沟环相连，咳嗽时肿块有冲动感，推压后可以复位，肿块消失，而下屏气时肿块增大。

【治疗】

囊肿较小者可定期检查，暂不处理。如较大而反复急性发作者可手术治疗。

1. 囊肿造口术　在小阴唇内侧鼓胀最明显处纵向切开，放出囊液，切口要够大，切缘全层间断缝合 6~8 针，保持切口开放，以防闭合。术后用 1:5000 高锰酸钾溶液坐浴，并注射抗生素或口服磺胺类药。

2. 二氧化碳激光囊肿造口术　效果良好，手术无出血，无须缝合。术后不用抗生素，局部无瘢痕形成并可保留腺体功能。

【病情观察】

注意囊肿是否有增大的趋势，是否有疼痛。

【病历记录】

（1）门诊病历要详细记录现病史，并对患者的手术史、生育史、治疗经过，包括用药及疗效等相关项目清楚记录。对以往急性发作和感染史应详细描述，对囊肿的大小、位置等必须详细描述。

（2）记录对患者的告知事项。

【注意事项】

1. 医患沟通　前庭大腺囊肿的患者往往有前庭大腺脓肿的病史，由于后者的症状比较明显，为患者带来了很大的痛苦，因此患者可能强烈要求行前庭大腺囊肿手术治疗，但在手术前必须告知患者，手术后可能影响前庭腺体的正常分泌，不能很好地润滑阴道从而可能影响夫妻之间正常性生活。

2. 经验指导

（1）本病患者病史多较典型，即长期持续性的外阴包块、囊性、无明显的疼痛感，故而一般不难诊断。有时外阴囊肿伴感染时可以有疼痛，可与脓肿混淆，但其疼痛不剧，且肿块存在的时间较长。

（2）由于囊肿的临床症状不是很明显，所以手术不是非常紧急，一般选择在月经干净后进行门诊手术。

（3）保持外阴清洁，干燥。治疗期间禁止性生活。改善饮食结构，勿食刺激性食物。

第三节　前庭大腺炎

前庭大腺炎是前庭大腺的炎症。前庭大腺位于两侧大阴唇后 1/3 深部，其直径为 0.5～1.0cm，腺管开口于处女膜与小阴唇之间。因解剖部位的特点，在性交、分娩等情况污染外阴部时，病原体容易侵入而引起前庭大腺炎（bartholinitis）。本病一般发生于生育年龄妇女。主要病原体为葡萄球菌、大肠埃希菌、链球菌、肠球菌，随着性传播疾病发病率的增加，淋病奈瑟菌及沙眼衣原体已成为常见的病原体。急性炎症发作时，病原体首先侵犯腺管，腺管呈急性化脓性炎症，腺管开口往往因肿胀或渗出物凝聚而阻塞，致脓液不能外流、积存而形成前庭大腺脓肿。

【诊断】

（一）临床表现

急性期局部疼痛、红肿，前庭大腺脓肿形成时疼痛最为剧烈。常有发热、寒战者较少。有时大、小便困难。临床检查可发现大阴唇下 1/3 处有红肿硬块，触痛明显。如已发展为脓肿，多呈鸡蛋至苹果大小肿块，常为单侧性。肿块表面皮肤发红变薄，周围组织水肿，炎症严重时可向会阴部及对侧外阴部发展。局部触痛显著，有波动感，腹股沟淋巴结多肿大。

（二）辅助检查

1. 脓液涂片检查　白细胞内找到革兰阴性双球菌，即可诊断淋球菌性前庭大腺炎。

2. 脓液细菌培养　根据培养所得细菌及药敏，决定下一步治疗。

（三）诊断要点

（1）一侧大阴唇局部肿胀、疼痛、灼热感，行走不便，有时会因疼痛而导致大小便困难。

（2）检查见局部皮肤红肿、发热、压痛明显，脓肿形成时有明显的波动感。前庭大腺开口处充血，可有脓性分泌物。

（3）本病主要依靠临床症状和体征来做出诊断。在前庭大腺开口处或破溃处取脓液进行涂片检查及细菌培养和药敏试验，可便于指导临床用药。

（四）鉴别诊断

1. 尿道旁腺炎　尿道旁腺炎位置比较高，很少位于小阴唇的下方。

2. 腹股沟疝　嘱患者咳嗽，会感觉到肿块冲动；挤压局部时，肿块可消失，有时候肿块可以突然增大，叩之呈鼓音。

3. 外阴疖　一般在皮肤的表面且较小，质硬，无脓液形成。

4. 外阴血肿　一般有明确的创伤史，血肿在短时间内迅速形成，疼痛不如脓肿明显，也无腹股沟淋巴结的肿大。

【治疗】

1. 一般治疗　急性炎症发作时需卧床休息。注意外阴部清洁，可用1:5000高锰酸钾坐浴，其他溶液如复方黄松洗液（肤阴洁）、聚维酮碘（肤阴泰）、皮肤康洗剂等也可选用。

2. 药物治疗　对前庭大腺炎可以使用全身性抗生素，治疗时应根据病原体选用抗生素。常用青霉素每次80万U肌内注射（皮试阴性后用），每天2次，连用3~5天。或青霉素800万U、甲硝唑1g静脉滴注，每天1次，连用3~5天。对青霉素过敏者，可选用林可霉素、克林霉素等其他抗生素。

3. 手术治疗 脓肿形成后，在应用抗生素的同时，进行外科手术治疗。

（1）脓肿切开引流术：选择大阴唇内侧波动感明显部位，切口要够大，使脓液能全部彻底排出。为防止粘连，局部填塞碘伏纱条。3 天后高锰酸钾液坐浴。

（2）囊肿剥除术。此法适用于炎症反复发作，治疗效果不好及较大年龄患者。单纯使用抗生素是无效的，此类患者需切开引流并做造瘘术。

【病情观察】

注意炎症进展，观察脓肿是否形成和进一步发展。

【病历记录】

（1）门诊病历要详细记录现病史，对患者的手术史、生育史，患者的治疗经过，包括用药及疗效等相关项目清楚记录。并对以往急性发作和感染史详细描述。

（2）记录告知患者的有关注意事项，例如，如何保持外阴的清洁。

（3）前庭大腺脓肿的手术一般在门诊进行，因此病历卡上必须写明手术方式，手术后必须连续 3 日来院换药。

（4）前庭大腺脓肿进行手术前必须向患者说明脓肿可能再次复发。

【注意事项】

1. 医患沟通

（1）前庭大腺脓肿在形成过程中疼痛非常剧烈，患者往往难以行走，坐卧不宁，在脓肿未形成时，应以消炎治疗为主，医生应当注意告知患者疾病的情况，使之了解疾病发展有一个过程，当药物治疗无效、脓肿形成后可考虑手术治疗，以减少患者的忧虑，使其配合治疗。

（2）前庭大腺脓肿在切开引流后可能再次复发，这一点在治疗的过程当中必须向患者说明，以减少不必要的医患矛盾。

2. 经验指导

（1）混淆：诊断时应注意病史及分泌物培养结果，根据肿块的部位、外形加以分辨。

（2）少数肛门周围疾病由于位置比较高，也可以表现为类似前庭大腺炎的症状，因此要注意检查以除外肛周疾病。

（3）术后保持外阴清洁，每日以 1:5000 高锰酸钾坐浴，也可用肤阴洁、肤阴泰等洗液坐浴。每周随访 1 次，共 4～6 次，每次都应用血管钳探查囊腔，以保持通畅。

（4）对于多次反复感染的病例，最好取脓液做细菌培养加药敏试验，在切开排脓的同时应用抗生素，可以选用甲硝唑口服，每次 0.2g，每日 3 次。不要局部使用抗生素，以免发生耐药性。

第四节　念珠菌阴道炎

念珠菌阴道炎（candidal vaginitis）是一种常见的阴道炎，过去误称为真菌阴道炎。当阴道内糖原增加、酸度增高、局部细胞免疫力下降，适合念珠菌的繁殖则引起炎症，故本病多见于孕妇、糖尿病患者及接受大量雌激素治疗者。此外，长期应用抗生素，改变了阴道内微生物之间的相互制约关系；应用糖皮质激素或罹患免疫缺陷综合征，使机体的抵抗力降低；穿紧身化纤内裤、肥胖而使会阴局部的温度及湿度增加，也易使白念珠菌得以繁殖而引起感染。

【诊断】

（一）症状

主要表现为外阴瘙痒、灼痛，严重时坐卧不宁，异常痛苦，还可伴有尿频、尿痛及性交痛。急性期白带增多，白带特征是白色稠厚呈凝乳或豆腐渣样。

（二）体征

检查见外阴抓痕，小阴唇内侧及阴道黏膜附有白色膜状物，去除后露出红肿黏膜面，急性期还可能见到糜烂及浅表溃疡。

（三）辅助检查

1. 直接镜检 用悬滴法在光镜下寻找白念珠菌孢子和假菌丝。假菌丝是白色念珠菌致病的特征形态，芽生孢子则是其共生菌形态。也可用革兰染色后镜检，其阳性发现率也比较高。

2. 培养法 若有症状而多次悬滴法检查均为阴性，或顽固复发的病例可用此法检查，可以明确诊断是哪一种念珠菌造成的感染，是最可靠的检查方法。

3. 尿糖及血糖检查 经常复发的顽固病例应检查尿糖及血糖，以了解是否有糖尿病。

（四）诊断要点

（1）外阴、阴道瘙痒、灼痛，可伴有尿频、尿痛及性交痛。

（2）典型白带为白色质稠、豆渣样或乳状，有时较稀薄，白带增多，内含有白色片状物。

（3）妇科检查：小阴唇内侧及阴道黏膜上附着白色膜状物。擦除后露出红肿黏膜面，急性期基底部出现受损的糜烂面或表浅溃疡。

（4）阴道分泌物检查（悬滴法）：在高倍镜下可找到芽孢和假菌丝，可靠性为60%；如涂片后用革兰染色镜检，其可靠性可提高到80%；最可靠为真菌培养。

（五）鉴别诊断

主要须与滴虫阴道炎鉴别：两者都有白带多和外阴瘙痒的临床表现，但两者在阴道分泌物的质和量上有显著不同，念珠菌阴道炎患者的阴道分泌物呈白色凝乳状而量不甚多，滴虫阴道炎患者的阴道分泌物呈脓性且量甚多。妇科检查时阴道壁的表现也不同，念珠菌阴道炎有白色膜状物形成，有红斑似鹅口疮；而滴虫性阴道炎则呈点状充血和乳头状增生似杨梅。在实验室诊断上，分泌物涂片革兰染色鉴别意义较大。临床此两种病混合存在者非常少见。

【治疗】

（一）一般治疗

若有糖尿病应积极治疗；及时应用广谱抗生素、雌激素、糖皮质激素。勤换内裤，盆及毛巾均应烫洗。

（二）药物治疗

1. 局部用药　可选用下列药物之一：①咪康唑栓剂，每日 1 粒（200mg），放于阴道内，连用 7 日。②克霉唑栓剂，每晚 1 粒（150mg），放于阴道内；或片剂，1 片（250mg），口服；连用 7 日。③制霉菌素栓剂，每晚 1 粒（10 万 U），放于阴道内；或片剂，1 片（50 万 U），口服；连用 10～15 日。

2. 全身用药　若局部用药效果差或病情较顽固，可选用下列药物之一：①伊曲康唑每次 200mg，每日 1 次口服，连用 3～5 日。②氟康唑 150mg，顿服。③酮康唑每次 200～400mg，每日 1 次口服，连用 5 日，由于酮康唑损害肝脏，用药前及用药中应监测肝功能，有肝炎病史者禁用，孕妇禁用。

3. 复发病例的治疗　念珠菌阴道炎治疗后容易在月经前复发，故治疗后应在月经前复查白带。念珠菌阴道炎治疗后有 5%～10% 复发，对复发病例应检查原因，如是否有糖尿病，有无长期应用抗生素、雌激素或糖皮质激素，有无穿紧身化纤内裤、局部药物的刺激等，有者应消除这些诱因。性伴侣应进行念珠菌的检查及治疗。由于肠道念珠菌及阴道深层念珠菌是重复感染的重要来源，故治疗时应全身使用配合局部使用抗真菌药为主，加大抗真菌药的剂量及应用时间，如氟康唑 150mg，每日 1 次口服，连用 5 日，然后每 2 周或每月单次给予 150mg，连用 3～6 个月。

【病情观察】

由于念珠菌阴道炎的发生往往有其他疾病的基础，而且容易复发，因此在治疗的同时还要了解是否有其他的合并疾病或免疫力下降的情况存在。在治疗以后要定期随访，注意是否有复发。

【病历记录】

（1）门诊病历要详细记录现病史，并对患者的手术史、生育史、治疗经过，包括用药及疗效等相关项目清楚记录。对以往急性发作和感染史应详细描述。

（2）记录告知患者的注意事项。

【注意事项】

1. 医患沟通

（1）注意告知患者疾病的情况，虽然这也是一种性传播疾病，但并不是我们通常意义上所说的性病，以减少患者的忧虑，使其配合治疗。

（2）念珠菌阴道炎容易复发，因此治疗必须彻底，疗程必须足够，对于依从性较差的妇女更要强调这一点，3 次检查白带阴性才能认为是治愈。

（3）念珠菌性阴道炎由于病程长，患者的思想负担常比较重，因此需要向患者说明情况，解除顾虑，使其能配合延长治疗的时间。

2. 经验指导

（1）念珠菌是条件致病菌，一旦发生感染，往往意味着人体的免疫力下降，或者是有其他疾病出现。因此要注意患者以往病史及基础疾病。

（2）其他阴道的感染也会导致局部免疫力的下降或环境的改变，因此要注意除外其他病原体感染的可能。

（3）典型病例根据症状和体征不难诊断，有的患者白带呈水样，稀薄、无臭味，尤其是孕妇、慢性念珠菌阴道炎患者多无典型表现，此时诊断要靠病史、妇科检查及详细的辅助检查。

（4）孕妇以局部用药为主，除非有很强的指征，一般不主张在妊娠最初 3 个月用药。

（5）治疗结束后，应于下次月经干净后复查，如阴性再巩固 1～2 个疗程。

（6）勤换内裤，用过的内裤、盆及毛巾均应用开水烫洗。

（7）合理应用广谱抗生素及雌激素。

（8）由于皮肤瘙痒而搔抓，可使手指带菌，传播至阴道。对其他部位的念珠菌感染应予治疗，防止阴道感染。

（9）念珠菌阴道炎治疗后有 5%～10% 复发，除了菌株的耐药性以外，肠道念珠菌和阴道深层念珠菌是重复感染的重要来源，在治疗时要考虑口服抗真菌药与局部用药的结合，并应给予 3～6 个月的长期治疗。

第五节　滴虫阴道炎

滴虫阴道炎是由鞭毛原虫即阴道毛滴虫引起的性传播疾病之一。本病病原体分布于世界各地、各种气候和不同人群中，女性发病率为 10%～25%。常与其他性传播疾病同时存在，如 50% 的淋球菌病患者合并有滴虫。滴虫病还可通过浴室、厕所马桶、内衣裤及各种卫生用具间接传染。新生儿可以从患病母亲产道中得到隐性感染，儿童可通过被污染的衣物、幼儿园的玩具及被污染的工作人员的手间接感染。

【诊断】

（一）临床表现

（1）外阴瘙痒，主要部位为阴道口及外阴，或有灼热、疼痛、性交疼痛等。如尿道口有感染，可有尿频、尿痛，有时可见血尿。

（2）阴道分泌物增多，呈灰黄色稀薄泡沫状，若有其他细菌合并感染则排出物呈脓性，可有臭味。阴道及宫颈黏膜充血，常见散在红色斑点，黏膜乳头增生呈杨梅状。

（二）辅助检查

阴道分泌物生理盐水悬滴液检查滴虫。此方法敏感性60%～70%，阴道分泌物滴虫培养，阳性率可达98%以上。

（三）诊断要点

（1）有外阴瘙痒、白带增多呈泡沫状。

（2）阴道及宫颈黏膜红肿，常有散在红色斑点，后穹窿有多量液性或脓性泡沫状分泌物。

（3）白带中找到滴虫可明确诊断。

（四）鉴别诊断

1. 下生殖道淋球菌感染　白带为脓性，阴道充血多不明显，宫颈外口充血明显，有脓性白带流出。分泌物涂片可在白细胞内找到革兰阴性双球菌。

2. 老年性阴道炎　绝经老年患者，白带增多为脓性或血性，常有阴道灼热、疼痛感，严重者阴道呈点片状出血点，但阴道分泌物找不到滴虫。

【治疗】

1. 全身用药　甲硝唑（灭滴灵）每次200mg，口服，每天3次，7天为1个疗程；或每次400mg，口服，每天2次，共5天；或大剂量疗法，即每次2g口服。服药后个别患者可出现食欲缺乏、恶心、呕吐等胃肠道反应，偶出现头痛、皮疹、白细胞减少等反应，可对症处理或停药。甲硝唑能通过乳汁排泄，用药期间及用药后24小时内不宜哺乳。另外，妊娠期滴虫阴道炎是否用甲硝唑治疗，尚存在争议，国内妊娠期作为禁用药物。

2. 局部治疗

（1）清除阴道分泌物，改变阴道内环境，提高阴道防御功能。1% 乳酸或 0.5% 醋酸或 1:5000 高锰酸钾溶液，亦可于 500ml 水中加食醋 1~2 汤匙灌洗阴道或坐浴，每天 1 次。

（2）阴道上药，在灌洗阴道或坐浴后，取甲硝唑泡腾片 200mg 放入阴道，每天 1 次，10 天为 1 个疗程。亦可选用乙酰胂胺（滴维净）或卡巴胂等。

【病情观察】

注意阴道分泌物的形状及瘙痒情况，并进行相应的检查，以便于进行针对性的治疗。

【病历记录】

（1）门诊病历要详细记录现病史，对患者的白带性质应详尽描述并记录以往的感染史以及治疗情况。

（2）记录已告知患者性伴侣应同时治疗，并在治疗期间禁止性生活。

【注意事项】

1. 医患沟通

（1）注意告知患者疾病的情况，说明这是一种完全可以治愈的疾病，以减少患者的忧虑，使其配合治疗，并告知患者，其性伴侣应一同治疗。

（2）有些患者用药的依从性比较差，往往药物治疗一个周期后不进行第二个周期的治疗，这种患者往往容易复发，因此就诊时必须明确告诉患者，需要坚持进行至少 2 个周期的治疗才能有效防止复发。

2. 经验指导

（1）滴虫有其独特的生活习性，对温度、pH 有较高的要求，为提高检出率，取分泌物前 24~48 小时须避免性交、阴道灌洗或局部用药，取分泌物前不做双合诊，窥器不涂润滑剂。于阴道后穹窿处取少许分泌物混于生理盐水中，分泌物取出后应及时送检并注意保暖，否则滴虫活动力减弱，容易造成辨认困难。

(2) 妊娠期与月经前后阴道 pH 升高，有利于阴道毛滴虫的感染与繁殖，此时检查容易得到阳性结果。药物治疗后，滴虫的繁殖处于一个较低的水平，检查时不容易得到阳性结果。待月经后，隐藏在腺体及阴道皱褶中的滴虫常得以繁殖，引起炎症的发生，导致有些患者久治不愈。

(3) 许多患者在来就诊前往往有自行在阴道用药史，临床上实验室检查往往无法查到病原体，因此医生需要根据白带的性状及患者所使用用过的药物对其是否有效来做出判断。

(4) 治疗后检查滴虫阴性时，仍应于下次月经后继续治疗 1 个疗程，以巩固疗效。此外，为避免重复感染，对患者的内裤及洗涤用的毛巾，要煮沸 5~10 分钟以消灭病原体；已婚者还应检查男方是否有生殖器滴虫病，前列腺液有无滴虫，若为阳性，须同时治疗。

(5) 禁止患者及带虫者进入游泳池。可废除公共浴池，提倡淋浴，废除出租游泳被及浴巾。改坐式便所为蹲式。医疗单位要做好器械的消毒及灭菌，防止交叉感染。

第六节　老年性阴道炎

老年性阴道炎（senile vaginitis）又名萎缩性阴道炎；是一种非特异性阴道炎，因卵巢功能衰退，体内雌激素水平低落或缺乏，阴道上皮细胞糖原减少，阴道内 pH 呈碱性，杀灭病原菌能力降低。同时，由于阴道黏膜萎缩，上皮菲薄，血运不足，使阴道抵抗力降低，便于细菌侵入繁殖引起炎症病变。多发生在绝经期后的妇女，但是，双侧卵巢切除后、卵巢功能早衰、盆腔放疗后、长期闭经或长期哺乳妇女也可出现。

【诊断】

（一）症状

白带增多，呈黄水样或血性或脓性。常伴有臭味。外阴有瘙痒或灼热感，有时盆腔坠胀不适。炎症波及前庭及尿道口周围黏膜时，可有尿频、尿急等症状。

（二）体征

妇科检查时见外阴萎缩，双小阴唇内侧面可有充血；阴道黏膜菲薄，皱襞消失，充血并有散在的小的出血点，或可见表浅的溃疡。如果阴道炎症久治不愈，有可能引起阴道粘连，重者引起阴道闭锁，炎性分泌物不能排出，又会发生阴道积脓或宫腔积脓。同样，溃疡面如果与对侧粘连，也可以引起阴道粘连等上述病症。

（三）辅助检查

1. 阴道分泌物常规检查　可以发现白带中有脓细胞的存在。

2. 宫颈刮片　对于血性的白带应当进行宫颈刮片的细胞学检查，以初步排除宫颈癌的存在。如果排除了宫颈癌的存在，依然有血性的白带，需要进行诊断性刮宫来排除子宫其他恶性疾病的存在。

（四）诊断要点

（1）阴道分泌物增多及外阴瘙痒、灼热感。阴道分泌物稀薄，呈淡黄色，严重者呈血样脓性白带。

（2）检查见阴道呈老年性改变，上皮萎缩，皱襞消失，上皮变平滑、菲薄；阴道黏膜充血，有小出血点，有时见浅表性溃疡。

（3）排除其他器质性疾病后根据患者的症状和体征来做出诊断。白带常规检查可以为诊断提供帮助。

（五）鉴别诊断

1. 真菌性阴道炎及滴虫阴道炎　阴道分泌物做悬滴涂片镜检，可见滴虫、芽孢和假菌丝。

2. 子宫恶性肿瘤　可行阴道细胞学、宫颈活组织检查及子宫内膜活组织检查。

【治疗】

（一）一般治疗

1. 治疗原则 为增加阴道抵抗力及抑制细菌的生长，可以用1%乳酸液或0.1%～0.5%醋酸液冲洗阴道，每日1次，增加阴道酸度，抑制细菌生长繁殖。

2. 阴道放置活的阴道乳酸杆菌，恢复其正常的生理状态，减少阴道炎症的发生。

（二）药物治疗

1. 己烯雌酚 每次0.05～0.1mg，每日1次，口服，连续7日，以后改为隔日1次，再服1周。

2. 尼尔雌醇 每月2.5～5mg，口服，连续2～3个月。

【病情观察】

（1）注意阴道分泌物的变化。

（2）对于使用激素替代治疗的患者必须定期进行妇科复查，注意是否有异常的阴道流血、乳房肿块、子宫肌瘤、血栓性静脉炎等的出现，一旦发现必须及时终止激素药物的治疗。

【病历记录】

（1）门诊病历要详细记录现病史，并对患者的手术史、生育史，患者的治疗经过，包括用药及疗效等相关项目清楚记录。对以往急性发作和感染史应做详细描述。

（2）记录告知患者的注意事项，包括在使用激素药物期间需要定期随访，如果有任何不适需要及时就诊。

【注意事项】

1. 医患沟通

（1）老年性阴道炎主要是由于老年人体内雌激素水平下降而导致的阴道局部黏膜变薄，容易受到细菌的侵袭，这一点必须告知患者，应说明这是一种老年人常见的现象，以减少患者的忧虑，使其配合治疗。

（2）对于反复发作或久治不愈的情况，要考虑到恶性肿瘤的可能，应在患者知情同意的情况下进行怀疑部位的活组织检查。

2. 经验指导

（1）老年性阴道炎多数是年龄因素引起的，但是其他可以造成局部抵抗力下降的因素也可以导致其发病率的增加。因此，在诊断时要注意既往病史及基础疾病。

（2）多数情况下，老年性阴道炎的病因比较单纯，少数患者会合并有病原体的感染，因此要注意除外可能的感染因素。

（3）雌激素治疗用药不可过久或剂量过大，以免引起撤退性出血。

（4）应用雌激素前应先排除子宫肌瘤及恶性肿瘤、肝脏疾病、肾病及血栓静脉炎等。

（5）注意外阴清洁卫生，勤换洗内裤。多食清淡、富于营养之品，忌食辛辣及高脂、高糖食物。保持心情开朗，解除心理障碍及精神负担。

第七节　急性宫颈炎

正常时宫颈内口紧闭，宫颈管腺体分泌碱性黏液形成黏液栓，内含有溶菌酶、乳铁蛋白，保持内生殖器的无菌状态。当各种因素侵害宫颈管的防御功能时，容易发生急性宫颈炎（acute cervicitis）。一般急性宫颈炎发生不多，但近年来，由于性传播疾病增多，急性宫颈炎已成为常见病。

【诊断】

（一）症状

1. 阴道分泌物增多　分泌物多呈黏液脓性或混有血。

2. 外阴瘙痒　阴道分泌物刺激可引起外阴瘙痒。

3. 泌尿道症状 通常有下泌尿道症状如尿急、尿频、尿痛，常见于淋球菌感染。

4. 阴道出血 阴道出血可表现为经间期出血、性交后出血等症状。

5. 其他症状 急性期可有轻度体温升高，伴有腰酸及下腹部坠痛。

（二）体征

妇科检查见宫颈充血、红肿，颈管黏膜水肿，宫颈黏膜外翻，宫颈触痛，脓性分泌物从宫颈管内流出，特别是淋菌性宫颈炎时，尿道、尿道旁腺、前庭大腺亦可同时感染或无症状，有症状者表现为宫颈分泌物增多、点滴状出血或尿路刺激症状，妇科检查宫颈口可见黏液脓性分泌物。

（三）辅助检查

1. 分泌物涂片检查 对于急性宫颈炎，通常可采取宫颈管黏液脓性分泌物，行革兰染色涂片检查，每高倍镜视野下有 10 个以上的中性多核白细胞，即可诊断急性宫颈炎。

2. 病原体检查 近年来急性宫颈炎最常见病原体为淋病奈瑟菌和沙眼衣原体。淋病奈瑟菌的实验室检查方法：①宫颈分泌物涂片革兰染色，在多形核白细胞中找到典型的肾形革兰阴性双球菌，则诊断成立，阳性率在 40%～60%。②分泌物培养，为确诊淋病奈瑟菌性宫颈炎的重要手段，阳性率在 80%～90%。③聚合酶链反应（PCR），即使是只有少量的病原体，通过 PCR 检查也可以明确诊断。④酶联免疫吸附试验（ELISA），ELISA 方法简单，诊断快速，是常用的检查方法。

3. 血象 急性期患者血液白细胞计数及中性粒细胞数增高。

（四）诊断要点

（1）有阴道（宫颈癌）黏膜脓性分泌物增多，伴接触性出血或泌尿道症状。

（2）宫颈充血、水肿、糜烂，有黏液脓性分泌物从宫颈管流出。宫颈红肿、触痛，且常有接触性出血。淋菌感染者还可见到尿道口、阴道口黏膜充血、水肿以及多量的脓性分泌物。

（3）宫颈分泌物涂片中每高倍镜视野下有 10 个以上的中性多核白细胞。宫颈分泌物涂片、分泌物培养、PCR 和 ELISA 检查可明确病原体。

（五）鉴别诊断

1. 阴道分泌物异常　急性滴虫性、真菌性、感染性淋菌性等阴道炎以及急性子宫内膜炎、宫旁组织炎、盆腔炎等阴道分泌物均呈脓性状，多秽臭，将分泌物做涂片或培养检查，可资鉴别。若见脓血白带，奇臭难闻，行宫颈活体组织检查，排除宫颈恶性肿瘤的可能。

2. 泌尿系统感染　急性膀胱炎、急性输尿管炎、输尿管结石并发感染、急性肾盂肾炎均有尿频、尿急、尿痛等症状。可通过尿样检查、造影检查、体检时有无肾区叩击痛等协助鉴别诊断。

【治疗】

（一）一般治疗

急性感染期应禁止性生活，注意个人卫生，同时注意多休息，加强营养。

（二）药物治疗

1. 局部治疗　根据细菌培养及药敏试验的结果，采用细菌敏感的抗生素或磺胺粉剂，涂抹或撒在宫颈上控制感染。

2. 全身治疗　有全身症状者需肌内注射或口服抗生素。对无并发症的急性淋病奈瑟菌性宫颈炎主张大剂量单次给药。常用药物有头孢曲松钠、头孢克肟、头孢噻肟钠、大观霉素、氧氟沙星等。对于沙眼衣原体感染，可选用红霉素、阿奇霉素或环丙沙星治疗。对于病毒感染，可选用 5 - Fu 软膏及干扰素治疗。

(三) 手术治疗

原则上不进行局部手术治疗，因为在急性期若采用激光、电熨等物理治疗，可使炎症扩散，导致急性盆腔疾病。

【病情观察】

患者每次就诊时注意观察阴道分泌物的性状及用量、自觉症状及妇科检查宫颈炎症的情况，对炎症的转归做出判断，同时，需要重复进行分泌物涂片及培养。

【病历记录】

(1) 随着性传播疾病发病率的增加，急性宫颈炎已成为常见疾病。门诊医生接诊时，应该注意询问患者性伴侣的职业及感染史，应了解患者既往的生育史、手术史和生殖道感染史，对实验室检查结果也应有详细的记录。

(2) 在治疗方面，病历上应记录规范、足量的抗生素的应用，并强调让患者定期复诊，以免使炎症迁延成慢性。

【注意事项】

1. 医患沟通

(1) 由于急性宫颈炎很多都是由性传播疾病造成的，因此，门诊医生在询问病史时，应措辞得当，使谈话内容为患者所接受。除进行常规检查外，应该让患者知道进行特殊的检查排除性传播感染是必要的。在做出具体诊断前，最好能取得确切的实验室检查结果。

(2) 对于检查结果要注意为患者保密，不公开患者隐私，以避免引起不必要的医疗纠纷。

2. 经验指导

(1) 急性宫颈炎最常见的原因为淋球菌感染，因此，在检查时首先要进行革兰涂片检查淋球菌。

(2) 为了明确致病的病原体并进行有针对性的治疗，有条件的应进行细菌培养、衣原体培养和支原体培养及药敏试验，然后根据培养及药敏结果给予相应的抗生素治疗。

第八节　慢性宫颈炎

慢性宫颈炎（chronic cervicitis）是妇科疾病中最常见的一种，多由急性宫颈炎未治疗或治疗不彻底转变而来。或由于各种原因所致的宫颈裂伤造成宫口变形，病原体侵入而引起感染。

【诊断】

（一）症状

白带增多是慢性宫颈炎最常见的症状，白带呈乳白色黏液状，有时呈淡黄色脓性，可有血性白带或性交后出血。可继发外阴瘙痒，腰酸及下腹坠痛。此外还有尿频、尿急、尿痛等泌尿系感染症状。

（二）体征

1. 宫颈柱状上皮异位（宫颈糜烂）　宫颈外口处的宫颈阴道部分，外观呈颗粒状的红色糜烂。在炎症初期，糜烂面表面平坦，为单纯型糜烂；后由于腺上皮过度增生，并伴有间质增生，糜烂面凹凸不平呈颗粒状；如间质增生明显，表面凹凸不平更明显而呈乳突状糜烂。

2. 宫颈肥大　宫颈组织在长期慢性炎症的刺激下充血、水肿，宫颈呈不同程度的肥大，可比正常大 2～4 倍。宫颈表面可表现糜烂或光滑。宫颈纤维结缔组织的增生，使宫颈质地变硬。

3. 宫颈息肉　息肉根部多附着于宫颈外口，或在颈管内。一个或多个不等，直径一般在 1cm 以下，色红、舌形、质软而脆，易出血，蒂细长。

4. 宫颈腺体囊肿（纳博特囊肿）　宫颈表面突出多个青白色小囊泡，内含无色黏液。若囊肿感染，则外观呈白色或淡黄色小囊泡。这种囊肿一般约米粒大小，也可长大至1cm直径大小。

5. 宫颈内膜炎 检查时可见子宫颈口有脓性分泌物堵塞，有时可见子宫颈口发红充血。

6. 宫颈裂伤或宫颈外翻。

（三）辅助检查

（1）取阴道分泌物找滴虫、念珠菌、衣原体、淋菌，进行细菌培养及药物敏感试验。

（2）宫颈柱状上皮异位与早期子宫颈癌从外观上难以鉴别，需常规做宫颈刮片检查，必要时在阴道镜下取活组织检查，以明确诊断。也可通过固有荧光诊断仪进行检测，如有阳性征象则做定位活组织检查。

（四）诊断要点

（1）阴道分泌物增多伴接触性出血及腰骶部疼痛。

（2）宫颈有不同程度糜烂、肥大。

（3）对阴道分泌物进行病原学检查、细菌培养及药物敏感试验，与宫颈癌鉴别需行宫颈刮片、阴道镜检查或宫颈活组织检查。

（五）鉴别诊断

1. 宫颈癌 肉眼不易与宫颈柱状上皮异位鉴别，但宫颈癌一般质地较硬、脆，极易出血，宫颈刮片或宫颈活组织检查可帮助诊断。

2. 陈旧性宫颈裂伤 阴道检查时，可因将裂伤的宫颈内膜牵引外翻而误认为慢性宫颈炎，如将窥阴器轻撑开后，外翻的组织即可复原。

3. 宫颈湿疣 宫颈表面乳头状凸起与宫颈息肉相似，内生型的表现为白带多而腥臭，通过宫颈活检能鉴别。

4. 阿米巴性宫颈炎 早期临床检查可见宫颈外口呈表浅糜烂。但本病常继发于肠道阿米巴性疾患后。镜检宫颈组织无特殊性改变，宫颈渗出物内可找到阿米巴滋养体。

5. 放线菌性宫颈炎　宫颈亦呈慢性炎症，继发子宫颈疾病放射治疗后。宫颈涂片巴氏染色可发现放线菌感染病变特征。

【治疗】

本病治疗以局部治疗为主，可采用物理治疗、药物治疗及手术治疗，而以物理治疗最常用。

（一）药物治疗

适用于糜烂面积较小，炎症浸润较浅者。药物治疗的目的是以消炎促使上皮生长为主。

1. 阴道冲洗　常用的冲洗药物有 1:5000 高锰酸钾溶液，1:1000 苯扎溴铵溶液，1% 醋酸溶液，0.5%～1% 乳酸溶液，可选用其中任何一种每日冲洗阴道 1～2 次。

2. 硝酸银腐蚀　棉球蘸 10%～20% 硝酸银液涂于糜烂面，直至出现灰白色痂膜为止，然后用生理盐水棉球或棉签轻轻涂抹去多余的硝酸银液，每周 1 次，2～4 次为 1 个疗程。

3. 铬酸腐蚀　棉球蘸 5% 重铬酸钾液，涂于子宫颈糜烂处，至出现灰白色痂膜为止，然后用 75% 乙醇棉球轻轻吸去多余的铬酸。再于下次月经净后涂 1 次，共 2 次。

4. 氯己定（洗必泰）栓剂　每日 1 次，每次 1 枚。将药紧贴糜烂处，用带线棉球固定，次日晨患者自行取出棉球，10 次为 1 个疗程。

（二）物理疗法

适用于糜烂面积较大，炎症浸润较深的病例，是治疗宫颈柱状上皮异位较好的方法，一般 1 次即可治愈，2 个月左右伤口可痊愈。

1. 宫颈电熨术　适用于已有子女的经产妇。将电熨斗直接接触宫颈柱状上皮异位处并略加压，电熨后创面涂以 1% 甲紫或呋喃西林粉，术后 2～3 日分泌物增多，7～10 日阴道有少量阴道出血，术后 2 周结痂脱落。术后每月复查 1 次，如有宫口狭窄可用探针扩张。

2. 激光治疗 多采用二氧化碳激光器。术后 3 周痂皮脱落。

3. 冷冻治疗 适用于未产或尚无子女患者。术后 6 周后坏死组织脱落，8 周痊愈，术后很少出血，愈合后很少发生宫口狭窄。

（三）手术治疗

1. 适应证 保守治疗无效；宫颈肥大糜烂面深广且颈管受累者。

2. 手术方式 ①锥切法，可选用电刀锥切或手术刀锥切；②子宫全切术；③宫颈撕裂修补术；④子宫颈切除术；⑤子宫颈息肉摘除术。

【病情观察】

宫颈炎患者就诊时均应行宫颈刮片，注意宫颈病变的范围、深度，分泌物的颜色、性状及气味。行物理治疗或手术的患者应注意治疗后的随访，定期行妇科检查。

【病历记录】

（1）门诊病历上应记录宫颈炎症的程度，宫颈刮片、阴道镜检查及宫颈活检的结果，并嘱患者定期随访。

（2）对于需要进行物理治疗或手术的患者，病历上应详细记录各种治疗方法的重要并发症，并让患者签字。

【注意事项】

1. 医患沟通

（1）宫颈炎是导致宫颈癌的危险因素，对有性生活的妇女，如发现宫颈炎症，一定要进行宫颈刮片检查。对于已经接受检查的妇女，更应该强调定期随访的重要性。

（2）物理治疗及锥切术后脱痂期会有少量出血，但在某些患者出血量可能较大，会引起患者的恐惧及对治疗的疑虑，因此在治疗前一定要对患者详细说明术后可能出现的一些特殊情况，以减少不必要的医疗纠纷。

（3）由于宫颈锥切术后会引起宫颈瘢痕狭窄，有可能影响以后生育，因此，对年轻、未育患者的治疗方式选择一定要慎重。如果确实需要手术治疗，一定要让患者明确手术的风险和并发症，并在手术同意书上签字。

2. 经验指导

（1）宫颈炎患者中有肿瘤家族史、早婚早育史或多个性伴侣等，均为宫颈癌的高危因素。

（2）如宫颈刮片细菌学检查结果为Ⅱ级或Ⅱ级以上，患者应做阴道镜检查，如有异常则做活组织检查或以宫颈管刮出物做病理检查，以除外癌症。

（3）物理治疗的时间应选择在月经干净后 3~7 天进行。有急性生殖器炎症者要在治愈后，才能进行慢性宫颈炎的物理治疗。

（4）物理治疗后会出现阴道分泌物增多，甚至有大量水样排液，在治疗 1~2 周脱痂时可有少量出血，此均属正常现象。

（5）物理治疗脱痂期间，如阴道流血多，需消炎止血，先用过氧化氢清洗伤口，用消炎止血粉洒于患部后，用带线消毒棉塞压迫止血，嘱 24 小时后来院取出。若见宫颈上有活跃性出血点，可再用电熨或激光点灼止血。

（6）保持外阴清洁、干燥，注意个人卫生，经常洗换内裤，避免搔抓，防止出现外阴皮肤抓伤。创面未愈合期间禁盆浴、性交和阴道冲洗。治疗后须定期复查，观察创面愈合情况直到痊愈。复查时应注意有无颈管狭窄。

第九节　急性盆腔炎

盆腔炎（pelvic inflammatory disease，PID）指女性内生殖

器及其周围的组织、盆腔腹膜发生的炎症，主要包括子宫内膜炎、输卵管卵巢炎、盆腔腹膜及结缔组织炎。有急性、慢性两类。急性者发病危急，症状重，可因败血症危及生命。近年来，性传播疾病增多，急性盆腔炎仍为妇科主要常见病。急性盆腔炎如治疗不及时，可出现盆腔脓肿（pelvic abscess），并可发展为慢性盆腔炎，严重影响妇女健康。

【诊断】

（一）症状

（1）发热：病情严重者可有高热、寒战、头痛、食欲不振。

（2）下腹疼痛。

（3）恶心、呕吐、腹胀、腹泻：如有腹膜炎时出现消化系统症状。

（4）下腹包块及局部压迫刺激症状：包块位于前方时可有膀胱刺激症状如排尿困难、尿频，如引起膀胱肌炎还可有尿痛等；包块位于后方可有直肠刺激症状，如在腹膜外可致腹泻及里急后重感和排便困难。

（二）体征

（1）体检时会发现患者有下腹腔压痛、反跳痛等腹膜刺激症状。多数患者都有压痛，但是反跳痛开始可以不明显。病变发展到腹膜炎时，反跳痛才变得明显。妇科检查可见阴道内有大量脓性白带，呈黄色或绿色。

（2）双合诊检查时多数都可以发现患者下腹腔正中或附件区压痛，表示子宫内膜或输卵管急性炎症。肿块不常见，但是绝大多数患者都可以发现附件区增厚。肿块可见于少数形成了脓肿或慢性炎症急性发作的患者。三合诊更有助于对盆腔炎性疾病的诊断，应该常规进行。

（三）辅助检查

1. 实验室检查 白细胞及中性粒细胞升高，血沉增快。考虑性传播疾病时，应进行尿道口分泌物及颈管分泌物淋菌涂片及培养，衣原体、支原体培养，细菌培养及药敏试验等。考虑宫腔感染可能性比较大时，应进行宫腔内膜分泌物培养及药敏试验，血培养及药敏试验。

2. 特殊检查

（1）后穹窿穿刺有助于盆腔炎诊断。正常情况下白细胞 $\leq 1 \times 10^9/L$。盆腔炎常 $\geq 3 \times 10^9/L$，盆腔积脓时吸出物均为脓液，可送细菌培养（包括厌氧菌）及药敏试验。

（2）B 超对输卵管卵巢脓肿、盆腔积脓的诊断有价值，可以发现盆腔不同部位的囊肿。

（3）为了明确诊断，或考虑手术治疗时，可进行腹腔镜检查。

（四）诊断要点

（1）根据病史、症状和体征可做出初步诊断。但还需做必要的化验，如血常规、尿常规、宫颈管分泌物及后穹窿穿刺物检查等。

（2）急性盆腔炎的临床诊断需同时具备下列 3 项：①下腹压痛伴或不伴反跳痛；②宫颈或宫体举痛或摇摆痛；③附件区压痛。下列标准可增加诊断的特异性：①宫颈分泌物培养或革兰染色涂片淋病奈瑟菌阳性或沙眼衣原体阳性；②体温超过 38℃；③血白细胞总数 $> 10 \times 10^9/L$；④后穹窿穿刺抽出脓性液体；⑤双合诊或 B 超检查发现盆腔脓肿或炎性包块。

（3）临床诊断急性输卵管炎有一定的误诊率，腹腔镜检查则能提高确诊率。腹腔镜的肉眼诊断标准：①输卵管表面明显充血；②输卵管壁水肿；③输卵管伞端或浆膜面有脓性渗出物。在做出急性盆腔炎的诊断后，要明确感染的病原体，通过剖腹探查或腹腔镜直接采取感染部位的分泌物做细菌培养及药敏结果最准确，但临床应用有一定的局限性。

（4）宫颈管分泌物及后穹窿穿刺液的涂片、培养及免疫荧光检测虽不如直接采取感染部位的分泌物做培养及药敏准确，但对明确病原体有帮助，涂片做革兰染色，若找到淋病奈瑟菌可确诊，除查找淋病奈瑟菌外，可以根据细菌形态及革兰染色，为选用抗生素及时提供线索。最可靠的方法是分泌物培养，培养检查阳性率高，可明确病原体。除病原体的检查外，还可根据病史、临床症状及体征特点做出病原体的初步判断。

（五）鉴别诊断

1. 急性阑尾炎 主要是麦氏点的疼痛，一般局限在右下腹，通常不会有双下侧腹痛。

2. 输卵管妊娠流产或破裂 往往有停经史，尿妊娠试验绝大多数情况下为阳性。

3. 卵巢囊肿蒂扭转或破裂 多数有卵巢囊肿病史，然后突然出现腹痛。一般疼痛局限在一侧下腹部，在初期多缺乏炎症所具有的体温升高和外周血白细胞升高的特点。

【治疗】

1. 一般治疗

（1）患者卧床休息，应取半卧位，以便盆腔脓液聚集于子宫直肠凹陷，便于吸收。

（2）加强营养，不能进食的给予静脉补充葡萄糖、维生素C、电解质。必要时输血加强全身抵抗力。

（3）中药治疗。

2. 针对病原体治疗 因急性子宫内膜炎易发展为急性盆腔炎或转为慢性盆腔炎，故应及时、彻底治疗。根据宫腔排出液或后穹窿穿刺液培养并做药敏，选用敏感药物。因常有需氧菌和厌氧菌同时感染，应选用广谱抗生素。可首先采用大剂量青霉素或氨苄西林、头孢类霉素与甲硝唑等联合静脉滴注。治疗48～72小时后体温仍高者，应改换抗生素。严重者，加用肾上腺糖皮质激素，如氢化可的松500mg静脉滴注，地塞米松20mg静脉滴注，防止感染性休克。

3. 手术治疗

（1）手术指征：①药物治疗无效；②体温持续不降；③盆腔包块持续增大，为防止发生脓肿破裂，应手术治疗；④患者突然出现下腹部剧痛、寒战、高热、恶心、腹胀，甚至出现中毒性休克表现者，应可疑有脓肿破裂，应立即剖腹探查；⑤输卵管、卵巢脓肿虽经药物治疗控制，肿块局限，但仍未消失，为防止复发，应行手术切除病灶。

（2）手术范围：原则上应切除病灶，但应根据患者年龄、病变范围、全身条件具体对待。①年轻生育年龄妇女，应尽可能保留卵巢、输卵管、子宫；②年龄大，附件脓肿反复发作或双侧附件受累，可切除子宫及附件。手术切除脓肿后，应于术毕放置腹腔引流管，如引流液不多，于术后 48 小时拔除腹腔引流管。盆腔脓肿位置低，可行后穹窿穿刺引流或行后穹窿切开引流术，同时向脓腔内注入抗生素。除紧急情况外，应于手术前应用大剂量抗生素 3 日，控制感染后再手术。术后继续应用抗生素。

【病情观察】

主要观察患者感染的征象，根据临床表现的进展采用进一步的治疗，或更换抗生素。这些征象包括：腹痛情况、体温情况、血象情况、分泌物情况（包括性状、培养结果）、全身中毒情况。

【病历记录】

1. 门诊病历书写

（1）要详细记录现病史，并对患者的手术史、生育史等相关项目清楚记录。还要记录患者的治疗经过，包括用药及疗效等。

（2）如果患者拒绝检查，应要求其签字。

2. 住院病历的书写

（1）注意在病程中详细记录体征及症状的变化以及随访

血象的变化情况。按时记录决定治疗方案的依据。

（2）对于需要手术的患者，要估计到术中的困难、手术范围。术前向家属谈明情况，由患者做出选择，并由家属及本人签字。

（3）如术中有手术范围变化，需要切除器官，需患者或家属签字后方可实施。

【注意事项】

1. 医患沟通

（1）在医疗中要注意保护患者隐私，不要向家属过多描述病情，在病情明确之前或之后不要向家属解释患病的途径。在向家属交代病情之前，一般要先征求患者自己的意见，如果将性传播疾病向家属说明可能会造成家庭不和。

（2）患者往往症状好转后就要求出院，这时要告知应一次彻底治疗，以免迁延为慢性。用药要足量、全程。如患者不听劝阻，应要求其签字，表示为自动出院。

（3）术中切除脏器一定要与家属说明情况，征得同意后再行手术。

2. 经验指导

（1）某些疾病，例如子宫内膜异位症，可出现类似盆腔炎的症状，在诊断时要排除。

（2）诊断须与其他急腹症相鉴别，因为许多外科与妇科的急腹症和盆腔炎的表现相似，而且依据一般的体格检查和实验室检查并不能鉴别，故在不能除外外科疾病的情况下要请外科医生会诊协助处理。

（3）患者有全身中毒症状时，要考虑到特异性感染的可能。

（4）伴有全身中毒症状时需要进行血培养，一般主张连续做3次，在高热时抽血。

（5）尽量避免不必要的妇科检查以免引起炎症扩散。

（6）用药后要观察疗效，一般在用药 72 小时后根据症状、体征、血象等判定是否有效，不要过早换药。

（7）用药期间注意防止肠道的真菌感染。

（8）对本病，除可优先选择抗生素的保守治疗以外，还可以考虑手术治疗，但是要严格把握手术指征。

（9）对于术后腹腔内是否注入抗生素，临床上有不同的看法，一般采用比较慎重的态度，不轻易使用。因为抗生素在腹腔内的渗透性有限，不能达到组织深处。

第十节 慢性盆腔炎

慢性盆腔炎常为急性盆腔炎治疗不彻底或患者体质较差、病程迁延所致，但亦可无急性盆腔炎病史，如沙眼衣原体感染所致输卵管炎等。慢性盆腔炎病情较顽固，当机体抵抗力较差时，可有急性发作。

【诊断】

（一）症状

1. 全身症状 多不明显，可有低热、疲乏、精神不振、失眠等。

2. 下腹痛及腰痛 由于慢性炎症形成的瘢痕粘连以及盆腔充血，可引起下腹部坠胀、疼痛及腰骶部疼痛。常于劳累、性交后及月经前后加剧。

3. 其他症状 月经增多（因盆腔淤血而引起）、月经失调（卵巢功能受损害时引起）、不孕（由于输卵管粘连阻塞引起）。

（二）体征

（1）子宫常呈后位，活动受限。

（2）如为输卵管炎，可在子宫一侧或两侧触及增粗的输卵管，呈索条状，并有轻度压痛。

（3）如为输卵管积水或输卵管卵巢囊肿，可在盆腔的一侧或两侧摸到囊性肿物，活动多受限。

（4）如为慢性盆腔结缔组织炎，子宫一侧或两侧有片状增厚、压痛。如炎症蔓延的范围广，可使子宫固定，宫颈旁组织也增厚变硬，向外呈扇形扩散，直达盆壁，即所谓的冰冻骨盆。

（三）辅助检查

（1）对阴道或盆腔分泌物进行衣原体、支原体培养，细菌培养及药敏试验，常可寻找到相关的病原体。

（2）后穹窿穿刺有助于盆腔炎诊断，盆腔积脓时吸出物均为脓液。可送细菌培养（包括厌氧菌）及药敏试验。

（3）怀疑宫腔感染时，进行宫腔培养及药敏试验，同时进行血培养及药敏试验。

（4）B超对输卵管卵巢脓肿、盆腔积脓之诊断有价值，可以在盆腔不同部位发现囊肿。

（5）为了明确诊断，或者是考虑手术治疗时，可进行腹腔镜检查或剖腹探查。通过剖腹探查或腹腔镜检查，可以直接采取感染部位的分泌物做细菌培养及药敏试验，这时的结果最准确，但临床应用有一定的局限性。

（四）诊断要点

（1）以往有感染史及其他腹腔脏器的慢性感染史。

（2）以往有急性盆腔炎史，但是治疗不够彻底、有效，用药不够正规。症状持续时间比较长。

（3）有感染的证据，多数情况下可以发现有特异性感染。

有急性盆腔炎史以及症状和体征明显者，诊断多无困难。但有时患者自觉症状较多而无明显盆腔炎病史及阳性体征，此时对慢性盆腔炎的诊断须慎重，以免轻率做出诊断而造成患者思想负担。因为有时盆腔充血或阔韧带内静脉曲张也可产生类似慢性盆腔炎的症状。

（五）鉴别诊断

1. 子宫内膜异位症　子宫内膜异位症的痛经呈继发性、

进行性加重，症状与月经周期密切相关，若能触及典型触痛结节则有助于诊断。鉴别困难时应行腹腔镜检查。

2. 卵巢囊肿　输卵管积水或输卵管卵巢囊肿需与卵巢囊肿相鉴别，输卵管卵巢囊肿除有盆腔炎病史外，肿块呈腊肠形，囊壁较薄，周围有粘连；而卵巢囊肿一般以圆形或椭圆形较多，周围无粘连，活动自如。

3. 卵巢癌　附件炎性包块与周围粘连，不活动，有时易与卵巢癌相混淆，但炎性包块为囊性而卵巢癌为实性或囊实性，B超检查有助于鉴别。

【治疗】

慢性盆腔炎的病变组织中很少能够培养出病原菌，也没有真正意义上的炎症，而只是盆腔炎性疾病的后遗症。临床表现最常见的是下腹部疼痛和性交障碍。在治疗上基本没有什么好的方法和措施，抗生素治疗无效，手术分离粘连的效果也不好，有时还会引起更严重的粘连。腹腔镜探查对于轻度的粘连或者大网膜与盆腔脏器之间的粘连疗效很好，大约有 1/8 的病例可以使输卵管通畅并妊娠。但是对于肠管与盆腔脏器之间的粘连，一般情况下分离十分困难与危险。因此，本病的临床治疗主要是对症处理。

（一）药物治疗

1. 抗生素治疗　慢性盆腔炎时一般不主张抗生素治疗，主要原因是在盆腔内已经形成粘连和瘢痕组织，药物很难进入受累的部位。

2. 中药治疗　治疗以清热利湿，活血化瘀为主，方药：丹参18g，赤芍15g，木香12g，桃仁9g，金银花30g，蒲公英30g，茯苓12g，丹皮9g，生地9g；病重时加延胡索9g。有些患者为寒凝气滞型，治则为温经散寒、行气活血，常用桂枝茯苓汤加减，气虚者加党参15g，白术9g，黄花15g。以上中药煎后可口服或灌肠。

3. 其他药物治疗 应用抗炎药物的同时，也可采用 α - 糜蛋白酶 5mg 或透明质酸酶 1500U，肌内注射，隔日 1 次，7～10 次为 1 个疗程，以利粘连分解和炎症的吸收。个别患者局部或全身出现变态反应时应停药。也可以将抗生素与地塞米松同时应用，口服地塞米松 0.75mg，每日 3 次，停药前注意做到地塞米松逐渐减量。

（二）手术治疗

有肿块如输卵管积水或输卵管卵巢囊肿时应行手术治疗；存在小感染灶，反复引起炎症急性发作者也应手术治疗。手术以彻底治愈为原则，常行单侧附件切除术或全子宫切除术加双侧附件切除术，以避免遗留病灶有再复发的机会。对年轻妇女应尽量保留卵巢功能。

（三）其他治疗

上述方法治疗无效时，可以试用物理疗法。温热能促进盆腔局部血流循环，改善组织营养状态，提高新陈代谢，利于炎症吸收和消退。常用的有短波、超短波、微波、激光、离子透入（可加入各种药物如青霉素、链霉素等）等。下腹短或超短波透热理疗，每日 1 次，10 次为 1 个疗程。

【病情观察】

主要观察患者感染的征象，根据临床表现的进展采用进一步的治疗。观察内容包括：腹痛情况、体温情况、血象情况、分泌物情况（包括性状、培养结果）、全身中毒情况。慢性盆腔炎在非急性期往往症状不明显，患者只是觉得有轻度的下腹坠胀感，腰酸乏力，因此病情观察的主要目的是发现慢性盆腔炎是否有急性发作的迹象。

【病历记录】

1. 门诊病历的书写

（1）要详细记录现病史，并对患者的生育史等相关项目清楚记录。还要记录患者的治疗经过，包括用药及疗效等。

对以往急性发作和感染史详细描述。

（2）记录告知的注意事项。

2. 住院病历的书写

（1）注意在病程中要详细记录体征及症状的变化，注意随访血象的变化情况。按时记录制订或更改治疗方案的依据。

（2）对于需手术的患者，要估计到术中的困难，术前向家属谈明情况，由患者做出选择，并由家属及本人签字为证。

【注意事项】

1. 医患沟通

（1）注意在医疗中不便向家属过多描述病情，在病情明确之前或之后不要向家属解释患病途径。在向家属交代病情之前，一般先要征求患者自己的意见，如果将性传播疾病向家属说明可能会造成家庭不和。

（2）由于慢性盆腔炎的病情可能会反复发作，久治不愈，因此在治疗过程中提高患者的信心非常重要。

（3）要告知慢性盆腔炎的可能后果，如不孕等。

（4）对采用保守性手术治疗，尤其是要求生育的患者，要告知患者术后要通液或行子宫输卵管碘油造影，以明确输卵管情况；另外要告知，即使是输卵管通畅，也不一定能够怀孕，怀孕时有异位妊娠的可能。

2. 经验指导

（1）积极寻找感染因素，必要时须行细菌学方面的检查，以明确致病因素，但是在有明确证据之前，不能轻易下结论。

（2）首先考虑综合治疗，在治疗无明显效果的前提下，如果有指征，可以行手术治疗，如切除盆腔囊肿等。

（3）在无法找到病原体的情况下，可以先采取试验性抗感染治疗。

（4）一般抗生素治疗无效果时，要考虑到支原体、衣原体或结核感染可能。

第七章

性传播疾病 ◀••

第一节 淋 病

淋病为性病中最常见的一种，是由革兰阴性双球菌引起的急性或慢性感染。其传播方式主要通过性交直接传染或被淋球菌污染的衣物、便盆、浴巾等间接传染，此外患淋病的母亲可通过产道分娩传染给新生儿。淋菌主要侵犯女性的尿道、尿道旁腺、前庭大腺、宫颈管腺体、输卵管、会阴等部位，导致相应部位的特殊炎症，临床有急性及慢性之分。其反复发作，局部结缔组织增生、纤维化，形成瘢痕，可引起尿道狭窄、输卵管阻塞，造成不孕。

淋菌感染的特点是侵犯泌尿生殖道黏膜的柱状上皮，并可沿黏膜上皮上行感染。常见感染部位是子宫颈、尿道旁腺、前庭大腺。如局部感染未得到控制，感染可向上蔓延引起子宫内膜炎、输卵管炎、盆腔炎和腹膜炎。严重者经血行播散全身，引起播散性淋菌感染。

【诊断】

（一）临床表现

女性淋菌感染急性症状常不明显，潜伏期10天之内。主要表现为多量阴道脓性分泌物，少数患者有泌尿道症状。其临床症状取决于感染部位、感染时间长短及感染程度。

1. 淋菌性宫颈炎　最常见。主要表现为宫颈分泌物增多，呈脓性，少数患者有外阴刺痒感及盆腔不适。检查时见宫颈红肿、糜烂、黄绿色脓性分泌物自宫颈管流出。

2. 淋菌性尿道炎　常于性交后 2～3 天发生尿频、尿急、尿痛，检查时见尿道口红肿、溢液，挤压尿道可见脓性分泌物流出。

3. 淋菌性盆腔炎　60%～70% 在月经期或经净 1 周内发病。包括子宫内膜炎、输卵管卵巢脓肿、盆腔脓肿及腹膜炎等。患者可有异常阴道出血、腹痛，急性发作者表现为急性下腹痛伴全身中毒症状，如发热、寒战、恶心、白细胞升高。检查时宫颈有举痛、附件部位压痛，脓肿形成者可扪及盆腔肿块。与非淋菌感染引起的急性盆腔炎临床表现相似。

4. 播散性淋菌感染　最初为淋菌性败血症，患者高热、白细胞增高，出现皮疹。继之，可发生淋菌性关节炎或腱鞘炎、淋菌性心内膜炎等。

（二）辅助检查

1. 血象　急性感染时，白细胞及中性粒白细胞增多。

2. 分泌物涂片找淋球菌　涂片法敏感性和特异性都在 90% 以上。检测快速、简便，临床上比较常用。革兰染色时淋球菌为阴性，呈卵圆形或圆形，成对排列，常位于中性粒细胞胞浆内。

3. 分泌物培养　培养法是诊断淋病的标准方法，也是诊断淋病的"金标准"。

（三）诊断要点

（1）有不正常性生活史：潜伏期男性 2～5 天，女性 10 天以内。后出现尿频、尿急、尿痛，外阴红肿热痛。脓性白带，有时有阴道出血。盆腔炎可有时发热及下腹痛。

（2）尿道旁腺或前庭大腺红肿，流出脓液，可有发热及下腹痛。宫颈脓性分泌物、充血、糜烂、触痛。上行感染时子宫或下腹触痛，附件区肿胀或有包块。

（3）宫颈棉拭子涂片检查可见革兰阴性双球菌。取宫颈管或尿道口脓性分泌物淋病奈瑟菌培养阳性。

（四）鉴别诊断

1. 非特异性阴道炎 常有明显诱因，如机械性刺激、创伤、泌尿生殖道邻近器官的炎症。分泌物涂片或培养可找到一般病原菌，但无淋球菌及滴虫、念珠菌。

2. 念珠菌阴道炎 白带呈豆渣样或凝乳状，分泌物检查可找到真菌的微菌丝或芽孢。

3. 滴虫阴道炎 白带呈黄色、稀薄、有泡沫臭味，分泌物涂片悬滴检查可见滴虫。

4. 非淋菌性尿道炎 有可疑接触史，潜伏期 1～3 周，症状轻微，可有浆液或黏液分泌物，由沙眼衣原体和分解尿素支原体引起，分泌物涂片或培养检查有多核白细胞，无革兰阴性双球菌。

【治疗】

1. 一般治疗 注意休息，避免剧烈运动；避免刺激性的饮食，如酒、浓茶、咖啡、辣椒等；治疗期间停止性生活，注意局部卫生。

2. 药物治疗

（1）无并发症淋病：WHO 在 1993 年推荐可供选择的治疗方案如下：①头孢曲松（头孢三嗪）250mg，1 次肌内注射（儿童按 25～50mg/kg，1 次肌内注射，最大量不超过125mg）。②头孢克肟 400mg，1 次口服。③环丙沙星 500mg，1 次口服（孕妇、儿童禁用）。④大观霉素 4g，1 次肌内注射（儿童 25mg/kg，最大量为 75mg）。

（2）有并发症淋病：所使用的药物及剂量同上，但疗程需延长至 10～15 天，并同时给予多西环素或米诺环素（美满霉素）口服，100mg，每天 2 次，2 ~ 3 周。对于症状严重，体征明显的淋球菌性盆腔炎性疾病，WHO（1993）推荐的方案强调同时选择对衣原体、支原体及某些厌氧菌有效的药物。

对于淋病合并妊娠患者，应按有并发症淋病方案选择药物。但忌用四环素类、喹诺酮类和甲硝唑等药物。推荐使用：①头孢曲松 250mg，1 次肌内注射。②头孢噻肟 1g，1 次肌内注射。③大观霉素 4g，1 次肌内注射。新生儿娩出后，以 1% 硝酸银溶液、0.5% 红霉素眼膏或 1% 四环素眼膏预防。

对于新生儿淋菌性眼结膜炎，推荐：①头孢曲松 25 ~ 50mg/kg，最大量不超过 125mg，每天 1 次肌内注射或静脉注射，连续 7 天。②头孢噻肟 25mg/kg，肌内注射或静脉注射，每天 1 次，连续 7 天。③大观霉素 40mg/kg，每天肌内注射 1 次，连续 7 天。

对于播散性淋病患者，WHO（1993）推荐使用头孢曲松 1g，肌内注射或静脉注射，每天 1 次，共 7 天；或大观霉素 2g，肌内注射，每天 2 次，共 7 天。淋菌性心内膜炎同上述头孢曲松之剂量，但应静脉注射，疗程 4 周。

3. 手术治疗　输卵管积脓或输卵管卵巢脓肿治疗无效时，可手术治疗。

【病情观察】

治疗结束后 2 周内，在无性病接触史的情况下，符合如下标准，即判为治愈：①症状、体征全部消失。②尿液常规检查阴性。③在治疗结束后第 4 日和第 8 日，分别对女性患者宫颈和尿道取材进行涂片和培养，2 次均阴性。临床应该重视追问接触史、临床表现并及时进行涂片、培养检查或进行综合分析，慎重做出诊断。

【病历记录】

1. 门诊病历的书写

（1）要详细记录患者的症状、末次月经、性生活史（即使是有不洁性生活史，部分患者也会否认）、继往生育史、感染史，对所进行的检查、白带性状的描写要详细，特别是淋球菌培养结果必须详细记录。

（2）门诊诊治过程中，当怀疑淋病时，应建议其至性病科就诊，并在病史上做相应记录。由于淋病是一种性传播疾病，因此医生在病历卡上写下诊断时为了避免为患者带来家庭纠纷，可以使用相应的英文名称来代替。

（3）告知患者注意事项，衣物与家人分开清洗，保持外阴的清洁，治疗过程中禁止性生活，直到临床判定患者及其配偶痊愈，才可以有性生活。

（4）对于确诊为淋病的患者必须及时上报防疫部门，填写传染病传报卡。

2. 住院病历的书写

（1）对于手术中所见的情况必须详细描述，盆腔脓液必须收集后进行培养，如果切除输卵管或卵巢，事后一定要有病理报告的记录，这是对所切除器官的证明和所患疾病的证明。

（2）对于患者的病情变化、检验结果以及所采取的治疗方案，特别是要进行输卵管或卵巢切除前，必须和患者及其亲属谈话，尤其是对未生育妇女，如果同意则签字进行切除；如果家属拒绝，医生必须告知可能的后果，包括造成慢性淋球菌感染、盆腔炎、不孕、脓肿再次形成等并发症，此举也应要求患者签字为证。

【注意事项】

1. 医患沟通

（1）由于性传播疾病的诊断在我国是一个比较复杂而又敏感的问题，所以对淋病的诊断必须采取谨慎的态度，诊断一定要建立在确凿可信的实验室结果之上，并尊重患者隐私，为患者病情保密。否则会造成夫妻不和、家庭解体、医患纠纷甚至面临司法诉讼等诸多问题。

（2）作为医生在得知患者患有此病的时候，不应歧视患者，应当尽量消除患者的思想顾虑，使患者积极治疗，同时也应当向患者说明其中的利害关系，说明如果病情未被及时治疗，可能造成盆腔脓肿、慢性淋球菌感染、慢性盆腔炎甚至是不孕，促使患者对病情引起足够的重视。

（3）医生在询问患者的性生活史时，患者往往否认有不洁性生活史，对于这一点医生不必过分询问，这也不是诊断的必需条件。

（4）怀疑患者有淋球菌感染，取样本进行培养前必须征得患者的同意，如果患者拒绝，医生应当尽量说服患者，但要有理有据。如果患者还是拒绝，医生也应当提醒患者有患此病的可能。

2. 经验指导

（1）对于反复发作的难治性阴道炎，应注意淋病的可能性，进行淋球菌培养。但是如果淋球菌培养阴性，医生也不能完全排除淋球菌感染，可以采取抗生素尝试性治疗。

（2）淋病一旦确诊，应及早治疗，药量要足，治疗要彻底，性伴侣应同查同治，用物注意隔离、消毒、注意保护眼睛以防并发淋菌性眼炎。

（3）急性期间应卧床休息，保持外阴清洁，严禁性生活，严禁饮酒，饮食宜清淡。

（4）治疗后 7 日复查尿道或宫颈分泌物，以后每月复查 1 次，连续 3 次阴性为治愈。

（5）淋病孕妇娩出新生儿，出生后立即用生理盐水冲洗双眼，再用 0.5% 红霉素滴眼，每日 3 次，观察 3～4 天，如无结膜炎表现后停药。

（6）教患者自我消毒隔离方法，注意个人卫生，特别是在公共场所，要有自我保护意识，勿穿过紧、不透气内裤。

（7）患者所使用的物品均应先消毒后使用。定期做门诊复查至创面愈合，阴道分泌物三次阴性，方能确定治愈。

（8）保持乐观情绪，注意休息及营养，不随便使用不消毒的公共物品。指导患者及家属相互关怀，家属要理解、照顾患者，患病期间严禁性生活、盆浴及过多的妇科检查。

第二节　梅　毒

梅毒是对人类危害最大的一种性病，占性病发病率第 2 位。它不仅引起生殖器病变，还能侵犯各组织脏器，特别是侵犯心脏及神经系统，是一种慢性全身性传染病。根据感染的途径不同，分为先天梅毒及后天梅毒两类。梅毒螺旋体经皮肤黏膜破损处侵入人体后繁殖，引起局部组织炎性浸润，继而通过淋巴管，进入血循环而传播全身。临床分为三期：一期、二期为早期，有高度传染性；三期为晚期，传染性弱，但组织破坏性强，严重时可危及生命。

【诊断】

（一）诊断

1. 后天梅毒

（1）病史：有与梅毒患者性交或类似性行为史。

（2）发生部位：一般为单个硬下疳，不痛不痒，发生在生殖器，少数在肛门、唇及其他部位，伴邻近淋巴结肿大。

（3）渗出物涂片检查：一期、二期梅毒均见螺旋体；三期梅毒为阴性。

（4）梅毒血清反应：一期梅毒阳性率低，硬下疳出现数周后始呈阳性；二期梅毒阳性率达 100%；三期梅毒阳性率下降。

（5）梅毒螺旋体制动试验：三期梅毒阳性反应。

（6）赖氏蛋白补体结合试验：三期梅毒阳性反应。

2. 先天梅毒

（1）病史：母体有梅毒感染史。

（2）早期：发生在 2 岁内，主要表现为营养不良，生活力低下，老人颜面，常有低热。出生 1 周即可出现类似后天一期梅毒皮疹，以脓疱疹为常见，多局限于手掌及足跖。黏膜损害以梅毒性鼻炎为常见，表现为鼻黏膜肿胀、鼻腔阻塞、呼吸及吮吸困难，甚至损害至鼻软骨及鼻骨，形成鞍状骨，骨骼损害以骨软骨炎及骨膜炎为常见。

（3）晚期：发生在 2 岁以后，表现为患儿体质虚弱，发育不良，智力较差，皮肤黏膜损害与后天三期梅毒相似，一般不出现心血管或神经梅毒，特殊表现为间质性角膜炎、神经性耳聋及牙齿损害。

（4）梅毒螺旋体抗原血清试验：40% 可呈阳性反应。

（二）鉴别诊断

早期梅毒病灶须与外阴溃疡、外阴癌、眼-口-生殖器综合征、结核性溃疡、生殖器疱疹、药物疹、牛皮癣等相鉴别。梅毒性宫颈病变应与宫颈癌、宫颈结核相鉴别，鉴别方法主要依据病史、梅毒血清试验及活体组织检查。

【治疗】

1. 早期梅毒（一期、二期梅毒及早期潜伏梅毒）　苄星青霉素 240 万 U，分两侧臀部肌内注射，每周 1 次，共 2～3次；普鲁卡因青霉素 80 万 U，肌内注射，每天 1 次，连续 10～15 次，总量 800 万～1200 万 U。青霉素过敏者服四环素 500mg，每天 4 次，连服 15 天。红霉素 500mg，连服 15 天。多四环素 100mg，每天 2 次，连服 15 天。

2. 晚期梅毒（包括三期皮肤、黏膜、骨骼梅毒，晚期潜伏梅毒及二期复发梅毒）　苄星青霉素 240 万 U，肌内注射，每周 1 次，共 3 次。普鲁卡因青霉素 80 万 U，肌内注射，每天 1 次，连续 20 天。青霉素过敏者服四环素 500mg，每天 4

次，连续 30 天。多西环素 100mg，每天 2 次，口服，连续 30 天。亦可服用红霉素。

3. 梅毒合并妊娠　梅毒螺旋体能通过胎盘传播给胎儿（尤其妊娠 24 周以后），可导致流产（多为晚期流产）、早产、死胎及先天梅毒儿，病死率及致残率均高，故要及时治疗。治疗方法同非孕期。孕妇禁用四环素。

【病情观察】

主要包括患者的症状、体征、皮疹的消退情况，采用青霉素治疗后注意是否引起 Herxheimer 反应。

【病历记录】

（1）门诊病历要详细询问并记录患者的临床症状、性生活史，继往的生育史、感染史，对其所进行的检查，如 RPR 试验结果等必须详细记录。

（2）由于梅毒是一种性传播疾病，往往患者的家属会看到其病历，为了给患者减少不必要的家庭纠纷，医生在诊断时可以用英文名称来代替。

（3）对于确诊为梅毒的患者必须及时上报防疫部门，填写传染病传报卡。

（4）告知患者潜伏期的先天梅毒可能到儿童期或成人期的早期才出现症状及血清学试验阳性，故嘱其定期随诊。

【注意事项】

1. 医患沟通

（1）梅毒是一种性传播疾病，一般人对这种疾病都会非常敏感，医生在做出诊断前必须要有充分的证据，不能单凭临床症状和体征就草率地做出梅毒的诊断。即使是患者梅毒抗体阳性也不能说明患者现在患有梅毒，可能是以往感染梅毒后现在产生了免疫力，这样可以避免给患者带来巨大的精神上的痛苦和家庭纠纷。

（2）对于患者的病情，如果未得到患者本人的同意不能随便告知他人，作为医生应当尊重患者的隐私权。

（3）要求患者进行正规、足疗程的治疗，并进行定期随访，还应该告知不配合治疗或不治疗的严重后果。

2. 经验指导

（1）梅毒的诊断应根据详细病史，如有无性病接触史及冶游史，是否有过生殖器部位不痛不痒的皮肤、黏膜发疹，并进行全面体检及正确可靠的实验室检验三方面来确诊，不可单靠某一项来诊断。

（2）复发患者应重复治疗，并将青霉素疗程延长 1 倍。

（3）症状严重的婴儿要防止发生 Herxheimer 反应，8 岁以下儿童禁用四环素。

（4）妊娠妇女治疗时，对其配偶或性伴侣也要进行检查与治疗。治疗期间最好不要有性生活。治疗后每月都要进行随访，行血清学检查，了解治疗效果。

（5）在治疗前要询问是否进行过治疗，所用的药物疗程是否规则，剂量是否足够，有无药物过敏史等。

（6）治疗后应定期复查。治疗结束后最初 3 个月，每月查血清反应 1 次，以后每 3 个月查 1 次，共 3 次，两年末再查 1 次。第 1 年末查脑脊液 1 次，以血清反应原为阳性，以后始终为阴性，亦无再发症状者为痊愈。

（7）梅毒患者必须经足量青霉素治疗，症状消失，血清反应阴性后，方能结婚。

第三节　尖锐湿疣

尖锐湿疣是由人乳头瘤病毒（HPV）在两性生殖器、会阴或肛门周围等皮肤黏膜所致的病毒感染。由于发生在生殖器部位，故又称"生殖器疣"。本病主要通过性接触直接传染，也可由内裤、便盆、浴巾等间接传染，新生儿经过感染该病毒的产道亦可受染，此外亦可自身接种。HPV病毒在上皮细胞内生长，温暖潮湿的环境易繁殖，故常并发感染淋病、滴虫等。易恶变为生殖器癌，故应积极治疗。

【诊断】

（一）临床表现

（1）好发于性活跃期中青年妇女，性伴侣常有同类疾病。

（2）好发部位为阴唇、阴蒂、肛门周围，也可发生于阴道、子宫颈。新起时呈淡红色针头大丘疹或单个乳头状疣，继之增大且数目增多，渐融合成菜花状或鸡冠状突起，质柔软，表面常有糜烂渗液，根部有蒂。

（3）常并发生殖道其他感染，如滴虫、念珠菌、支原体、衣原体、淋菌等。

（二）辅助检查

1. 涂片细胞学检查　涂片显微镜检查可见挖空细胞或角化不良细胞。

2. 病理组织学检查　镜下见鳞状上皮呈乳头状增生，上皮细胞排列整齐，棘层细胞增生，细胞内可见空泡，增生上皮向外呈乳头状突出。上皮层的钉脚也较长，致真皮间质成为乳头的中心柱。

3. 醋酸白试验　在病变部位涂以3%醋酸，数秒钟后丛状直立起许多白色毛刺状突起物或小菜花状物。

4. 甲苯胺蓝试验　擦净病灶表面分泌物，均匀涂以1%甲苯胺蓝染色液，染色液干燥后，用1%醋酸脱色，保留深蓝色者为阳性，呈淡蓝色者为阴性，诊断符合率在90%以上。

5. 阴道镜检查　对宫颈病变的诊断有帮助。有三种图像类型：①指状型，为早期病变图像。②地毯型，典型的反镶嵌图像。③菜花型，病灶明显突起，表面毛刺或珊瑚样突起，基底宽或有细蒂。

6. 聚合酶链反应（PCR）　方法是以体外酶促反应的方

式，模拟天然 DNA 的复制过程，进行体外扩增特异 DNA 片段技术，检测极微量 HPV-DNA。具有特异性强、灵敏度高、方法简便快速等优点。

7. 其他　①免疫组织化学方法，检测人乳头状瘤病毒核壳抗原（HPV-Ag），阳性率为 50% ~ 69.6%。②核酸杂交方法，应用比较多的是原位杂交，可见病毒 DNA 在细胞内的明确定位及了解 HPV 类型与形态学的相关性，对确诊困难者可采用电镜检查，可在细胞内查找到病毒颗粒，但检出率不高。

（三）诊断要点

（1）患者可能有不洁性交史或配偶感染史，在阴道口、肛周、会阴和阴阜可有小丘疹、瘙痒、分泌物增多等。

（2）在阴道口、肛周、会阴和阴阜发现形状为蒂状、指状、鸡冠状或半球状，表面为灰白色密集颗粒的增生物，状如菜花。

（3）阴道脱落细胞涂片呈特征性变化，阴道镜检查见泡状、山峰状、结节状指样隆起，病理组织学检查可见典型表现。

（四）鉴别诊断

1. 生殖器恶性肿瘤　多见于 40 岁以上的妇女或老人，皮损体积大，呈肿块状，多态性浸润，病理检查有核异型变。

2. 扁平湿疣　好发于肛周及会阴等皱褶潮湿部位，其丘疹密集成片，表面潮湿，刮取液镜检查到大量梅毒螺旋体，梅毒血清试验阳性。

3. 绒毛状小阴唇　又称假性湿疣，皮损多发于小阴唇内侧，对称分布，大量密集，如针头大小，醋酸白试验阴性。

4. 其他疣　也有扁平疣、寻常疣、传染性软疣等发生于外阴部，但多伴有身体其他部位的皮损。

【治疗】

现在主要使用干扰素或其类似物对尖锐湿疣进行治疗。干扰素具有调节免疫功能、抗增殖和抗病毒作用，可在皮损内、肌内及皮下注射，每次 100 万 ~ 300 万 U，1 周 3 次，10次为 1 个疗程。在局部治疗的基础上，加用干扰素全身治疗。可以提高疗效、降低复发率。

（二）药物治疗

1. 三氯醋酸　传统的方法是使用三氯醋酸对局部病变进行腐蚀。其作用机制是通过使蛋白质沉淀而杀死细胞，使疣体脱落，临床常用 50% 三氯醋酸溶液外擦，每周 1 次，3 次为 1个疗程，可重复用药 2 ~ 3 个疗程。对微小的病变效果非常好。

2. 鬼臼毒素　传统的治疗药物，其作用机制是抑制受HPV 感染细胞的有丝分裂，有致畸形作用，所以禁止用于孕妇。也只能治疗病变较小的疣，对于大的、融合成片的病变无效。临床用 0.5% 酊剂，每天 2 次外用，连续 3 天，停用 4天，为 1 个疗程，可用 1 ~ 3 个疗程。

3. 氟尿嘧啶（5-Fu）　在治疗 HPV 感染方面被广泛地认同接受，最大的优点就是可以用于阴道内。也能用于较大面积的病变，减少亚临床复发。在药理机制上，它是抑制 HPV病毒 DNA 合成酶，选择性地抑制病毒 DNA 的合成，有 5% 霜剂和 2.5% 溶液两种剂型，每天 2 次外用，7 天为 1 个疗程。但是也不能用于孕妇。

（三）手术治疗

对于体积大、孤立的尖锐湿疣病变，可以手术切除病变。但是当病变广泛或妊娠时，也有困难。因为病变广泛或孕期时，血管增加，血液供应丰富，手术会引起失血过多、术后水肿。由于激光气化在治疗尖锐湿疣方面更加优越，所以有条件时，最好选用激光气化。

（四）其他治疗

1. 激光气化　在治疗生殖道 HPV 病变方面，二氧化碳激光是一个有利的工具。其优点是准确性高，可以去除面积较大的病灶，治疗阴道上部和宫颈病变。激光治疗具有痛苦小、瘢痕少、愈合时间短等优点。

2. 冷冻治疗　冷冻治疗的优点就在于它不会使母婴双方产生任何并发症，并且不需要麻醉，但复发率高。

3. 电凝与微波治疗　电凝与微波治疗属于局部治疗方法，前者主要用于治疗病灶比较小的尖锐湿疣，其原理一样；后者的适用范围与前者基本相同，但是主要是利用微波产生的高热凝固局部的病变组织，使病变部位的组织产生蛋白质凝固、变性和坏死。这两种方法与激光治疗一样，对肉眼看不到的亚临床感染病灶都无法进行治疗。在妊娠合并尖锐湿疣的患者，比较小的病灶也可以使用电凝或微波进行治疗。

【病情观察】

主要观察患者尖锐湿疣的生长情况，有无扩大、加重等。

【病历记录】

（1）门诊病历要详细记录患者的症状和体征、性生活史（即使有不洁性生活史有些患者也会否认）、既往的生育史、感染史，对所进行的检查如 HPV 检测等必须做好详细的记录。

（2）由于尖锐湿疣是一种性传播疾病，而往往患者的家属会看到其病历，为了给患者减少不必要的家庭纠纷，医生在诊断时可以用英文名称来代替。

（3）病历记录上注明每年随访 1 次，治疗期间应避免性生活或使用避孕套。

【注意事项】

1. 医患沟通

（1）尖锐湿疣是一种性传播疾病，人们对这种疾病比较敏感，因此作为医生应当尊重患者的隐私，不能随意将患者的病情告诉他人。

（2）医生在患者最后的诊断报告出来之前最好不要轻易诊断尖锐湿疣，以免给患者带来不必要的痛苦。

（3）患者来就诊时往往否认有不洁性交史，对于这一点医生不必过度追问，因为这不是诊断最重要的一点。需对患者进行尖锐湿疣检查时，医生必须向患者说明，取得患者的同意，否则可能造成不必要的医疗纠纷。

2. 经验指导

(1) 多数患者有婚外性生活，或多个性伴侣，或配偶感染史。

(2) 尖锐湿疣在妊娠期发展很快，常继发感染，故分泌物极臭；在产后尖锐湿疣可很快消失。如果胎儿经产道分娩，可以引起婴儿喉部感染。

(3) 湿疣较小时肉眼观察不清，尤其发生在阴道壁及宫颈上时，应做阴道镜检查，以防恶性病变漏诊或误诊。

(4) 目前，任何治疗都不能完全根治 HPV，其治疗目的是根除外生疣，凡有非典型的色素沉着或持续性疣，均有必要进行活组织检查。

(5) 阴道疣每次允许治疗最大面积 $< 2cm^2$，治疗子宫颈疣前需要除外上皮内瘤样病变，因此需要进行宫颈刮片检查。

(6) 妊娠期禁用药物治疗，孕 36 周及以后不宜激光治疗；此外，妊娠合并尖锐湿疣也并不是剖宫产的绝对指征。

(7) 治疗同时要积极治疗多重感染，如淋病、滴虫、念珠菌阴道炎、非淋菌性尿道炎、宫颈炎、盆腔炎等。

(8) 该病配偶 2/3 可在阴茎上见到同样的湿疣，故应同时治疗。

(9) 治疗期间，应注意外阴清洁干燥，禁止性生活。经期勿行阴道内各类治疗。避免直接接触患者的损害部位及污染物。各类涂药治疗要注意勿伤及周围健康黏膜组织。治疗结束后，每个月随访 1 次。

第四节　生殖器疱疹

生殖器疱疹是由单纯疱疹病毒引起的性传播疾病。单纯疱疹病毒有两型：单纯疱疹病毒Ⅰ型和单纯疱疹病毒Ⅱ型。生殖器疱疹的病原体90%为单纯疱疹病毒Ⅱ型。人是疱疹病毒的唯一宿主，其传播方式主要是性关系的直接传播（无症状的带病毒者亦是传染源）。另外，孕妇感染生殖器疱疹，其病毒可通过胎盘、产道及产后感染给胎儿和新生儿。

【诊断】

（一）临床表现

1. 初发感染 从感染到发病的潜伏期为1~45天（平均6天）大多数患者有生殖器疱疹的第1次发作，其他症状比复发感染严重，另外女性患者较男性患者症状重。

（1）局部损害：初起为红斑、丘疹，继而小泡（直径1~2mm），病损可融合，破溃，溃疡表浅。病损疼痛或瘙痒，症状在初6~7天渐进加重，7~11天达高峰，以后逐渐消退，整个过程2~3周。

（2）全身症状：70%女性表现有全身症状，在病损出现3~4天可达到高峰，以后逐渐消失，患者主要表现为发热、头痛、畏光、不适及肌痛（流感样症状）。

（3）其他症状：如排尿困难、尿道或阴道分泌物、腹股沟淋巴结肿大伴疼痛等也不少见。

2. 复发感染 HSV-1感染的复发率为60%，HSV-2为90%，据调查，初发至复发平均时间为120天。由于自身免疫功能的变化，外界条件的刺激（疲劳、月经、精神紧张、日晒、感染）等，往往导致复发。复发前，患者一般有局部感觉异常。

3. 孕妇及新生儿感染 孕妇生殖器疱疹，症状较非妊娠妇女重，尤其是怀孕前后3个月的妇女，可导致内脏器官的播散性疱疹病毒感染，如肝炎、肺炎等。疾病可在宫内及通过产道传给婴儿。原发疱疹感染时，传给婴儿的可能性为20%~50%，而流产、早产、死胎，复发感染时为0~8%。

4. 新生儿疱疹感染 多见于初发感染母亲的婴儿，常见为皮肤、黏膜损害，内脏损害，最为严重的症状为小脑儿、脑水肿及脑炎，常为致死性。

(二) 辅助检查

(1) 取病变部位分泌物涂片，吉姆萨染色，在多核巨细胞的核内可找到嗜酸性包涵体。

(2) 单克隆抗体荧光法检测感染细胞的单纯疱疹病毒Ⅱ型抗原。

(3) 测定血清中特异的单纯疱疹病毒抗体滴度，增加4倍以上有诊断意义。

(4) 聚合酶链反应（PCR）检测，检测疱疹病毒DNA，特异性强。

(三) 诊断要点

(1) 在阴道、宫颈及大小阴唇等处的黏膜上出现孤立性小水疱，破溃后形成糜烂或浅溃疡，然后结痂愈合，遗留暂时性色素沉着。自觉症状轻微，微痒或灼热，无明显全身症状。

(2) 有自限性，一般1~2周可自愈。

(3) 易复发。

(4) 刮片检查即在水疱底部做细胞刮片，用直接免疫荧光技术或常规染色，可找到病毒抗原或嗜酸性包涵体。

(5) 病原体培养即取阴道分泌物培养，在24~48小时即可分离病毒，做出诊断。

(6) 血清学检查即HSV急性期和康复期的血清抗体滴度较高，在潜伏感染中或大批普查均是有用的诊断方法。

(四) 鉴别诊断

1. 硬下疳及软下疳 均可出现生殖器溃疡，其与生殖器疱疹的鉴别见硬下疳及软下疳鉴别诊断。

2. 白塞综合征 无传染性，溃疡大小不一，数量较多，病程长，常同时或相继发生眼睛、口腔黏膜皮损。

【治疗】

1. 局部治疗　保持外阴清洁干燥，防止感染。外涂3%或5%阿昔洛韦（无环鸟苷）溶液或软膏。局部给予冷敷、局部麻醉（1%丁卡因液或5%盐酸利多卡因软膏）、止痛及止痒，必要时口服止痛药。

2. 全身治疗

（1）使用抗病毒药物：阿昔洛韦200mg，口服，每天5次，连用7～10天。病情严重者静脉滴注阿昔洛韦，5mg/kg，每8小时1次，7天为1个疗程。其能通过胎盘，孕妇慎用。利巴韦林（病毒唑）肌内注射，每天200～400mg，共10天。

（2）增强免疫功能：每周肌内注射转移因子1次，共8次，后改为每2周1次。每半月口服左旋咪唑3天，每次50mg，每天3次。

（3）应用抗生素防止感染。

【病情观察】

主要观察患者皮损的特点，有无扩大、发热、头痛、肌痛等全身症状以及尿道炎、膀胱炎、宫颈炎症状有无改善等。一般单纯疱疹病毒感染有自愈过程，症状一般持续6～7天，逐渐缓解，病损3～6周完全消除。

【病历记录】

（1）门诊病历应详细记录患者的症状和体征、性生活史（即使有不洁性生活史有些患者也会否认）、既往的生育史、感染史。对所进行的检查如HPV检测等必须做好详细的记录。

（2）在活动期一般禁止性生活，若有性生活，应嘱采用避孕套，以防交叉感染。

（3）与患者说明有复发的可能性。

【注意事项】

1. 医患沟通

（1）生殖器疱疹是一种性传播疾病，人们对这种疾病比较敏感，因此作为医生应当尊重患者的隐私，不能随意将患者的病情告诉他人。

（2）医生在患者最后的诊断报告未出来之前最好不要轻易诊断生殖器疱疹，以免给患者带来不必要的痛苦。

（3）患者来就诊时往往否认有不洁性交，对于这一点医生不必过度追问，因为这不是诊断最重要的一点。要给患者进行疱疹病毒检查时，医生必须向患者说明，取得患者的同意，否则可能造成不必要的医疗纠纷。

2. 经验指导

（1）有婚外性交史，或多个性伴史或配偶感染史，外生殖器上未破的水疱是生殖器疱疹最特殊的病变。

（2）少数复发性生殖器疱疹需做妇科检查，以除外早期宫颈癌。

（3）生殖器疱疹可以有一个自愈的过程，因此不需要过多的治疗，尤其是对无临床症状的患者。

（4）早期妊娠患原发生殖器疱疹，胎儿有感染的可能，但不是终止妊娠的绝对指征。确诊后，可根据孕妇的意愿决定。

（5）妊娠末期感染 HSV 者应行剖宫产，避免胎儿的垂直传播。

（6）HSV-Ⅱ型感染是一种主要的性传播疾病，属我国性病监测病种，故应注意消毒、隔离。

（7）生殖器 HSV 感染常与沙眼衣原体、滴虫、真菌等形成混合感染，如发现生殖器疱疹和衣原体感染时，也应做有关性病的检查。配偶亦应进行检查和必要的治疗。

第八章

生殖内分泌疾病 ◂••—

第一节 功能失调性子宫出血

功能失调性子宫出血（功血），是下丘脑-垂体-卵巢轴功能失调导致的无排卵性子宫出血。为一生殖内分泌病，经检查生殖器官无明显器质性病变及全身出血性疾病。

机体内外诸多因素，如青春期卵巢功能不健全，围绝经期卵巢功能衰退，产后、流产后内分泌功能尚未完全恢复及精神紧张、环境改变、气候突变、过度劳累、营养不良、全身或内分泌疾病均可通过大脑皮质干扰和影响下丘脑-垂体-卵巢之间的相互调节和制约机制，常使卵巢功能失调，性激素分泌紊乱，子宫内膜周期性变化发生异常，导致月经失调。按卵巢功能发生障碍的时期，可分为无排卵性功血及有排卵性功血两大类，约85%病例属无排卵性的功血。功血可发生于月经初潮至绝经间的任何年龄。无排卵性功血，多发生于青春期及围绝经期，有排卵性功血，多见于生育年龄的妇女。

【诊断】

（一）诊断

（1）有异常的子宫出血，既往无子宫内膜异位症、子宫内膜息肉、子宫肌瘤等病史。

（2）部分出血时间长、出血量多的患者有贫血表现，体格检查和妇科检查无特殊。

（3）超声检查可以排除器质性病变，诊断性刮宫检查子宫内膜可以发现黄体功能不足和子宫内膜脱落不规则，测量基础体温可以判断是有排卵型还是无排卵型功血。

（二）鉴别诊断

青春期患者应首先排除全身性因素，如血液病、甲状腺功能亢进症、肝病等。生育年龄妇女首先应排除与妊娠有关的疾病，如流产、异位妊娠、滋养细胞疾病、胎盘残留等；排除生殖道感染及肿瘤等。而围绝经期妇女必须排除子宫颈癌或子宫体癌，并做刮宫协助诊断。

【治疗】

功血的治疗原则是止血、调整月经周期、促进排卵、改善全身情况。功血患者往往伴有贫血，应加强营养，纠正贫血，保证足够休息。出血时间长者应用抗生素预防感染。

1. 一般治疗 患者往往体质较差，因此应补充营养，改善全身情况。严重贫血者需要输血治疗。

2. 药物治疗 药物治疗以激素治疗为主，青春期功血的性激素治疗原则是止血、调整周期和诱发排卵。围绝经期功血的治疗原则是止血、调整周期和减少出血。

（1）性激素止血：激素止血治疗方案有多种，应根据具体情况如患者年龄、诊断、曾经治疗效果、出血的时间、出血量等来决定激素的种类和剂量。值得注意的是，除青春期患者外，对其他患者尤其是绝经前妇女，在开始激素治疗前必须明确诊断。诊断刮宫术或分段诊断性刮宫术（＞35岁）既可以刮除子宫内膜，刺激子宫收缩、迅速止血，又可行病理检查以了解内膜病变，如有无内膜息肉、黏膜下肌瘤或其他器质性疾病，是进行激素治疗前常用的诊断和治疗手段。

①雌激素止血：雌激素的作用机制是使子宫内膜继续增

生，覆盖子宫内膜脱落后的创面，起到修复作用。另外雌激素还可升高纤维蛋白原水平，增加凝血因子，促进血小板凝集和使毛细血管通透性降低，从而起到止血作用。

己烯雌酚（DES）：为非类固醇雌激素制剂，开始用量为每天 2~6mg，血止 3~4 天后逐渐减量，以每 3 天减 1/3 量为原则。维持量为每天 1mg，血止后维持治疗 20 天左右，在最后 5 天加用孕激素。

炔雌醇（乙炔雌二醇，EE）：系口服强效合成雌激素，和苯甲酸雌二醇相近。其与己烯雌酚效价之比为 1:20，即其效价比己烯雌酚强 20 倍。用法同己烯雌酚。

戊酸雌二醇：出血多时采用 2~4mg，每 6~8 小时 1 次。血止后渐减量，维持量为每天 1~2mg。

苯甲酸雌二醇：针剂，2mg/支，每 6~8 小时肌内注射 1 次，递减方法如上，减至每天 2mg 时，可改服炔雌醇。若流血量很多，开始可用至 2mg 每 3 小时 1 次，2~3 次后改用 2mg 每 8 小时 1 次。

孕马雌酮（结合雌激素，CEE，商品名为倍美力）：是从孕马尿中提炼出来的，其主要成分为雌酮。倍美力静脉注射止血效果明显。因为静脉注射倍美力不仅能快速提高血中雌激素浓度，使子宫内膜增生修复，其对凝血机制也有影响，主要表现为增加血中纤维蛋白原水平；增加凝血因子 V、IX；增加血小板凝集；阻碍组织对缓激肽的反应；增加相关组织的黏多糖浓度；减少毛细血管通透性；用倍美力 25mg 静脉注射治疗功血患者，大多数患者在注射后的 4~6 小时出血停止或仅为点滴状出血，一般用药不超过 6 次。血止后改服倍美力片剂周期治疗或给予复合型口服避孕药，每 4~6 小时 1 片，连用 5~7 天，血止后减量。

②孕激素止血：孕激素的作用机制主要是转化内膜，其次是抗雌激素。临床上根据病情，采用不同方法进行止血。

少量子宫出血时的止血：孕激素使增生期子宫内膜产生分泌期变化后，子宫内膜变得容易脱落。通常用药后阴道出血减少或停止，停药后产生撤药性阴道出血，7～10天后出血自行停止。该法称为"药物性刮宫"，适用于少量长期子宫出血者，在排除子宫内膜器质性病变后，可用黄体酮每天10mg，连用5天；或用甲羟孕酮每天6～8mg，连用7～10天；或甲地孕酮每天5mg，连用7～10天。

中多量子宫出血时的止血：炔诺酮属19-去甲基睾酮类衍生物，止血效果较好，临床上常用。每片含量为0.625mg，每次服5mg，每6～8小时1次。阴道出血多在半日内减少，3天内血止。随后递减，每3天减1/3量，直至维持量为每天5mg，血止20天左右停药。同时可加用少量雌激素，以预防孕激素的突破性出血。如果出血很多，开始可用5～10mg，每3小时1次，用药2～3次后改用8小时1次。治疗时应叮嘱患者按时、按量用药，并告之停药后会有撤药性出血，并不是症状复发。用药期间注意肝功能，也有轻度雄激素样作用。

甲地孕酮属孕激素类衍生物，每片1mg，10mg每6～8小时1次，血止后渐减量，减量原则同炔诺酮。

甲羟孕酮属孕酮衍生物，对子宫内膜的止血作用逊于炔诺酮，但对肝功能影响小。每次口服6mg，每6～8小时1次，若出血多，可用至10mg，递减原则同炔诺酮，维持量为每天4～6mg，若遇突破性阴道出血，可加少量雌激素。

③雄激素止血：雄激素止血效果通常不如雌激素或孕激素，它只能减少出血量，很难止血。但对月经过多者用雄激素可明显减少出血量。常用丙睾酮，每支25mg，每天1～2针肌内注射，连用2～3天。注意，为防男性化及肝功能损害，每月总量不宜超过300mg。

（2）其他止血药：如6-氨基己酸、氨甲苯酸（对羧基苄胺）、氨甲环酸（止血环酸）等，也可用中药止血。由于这些药不能改变子宫内膜的结构，因此它们只能减少出血量，而不能从根本上止血。

（3）调整周期

①序贯疗法：适用于青春期和生育期妇女。月经（或撤退性出血）的第 5 天开始服用雌激素（戊酸雌二醇每天 1mg 或炔雌醇每天 0.05mg），连用 22 天，在服药的最后 7~10 天加服孕激素（甲羟孕酮每天 10mg 或黄体酮每天 10mg 或甲地孕酮每天 5mg）。停药 1~7 天后出现撤药性出血。

②联合疗法：适用于生育年龄、雌激素水平偏高、子宫内膜较厚者。可用短效口服避孕药（如妈富隆、敏定偶、复方炔诺酮片、避孕片 I 号、复方甲地孕酮片、避孕片 II 号）等。此类复合制剂含有雌激素、孕激素，长期使用使子宫内膜变薄，撤退性流血减少。月经（或撤退性出血）的第 5 天开始服用，连用 20 天。

③后半周期疗法：适用于围绝经期妇女。从月经的第 14 天开始口服甲羟孕酮每天 10mg，连用 10 天左右。这样可保证定期月经来潮。

（4）促卵泡发育和诱发排卵：对生育年龄妇女，在调整周期后要以恢复排卵为治愈标准，否则在无排卵情况下功血易复发。氯米芬（克罗米芬）是经典促排卵药，月经第 5 天起给予每天 50~150mg，连用 5 天。其他方法尚有 hCG，在卵泡发育接近成熟时 1 次大剂量肌内注射 hCG 5000~10000U 诱发排卵；HMG，1 个安瓿 HMG 含有 FSH 和 LH 各 75U，月经干净后每天肌内注射 HMG 1~2 支，在卵泡发育接近成熟时 1 次大剂量肌内注射 hCG 5000~10000U 诱发排卵。

3. 手术治疗 年龄较大的妇女首选诊断性刮宫术，一方面可以止血，另一方面可用于明确有无子宫内膜病变。

4. 排卵型功血的治疗

（1）经前期出血：临床上表现为经前少量出血，然后再出现正常月经，多见于 40 岁以上妇女。经前期出血与卵巢功能衰退，雌、孕激素分泌不足有关。治疗以补充孕激素为主，可在月经第 16 天或基础体温（BBT）上升第 3 天给予甲羟孕酮每天 10mg，有生育要求者可给予黄体酮针剂每天 10mg 或黄体酮栓 25mg 每天 2 次塞阴道，持续用药 10～14 天。一般连用3～4 个周期。

（2）经后出血：临床上表现为月经后持续有少量出血，达 10 天或以上。经后出血与黄体萎缩不全、孕酮分泌不足但时间延长和子宫内膜不规则剥脱有关。治疗方法同经前出血。

（3）排卵期出血：正常排卵期阴道分泌物镜下可见少许红细胞，或有 1～2 天粉色分泌物，此属正常现象。若有明显出血则为排卵期出血，出血一般少于 7 天，出血量少于经量。此出血多能自愈。诊断根据病史及基础体温，记录出血日期即可诊断。一般无须治疗。若出血明显，影响生活时，可于出血前 2～3 天起补充少量雌激素，持续约 1 周。

【病情观察】

（1）大出血导致重度贫血者应急诊收入院。入院后要严密观察患者的血压、脉搏、尿量、阴道出血量，检验红细胞计数和血红蛋白量。如患者血红蛋白 <6g/dl，应立即输血纠正贫血。如患者有性生活史，应行刮宫术止血，术后严密观察患者的生命体征和阴道出血量。如患者无性生活史，首选炔诺酮止血，用药后应观察患者的生命体征及阴道出血量，如果单用孕激素期间发生突破性出血，可加少量的雌激素。

（2）如果患者无严重的贫血（Hb >80g/L），多数可在门诊随访。随访的关键内容是阴道出血情况。如性激素减量时又有阴道出血，应恢复使用未减量前的剂量。

【病历记录】

1. 门诊病历的书写　要详细询问并记录患者的病史、本次出血情况，记录妇科检查结果和辅助检查结果。如果患者不接受医生所建议的检查或治疗，应在病历中记录。由于药物治疗方案较复杂，因此病历中应仔细记录所提供的治疗方案及随访计划。

2. 住院病历的书写

（1）病历中应反映输血的指征，输血前一定要让患者在同意输血单上签字。

（2）病历中应详细记录患者治疗后的阴道出血情况，出院医嘱应写清楚患者出院后的用药方案和随访计划。

【注意事项】

1. 医患沟通

（1）对围绝经期妇女来说，发生功血时首选的治疗是刮宫，因为这些患者可能有子宫内膜病变。只有在患者不愿意刮宫时，才能用药物治疗。但病历中应写清楚是患者拒绝刮宫，以免日后发生医疗纠纷。

（2）药物止血时，应嘱咐患者严格按照医生的吩咐用药，病历中也应写清楚。这样就可以在发生由于用药错误所导致的异常时避免不必要的纠纷。

（3）无性生活史的妇女需要刮宫时，一定要慎重，要做到知情选择，知情同意。

2. 经验指导

（1）无排卵型功血多发生在青春期和围绝经期，而排卵型功血多发生在生育年龄。

（2）在诊断排卵型功血时一定要测基础体温（BBT），根据 BBT 与出血的关系来明确诊断排卵型功血的类型。

（3）一般来说，功血患者的子宫不应该有器质性病变，但是如果子宫的器质性病变很明显不可能引起异常出血时，也可诊断为功血。

（4）雌激素或孕激素的止血作用较快，通常半日内出血量明显减少，2～3 天血止，如止血效果不理想，应注意有无器质性病变。

（5）性激素止血药有时产生胃肠道等反应，可与食物同服。

第二节 痛 经

妇女在月经前后或经期出现下腹部疼痛或伴腰骶部疼痛及其他症状，严重者可出现呕吐、面色苍白、手足厥冷等症，影响工作及生活者，称为痛经。痛经为妇科最常见症状，70%的妇女均有痛经，其中 10% ~ 20% 痛经严重。分为原发性和继发性两种，前者系指盆腔不伴有器质性病变者，常见于初潮后 6 ~ 12 个月或排卵周期初建立时，亦称为"功能性痛经"。后者系指因盆腔器质性病变而致的痛经，如子宫内膜异位症、盆腔炎、宫内异物等。原发性痛经的确切病因尚不清楚，一般认为与精神-神经性、内分泌因素与子宫因素引起子宫过度收缩、子宫缺血、缺氧有关。

【诊断】

（一）临床表现

1. 经期下腹痛 原发性痛经大多数发生于年轻的妇女中，因月经初潮 2 年以内往往无排卵，所以刚来月经时少有痛经。待到排卵型月经建立后才开始有痛经。痛经多在月经来潮前的 1 ~ 2 天开始，持续 2 ~ 3 天，一般在月经的第 1 ~ 2 天最痛。疼痛的部位位于下腹部，多为痉挛性疼痛。轻者仅表现为下腹坠胀不适，重者可伴有呕吐，影响工作和生活。原发性痛经一般在有怀孕经历后缓解。继发性痛经患者的发病年龄较大，子宫肌瘤、盆腔粘连和盆腔静脉淤血引起的痛经症状较轻，而子宫内膜异位症引起的痛经症状往往较重，且呈进行性加重的趋势。

2. 性交痛 部分患者除了腹痛还伴有性交痛。

3. 其他症状　原发性痛经可有恶心、呕吐、面色苍白等伴随症状；继发性痛经的伴随症状与原发疾病有关，子宫肌瘤可有月经增多、白带增多等症状。如盆腔子宫内膜异位症病灶累及直肠可有便秘等症状。慢性盆腔炎的特点是平时有下腹部隐痛，经期症状加剧，部分患者可伴有低热。

（二）辅助检查

1. 盆腔超声检查　原发性痛经患者盆腔 B 超检查无异常情况发生。继发性痛经患者盆腔 B 超检查可发现子宫畸形、子宫均匀增大或不规则增大、盆腔包块等病变。

2. 宫腔镜　宫腔镜检查可以发现黏膜下子宫肌瘤及双子宫、双角子宫、纵隔子宫等子宫畸形。

3. 腹腔镜　腹腔镜检查可明确盆腔有无内膜异位病变、炎症和粘连等情况。

4. CT 和 MRI　可以了解盆腔包块的大小、部位、边界及质地。

（三）诊断要点

本病以伴随月经周期出现下腹疼痛为特征诊断。

1. 病史　了解患者年龄、发病诱因、发病过程、症状出现时间与月经关系、疼痛部位及性质、有无进行性加重、有无组织样物随经血排出等。

2. 体格检查　注意发育与营养状况。妇科检查排除生殖器质性病变。

（四）鉴别诊断

根据经期腹痛的特点，妇科检查无阳性体征，临床即可诊断，但必须除外下列疾病。

1. 子宫内膜异位症　本病表现为继发性痛经，多发生在人工流产术后或上宫内节育器后，疼痛剧烈，妇科检查可触及子宫直肠陷凹内触痛结节或卵巢囊肿，腹腔镜检查是最有价值的辅助检查方法。

2. 子宫腺肌病 本病多发生在 30～50 岁经产妇，痛经进行性加重，可伴有经量增多及经期延长。妇科检查时子宫均匀增大或有局限性突起，质硬有压痛。B 超可见腺肌症或腺肌瘤的典型回声。

3. 盆腔炎 本病在非经期也有下腹痛，经期可加重，疼痛呈持续性。妇科检查有附件区增厚或包块，压痛明显。抗生素治疗有效。

4. 异位妊娠破裂或流产 本病无痛经史，有停经、少量阴道出血及突发下腹痛等症状。妇科检查可触及一侧附件区的小包块，有压痛，有时伴贫血或内出血体征。尿和血 β-hCG 阳性，B 超检查常发现宫腔外妊娠囊和盆腔游离液。

【治疗】

1. 心理指导 对原发性痛经者，尤其是青春期少女应解说月经的生理变化、痛经的发病机制，解除紧张心理。针对患者的心理状况给予适当的安慰，并指导一般性的处理方法，如休息、热敷下腹部等。对继发性痛经者应告知先查明疾病再对症处理。

2. 前列腺素合成酶抑制药 因原发性痛经的发病机制中前列腺素起着重要的作用，因此抑制前列腺素的合成有明显的镇痛作用，故前列腺素合成酶抑制药常为原发性痛经的首选药物。应予强调的是若在月经前 1 天应用，更能充分发挥药物的作用，且应持续应用 48～72 小时，亦可按以往痛经的规律决定用药时间。

本药仅需在月经期应用，用药期短，方便且不良反应小。常见的不良反应有消化不良、胃灼热感、恶心、呕吐、腹泻、头痛、头晕等。偶有视力障碍及其他少见的不良反应。

3. 口服避孕片 雌、孕激素组合成的短效口服避孕片抑制排卵后，子宫内膜薄，降低前列腺素、血管加压素及缩宫素水平，抑制子宫活动，效果显著。适用于需要采取避孕措施的痛经患者。

4. β-肾上腺素受体激动药　β-肾上腺素受体激动剂使平滑肌收缩的频率和幅度下降，缓解疼痛。但有心动过速、血压降低等不良反应。常用药物：特布他林 2.5mg，每天 3 次；苯丙酚胺 10mg，每天 3 次。

5. 经皮电刺激神经　对药物无效时，近年国外应用高频率电刺激神经以解痛。经皮电刺激神经可改善缺血，参与神经细胞释放内腓肽。经下肢、髂、骶等处皮下做电刺激，发现虽疼痛缓解，但宫腔压力未变。

6. 腹腔镜下子宫神经部分切除术　以往骶前神经节切除术用于治疗对药物等方法治疗无效的难治性痛经。近年来对上述患者采用腹腔镜检查排除器质性疾病的同时行子宫神经部分切除术。

7. 中药治疗　中医认为痛经主要由于气血运行不畅所致。可对证施治，选用不同方剂，气滞瘀型用血府逐瘀汤加减，寒湿凝滞型用温经汤加减，气血两虚型用圣愈汤和胶艾四物汤加减，肝肾亏损型用调肝汤加减。

8. 扩张宫颈管　对已婚妇女行宫颈管扩张，可扩至 6～8 号扩张器，使经血畅游。

【病情观察】

原发性痛经患者在药物治疗期间应观察疼痛缓解的情况及缓解持续时间。前列腺素合成酶抑制药对胃黏膜有破坏作用，其不良作用有恶心、消化不良、腹泻等，用药期间应注意这些不良反应。肝功能不良者慎用口服避孕药，如使用应随访肝功能。继发性痛经在治疗原发病灶后应观察疼痛缓解情况。

【病历记录】

门诊病历的书写应注意以下几点。

（1）询问并记录患者的症状、疼痛与月经周期的关系，疼痛的发生、发展及缓解情况。

（2）记录妇科检查的结果，尤其是盆底有无压痛结节。记录超声检查结果，诊疗期间随访并记录患者痛经的缓解情况及用药情况。

【注意事项】

1. 医患沟通 许多原发性痛经患者都是女中学生，她们对妇科检查有极大的抵触情绪。因此在很多情况下不必勉强她们做肛查，可通过超声检查排除器质性病变。

2. 经验指导

（1）原发性痛经的发病年龄较轻，多数是在月经初潮 2～3 年后发生，当患者有怀孕经历或宫腔操作经历后，痛经会自行缓解。

（2）部分原发性病痛经患者在若干年后做腹腔镜检查时，可能发现有子宫内膜异位症病灶。

（3）继发性痛经的发病年龄较大，多数继发性痛经是由子宫内膜异位症和子宫肌腺症引起的。继发性痛经的疼痛常在月经来潮前 1～2 周开始，持续至月经干净后数日。

（4）绝大多数原发性痛经对前列腺素合成酶抑制药和口服避孕药有反应，少部分患者可能需要行扩张宫颈术才能缓解痛经。

（5）与原发性痛经相比，非类固醇抗炎药物和口服避孕药不太可能缓解继发性痛经妇女的疼痛。

（6）进行医学卫生知识宣教，阐明"月经"是身体发育到性成熟期的一项生理现象，可能产生一些生理上的反应，如小腹坠胀、轻度腰酸均属正常。一般当经血外流以后，症状很快自然消失。原发性痛经多半发生于有排卵的月经周期，经生育、分娩以后可以消失。

（7）注意经期卫生保健即经期不宜食生冷食物，注意保暖，避免过重体力劳动及剧烈运动。指导患者用热水袋热敷下腹部，可减轻疼痛症状。

第三节 闭　　经

闭经是妇科常见的一种症状，通常将闭经分为原发性和继发性两类，前者指 18 岁患者仍无月经来潮者；后者指以往有规律性月经来潮，但以后因某种病理性原因而月经停止 6 个月以上者。至于青春期前、妊娠期、哺乳期和绝经期后无月经，均属生理现象。

【诊断】

（一）临床表现

闭经是主要的症状。

（二）辅助检查

1. 诊断性刮宫　适用于已婚妇女，用以了解宫颈管或宫腔有无粘连、宫腔深度及宽度。刮取子宫内膜送病理检查以了解内膜对卵巢激素的反应，排除子宫内膜结核等。

2. 子宫、输卵管碘油造影　了解子宫腔大小与形态、输卵管形态及通畅情况，有助于诊断子宫、输卵管结核、子宫畸形、宫腔粘连等病变。

3. 内镜检查　宫腔镜可观察子宫腔及其内膜，取内膜组织做病理检查。腹腔镜检查可直接观察子宫、输卵管、卵巢形态及盆腔、腹腔病灶，并可取活组织检查，有助于诊断卵巢功能早衰、发育不良、肿瘤及多囊卵巢综合征。

4. 卵巢功能检查

（1）基础体温测定：基础体温呈双相型，提示卵巢内有排卵和黄体形成，卵巢功能正常。

（2）阴道脱落细胞涂片检查：脱落细胞出现周期性改变提示卵巢有排卵，观察表层、中层、底层细胞的百分比，表层细胞百分率越高提示雌激素水平越高。

（3）宫颈黏液结晶检查：根据涂片上羊齿状结晶及椭圆体的周期变化，判断卵巢功能。

（4）血甾体激素测定：测定雌激素及孕激素的含量及周期性变化。

5. 垂体功能检查　雌激素试验阳性提示患者体内雌激素水平低落，为确定病因，需做以下检查。

（1）血 FSH、LH 放射免疫测定：FSH、LH 均低于正常水平表示垂体功能减退，病变可能在垂体或下丘脑。如高于正常水平提示卵巢功能不足。

（2）垂体兴奋试验：当患者 FSH 与 LH 含量均低时，应进行垂体兴奋试验，以区别病变在垂体还是在下丘脑。用 LH-RH 50μg 溶于生理盐水 5ml，静脉推注，于注射前及注射后 15、30、60、120 分钟各取血 2ml，用放射免疫法测定血中 LH 含量变化，一般于注射后 15~30 分钟 LH 高于注射前的 2~4 倍，提示垂体功能正常，闭经原因在下丘脑。如不升高或升高很少则为垂体性闭经。

（3）蝶鞍检查：疑有垂体肿瘤可进行蝶鞍 X 线摄片或多向断层摄片，有助于诊断垂体肿瘤。

6. 药物试验

（1）孕激素试验：黄体酮 20mg 肌内注射，每天 1 次，共 5 天，停药后 1 周内出现撤药性出血者为阳性，说明子宫内膜已受到一定水平雌激素的影响，对孕激素反应功能正常。

（2）雌激素试验：如孕激素试验阴性，可做雌激素试验。口服己烯雌酚每天 1mg，连服 20 天，停药后 1 周内出现撤药性出血为阳性，提示子宫内膜对雌激素有反应，闭经是由于缺乏雌激素，病变部位在卵巢、垂体或下丘脑。无撤药性出血者为阴性，可诊断子宫性闭经。

7. 其他检查　包括染色体检查、甲状腺功能检查、肾上腺功能检查、B 超检查等。

（三）诊断

1. 子宫性闭经

（1）先天性无子宫或子宫发育不良或多次刮宫史、全身结核或盆腔结核史。

（2）基础体温双相型，阴道细胞涂片或宫颈黏液检查均提示有排卵。

（3）行人工周期后无撤药性出血。

（4）诊断性刮宫时无子宫内膜或发现宫腔有粘连。

2. 卵巢性闭经

（1）基础体温单相型，阴道细胞涂片或宫颈黏液提示无排卵及雌激素水平低落。

（2）行人工周期后有撤药性出血。

（3）血尿、FSH、LH 高于正常，E_2 降低。

3. 垂体性闭经

（1）有产后大出血或感染史，有头痛或视力减退、肢端肥大或肥胖、多毛及泌乳等症。

（2）基础体温单相，阴道细胞涂片及宫颈黏液提示雌激素水平低落。

（3）人工周期后有撤药性出血。

（4）血尿、FSH、LH 水平低下，肌内注射黄体生成素释放激素 100μg 后仍低下。E_2 降低，PRL > 20ng/ml。

（5）如有垂体肿瘤可出现视野偏盲。颅骨蝶鞍区 X 线片、气脑与脑血管造影及 CT 检查可协助诊断。

4. 下丘脑性闭经

（1）有精神紧张、消耗性疾病、服用特殊性药物及其他内分泌功能异常史等。

（2）阴道细胞涂片、宫颈黏液素水平低落。

（3）血尿、FSH、LH 水平低下，但肌内注射黄体生成素释放激素 100μg 后能升高。E_2 降低。

（4）人工周期后有撤药性出血。

（四）鉴别诊断

诊断时根据病史、体检，排除生理性闭经如妊娠期、哺乳期和绝经期。另外，还需排除由副中肾管发育异常引起的下生殖道梗阻，如处女膜闭锁、阴道畸形等造成经血不能排出体外的假性闭经。

【治疗】

闭经的治疗应按发病机制做针对性治疗，虽性激素类药物为治疗的重要手段，但从生殖健康出发，应对机体的整体健康、心理情况和环境因素做全面的处理。

1. 一般治疗　对环境改变、精神创伤引起的一时性闭经，可通过加强营养、增强体质，保持良好的心理状态，大多能自然恢复。

2. 病因治疗　治疗引起闭经的器质性病变，如结核性子宫内膜炎进行抗结核治疗；宫腔粘连者扩张宫颈分离粘连，可放置宫内节育器以防重新粘连；卵巢或垂体肿瘤可行手术治疗或放射治疗等；应用口服避孕药引起的闭经应停药，月经多在半年内能自然恢复。

3. 激素替代疗法　根据引起闭经的所在部位，使用相应的性激素替代治疗。

（1）雌、孕激素替代疗法：适用于子宫发育不良及卵巢功能衰竭者。常用人工周期治疗以替代卵巢性激素。

（2）促性腺激素治疗：适用于垂体功能不全者。一般先用绝经期促性腺激素促使卵泡生长发育并分泌雌激素。然后应用绒毛膜促性腺激素诱发排卵并维持黄体功能。

（3）氯米芬：适用于垂体和卵巢有正常反应，而下丘脑功能不足，有生育要求的患者，以促进下丘脑下部促性腺激素释放激素的分泌并诱发排卵。

（4）LHRH脉冲式微量注射法：用于下丘脑促性腺激素

释放激素 LHRH 分泌不足的患者。

4. 其他激素　甲状腺素用于闭经合并甲状腺功能低下者，常用量每次 0.03g，每天 1~2 次口服，连用 21 天为 1 个周期。

5. 溴隐亭的应用　用于治疗闭经泌乳综合征，其作用是抑制垂体催乳素的合成与释放并诱发排卵。用药剂量，开始时用小剂量每天 2.5mg，若无明显反应（恶心、呕吐、头痛等）即应逐渐加至每天 5~7.5mg，分 2~3 次口服，最大剂量不超过每天 10mg，连续治疗 3~6 个月，多在用药后 4 周停止泌乳，6~24 周恢复月经。用药期间监测催乳激素浓度以决定药量。

【病情观察】

（1）高促性腺激素闭经和低促性腺激素闭经患者在激素治疗期间应观察月经的量及持续时间。

（2）先天性肾上腺皮质增生症在治疗期间应随访 17 - 羟孕酮水平的变化。

（3）宫腔粘连者治疗后应观察子宫内膜修复情况和月经量。

（4）卵巢性闭经患者治疗期间应注意观察激素治疗的不良反应。

（5）肥胖者应观察体重控制情况及月经恢复情况，神经性厌食症患者应观察体重增加情况及月经恢复情况。

【病历记录】

1. 门诊病历的书写　详细记录患者的外阴、乳房及体格检查结果，记录各项辅助检查的结果。

2. 住院病历的书写　如果需要进行手术或侵入性的检查，需要事先获得患者的知情同意，并签署知情同意书。对治疗及愈合情况也要详细记录。

【注意事项】

1. 医患沟通

（1）原发性闭经的患者往往是年轻女性，一次将病情全部告诉患者，患者不一定能完全承受，因此可逐渐告诉其病情。

（2）许多闭经者需长期用药，在治疗前应向患者说明。

（3）做宫腔粘连分解术之前应向患者讲清手术不一定成功，以免不必要的纠纷。

2. 经验指导

（1）原发性闭经患者初次就诊时不可做孕激素试验，因为它对明确病因的价值不大。事实上鉴别诊断的关键是了解促性腺激素水平。

（2）高促性腺激素闭经患者和两性畸形患者必须做染色体的核型分析，而低促性腺激素性闭经患者没必要做染色体核型分析。

（3）雄激素和 17 - 羟孕酮的测定对两性畸形的鉴别非常重要。如没条件测定 17 - 羟孕酮，可用孕酮测定来代替。

（4）继发性闭经患者在初次就诊时需做妊娠试验，以除外怀孕可能。

（5）测定内分泌激素前的 1 个月内最好不使用任何可能影响结果的药物。

（6）腹腔镜检查发现卵巢萎缩，卵巢活检无卵泡或者仅有少数原始卵泡，诊断为卵巢早衰。如卵巢形态及大小正常，活检见大量形态正常的始基卵泡和未成熟卵泡，则诊断为卵巢不敏感综合征。

（7）闭经是月经疾病中较为严重的疾病之一，原因复杂，病程较长，疗程亦长，故停经 3 个月后即应开始治疗。

（8）及时治疗慢性疾病及寄生虫病，积极改善营养及消除精神刺激。月经后、月经过少多易发展为闭经，故亦应积极治疗。

第四节　多囊卵巢综合征

多囊卵巢综合征（polycystic ovarian syndrome，PCOS）是

青春期少女和育龄期妇女最常见的妇科内分泌疾病之一，据估计其在育龄期妇女中的发病率为 5% ~ 10%。1935 年 Stein 和 Leventhal 首次描述了多囊卵巢综合征，因此它又被称为 Stein-Leventhal 综合征。PCOS 在临床上主要表现为功能性高雄激素血症和不排卵，近年发现继发于胰岛素抵抗的高胰岛素血症也是它的特征性表现之一。

【诊断】

（一）症状

1. 月经失调　月经失调是由排卵障碍引起的，多表现为月经稀发或闭经，少部分可表现为月经频发或月经规则。

2. 不孕　PCOS 是排卵障碍性不孕的主要病因，许多患者正是由于不孕才来就诊的。

（二）体征

1. 肥胖　一半以上的 PCOS 有肥胖表现。体质量指数（body mass index，BMI）＝ 体重（kg）/ 身高（m）^{2}，是常用的肥胖指标。肥胖的标准为 BMI ≥ 25。

腰臀围比（waist-to-hip circumference ratio，WHR）＝ 腰围 / 臀围，HER 的大小与腹部脂肪的量正相关。根据 WHR 可以把肥胖分男性肥胖和女性肥胖：WHR ≥ 0.85 时称为男性肥胖，WHR < 0.8 时称为女性肥胖，PCOS 患者多为男性肥胖。

2. 多毛和痤疮　多毛和痤疮是由高雄激素血症引起的。多毛是指性毛过多，妇女的性毛主要分布于上唇、下唇、腋下、胸正中线、腹正中线和外阴，雄激素水平过高时这些部位的毛发会过多过密。四肢和躯干的毛发生长受雄激素的影响较少，主要与体质和遗传有关。痤疮主要分布于面部，部分患者的背部和胸部也可有较多的痤疮。

3. 黑棘皮症　有继发于胰岛素抵抗的高胰岛素血症的患者常有黑棘皮症。黑棘皮症是一种较常见的皮肤病变，受累部位皮肤增厚成乳头瘤样斑块，看上去像天鹅绒；病变皮肤常伴有色素沉着，呈灰褐色至黑色，故称黑棘皮症。黑棘皮症多发生在皮肤皱褶处，如腋部、颈部的背面及侧面、腹股沟、肛门生殖器等部位，且呈对称分布。黑棘皮症评分标准如下：① 0，无黑棘皮症。② 1+，颈部和腋窝有细小的疣状斑块，伴有（不伴）有受累皮肤色素沉着。③ 2+，颈部和腋窝有粗糙的疣状斑块，伴有（不伴）有受累皮肤色素沉着。④ 3+，颈部、腋窝及躯干有粗糙的疣状斑块，伴有（不伴）有受累皮肤色素沉着。

4. 妇科检查 妇科检查时可发现阴毛呈男性分布，有时阴毛可延伸至肛周和腹股沟内侧；生殖器无异常。

（三）辅助检查

1. 内分泌检查 测定血清促卵泡素（FSH）、黄体生成素（LH）、催乳素（PRL）、睾酮、硫酸脱氢表雄酮（DHEA-S）、性激素结合球蛋白（SHBG）、雌二醇和空腹胰岛素等。有月经者在月经的第 3~5 天抽血化验，闭经者随时抽血化验。

PCOS 患者的 FSH 在正常范围，为 3~10U/L。LH 水平较正常妇女高，约 60% 患者的 LH/FSH > 2.5。多数患者的 PRL 水平在正常范围，少部分患者的 PRL 水平可轻度升高［不超过 1.81nmol/L（40ng/ml）］。

妇女体内的睾酮主要来源于卵巢，而 DHEA-S 主要来源于肾上腺皮质；因此睾酮水平升高说明卵巢分泌的雄激素过多，而 DHEA-S 水平升高则说明肾上腺皮质分泌的雄激素过多。绝大多数 PCOS 患者体内的睾酮水平偏高，一半患者体内的 DHEA-S 水平偏高。妇女体内的大多数睾酮是与 SHBG 结合的，只有少部分是游离的。当 SHBG 水平降低时，游离睾酮会增加，此时即使总睾酮在正常范围，患者也可有多毛和痤疮等表现。PCOS 患者的 SHBG 水平往往很低。

PCOS 患者的雌二醇水平往往低于雌酮水平，这是过多的雄激素在周围组织中转化成雌酮的缘故。

有胰岛素抵抗患者的空腹胰岛素水平升高，>20U/L。

2. 特殊检查

（1）超声检查：常发现卵巢体积增大，皮质增厚，皮质内有多个直径在 2～10mm 的小卵泡。

（2）基础体温（basal body temperature，BBT）：由于患者存在排卵障碍，因此 BBT 呈单相。

（3）腹腔镜检查：腹腔镜下见卵巢体积增大，皮质增厚，皮质内有多个小卵泡。

（四）诊断要点

1. 病史 月经失调为最主要的病史，多表现为月经稀发或闭经。

2. 临床表现 多数患者肥胖，1/3 患者体质量正常。许多患者有多毛和痤疮，部分患者有黑棘皮症。

3. 辅助检查 多数患者的 LH/FSH > 2.5，患者的睾酮水平高于正常，而 SHBG 水平则低于正常。约一半患者的DHEA-S 水平高于正常，部分患者的空腹胰岛素水平高于正常。超声检查常发现卵巢体积增大，皮质增厚，皮质内有多个直径在 2～10mm 的小卵泡。BBT 呈单相。

（五）鉴别诊断

1. 多囊卵巢 虽然患者的卵巢皮质内见多个小卵泡，呈多囊改变。但患者的月经规则，有排卵，内分泌测定无异常发现。

2. 库欣综合征 由于肾上腺皮质增生，肾上腺皮质分泌大量的皮质醇和雄激素。临床上表现为月经失调、向心性肥胖、紫纹和多毛等症状。内分泌测定：LH 在正常范围，皮质醇水平升高，小剂量地塞米松试验无抑制作用。

3. 迟发性 21-羟化酶缺陷症 临床表现与 PCOS 非常相似，诊断的依据是 17-羟孕酮的升高和有昼夜规律的 ACTH-皮质醇分泌。

4. 卵巢雄激素肿瘤 患者体内的雄激素水平更高，睾酮多大于 0.1nmol/L（3ng/ml），男性化体征也更显著。超声检查可协助诊断。

5. 高催乳素血症 患者虽有月经稀发或闭经，可是她们常伴有溢乳。内分泌测定除发现催乳素水平升高外，余无特殊。

【治疗】

（一）一般治疗

对于肥胖的 PCOS 患者来说，控制体质量是最重要的治疗手段之一。控制体质量的关键是减少饮食和适当增加体育锻炼。

（二）建立规律的月经

定期有月经的来潮可以避免将来发生子宫内膜增生过长或子宫内膜癌。

1. 孕激素后半周期疗法 每月使用孕激素 5~7 天，停药后 1~7 天可有月经的来潮。例如：醋酸甲羟孕酮 10mg，每天 1 次，连续服用 5~7 天。

2. 雌孕激素序贯治疗 每月使用雌激素 20~22 天，在使用雌激素的最后 5~7 天加用孕激素。例如：戊酸雌二醇 1mg，每天 1 次，连续服用 21 天；从使用戊酸雌二醇的第 15 天开始加用醋酸甲羟孕酮 10mg，每天 1 次，连续服用 7 天。停药后 1~7 天有月经来潮。

3. 雌孕激素连续治疗 每月同时使用雌激素和孕激素 20~22 天。例如：戊酸雌二醇 1mg，每天 1 次，连续服用 21 天；在使用戊酸雌二醇的同时加用醋酸甲羟孕酮 6mg。停药后 1~7 天有月经来潮。

（三）治疗多毛和痤疮

如果患者有多毛和痤疮，但无生育要求，可以仅治疗多毛和痤疮。

1. 螺内酯 该药原本用作利尿药,后来发现有抗雄激素的活性,所以又被用于治疗高雄激素血症。治疗方案:螺内酯20mg,每天3次,口服,连续使用3~6个月。

2. 复方口服避孕药 复方口服避孕药能抑制垂体分泌LH,从而减少卵巢雄激素的合成。

(1)炔雌醇/去氧孕烯(妈富隆):为短效复方口服避孕药,每片妈福隆含去氧孕烯150μg、炔雌醇30μg。治疗方案:从月经的第3~5天开始每天服用1片妈富隆,连服21天后等待月经的来潮。妈富隆可长期使用。

(2)环丙孕酮/炔雌醇(达因-35):为短效复方口服避孕药,每片达因-35含醋酸环丙氯孕酮2mg、炔雌醇35μg。由于醋酸环丙氯孕酮具有很强的抗雄激素活性,因此达因-35治疗高雄激素血症的疗效优于妈富隆。治疗方案:从月经的第3~5天开始每天服用1片达因-35,连服21天后等待月经的来潮。达因-35可长期使用。

(四)治疗高胰岛素血症

控制体重能改善高胰岛素血症。对体重控制较差者可使用抗高胰岛素血症的药物。

二甲双胍为双胍类口服降糖药,因为它能抑制肝糖原的合成,提高周围组织对胰岛素的敏感性,所以它可改善胰岛素抵抗,从而能够治疗继发于胰岛素抵抗的高胰岛素血症。治疗方案:二甲双胍250mg,每天3次,口服。

(五)促卵泡发育和诱发排卵

仅适用于有生育要求者。

1. 氯米芬(克罗米芬) 氯米芬是PCOS患者促卵泡发育和诱发排卵的首选药。用法:从月经的第2~5天开始服用氯克罗米芬50~200mg,每天1次,连续服用5天。用药过程中需监测卵泡的发育。

2. 人类绝经期促性腺激素 该药是从绝经妇女的尿液中

提取的, 每支含 FSH 和 LH 各 75U, 适用于氯米芬治疗无效的患者。用法: 从月经的第 2～5 天开始每天肌内注射 HMG 1 支, 治疗期间必须监测卵泡的发育情况。如卵泡持续 1 周不增大, 则增加剂量。当 B 超提示优势卵泡直径达 16～20mm 时, 停用 HMG, 肌内注射 hCG 5000～10000U, 48 小时后复查 B 超了解是否排卵。

【病情观察】

PCOS 是一慢性疾病, 需长期治疗。治疗期间应注意观察以下内容。

(1) 身高、体重、腰围和臀围的变化。

(2) 痤疮和多毛症状的改善。

(3) 月经情况包括月经的量和持续时间等。

(4) 随访雄性激素水平。

(5) 随访卵巢形态学的变化。

(6) 二甲双胍治疗时应随访空腹胰岛素水平。

(7) 在促卵泡发育和诱发排卵时应做卵泡监测。

【病历记录】

1. 门诊病历的书写 详细记录患者的月经史、各种体征及内分泌测定。还要记录治疗方案, 以及治疗后随访情况。

2. 住院病历的书写 对于选择手术治疗的患者, 术前谈话除了要交代手术本身的风险以外, 还要告知患者手术的效果并不一定理想。选择手术后不一定会恢复排卵, 而且有卵巢早衰的风险。

【注意事项】

1. 医患沟通

(1) 许多患者以为 PCOS 治疗一段时间后会完全恢复自发排卵, 因此随访数次后她们会变得不耐烦, 甚至迁怒于医生。为避免该情况的发生, 在治疗前医生应向患者讲清楚 PCOS 可能是一个终身性疾病。

（2）HMG 治疗时一旦有发生 OHSS 的征兆就应放弃该周期。如患者不肯放弃，应让患者签字同意承担风险。

2. 经验指导

（1）PCOS 是一异质性疾病，临床表现千变万化，因此诊断时不必完全拘泥于某一标准。

（2）抗雄激素治疗 1~2 个月后痤疮症状会得到明显的改善，多毛症状的改善发生在连续治疗 6 个月之后。

（3）有胰岛素拮抗同时使用二甲双胍和氯米芬，可提高排卵率和受孕率。有 DHEA－S 升高者同时使用小剂量的地塞米松和氯米芬，可提高排卵率和受孕率。

（4）OHSS 无特效治疗，只能对症处理。发生 OHSS 后不可以使用 hCG 支持黄体。

（5）一般手术治疗后 3~6 个月，患者会有自发排卵。6 个月后患者又恢复到未手术前的状态。因此建议患者手术后应尽可能早怀孕。

第五节　围绝经期综合征

围绝经期综合征（perimenopausal syndrome）是指妇女在绝经前后由于雌激素水平波动或下降所导致的以自主神经系功能紊乱为主，同时伴有神经心理变化的一组综合征。据报道，约有 90% 的妇女有程度轻重不等的围绝经期综合征症状，其中 10%~15% 妇女因症状严重而就医，大多数妇女症状较轻或无明显的症状。

【诊断】

（一）临床表现

1. 月经紊乱　绝经前期 70% 妇女可出现功能性月经异常，开始时多为月经周期缩短，然后出现周期延长。

（1）周期缩短：仍有排卵，但卵泡期缩短，尿促卵泡素水平升高。

（2）周期延长：为无排卵性周期，临床表现不规则出血。

2. 精神、神经症状

（1）潮热、出汗：在围绝经期发生率高达 75%～85%，症状典型，头、颈和胸部皮肤突然感到阵发性发红，伴有烘热，继之出汗，持续数秒或数分钟，发作频率各异，晚间或应激状态易促发。此种血管舒缩功能不稳定，可历时 1～2 年，少数长达 5 年或更长。

（2）精神过敏、情绪不稳定：围绝经期妇女往往激动易怒，抑郁多疑，不能自我控制。雌激素缺乏还影响睡眠质量、记忆力及认知功能，使工作能力及效率降低。

3. 泌尿、生殖道症状 随着绝经后时间的延长，泌尿、生殖道退行萎缩性病变加重。生殖道易发病阴道干燥、阴道炎症、性欲减退、性交困难、盆底松弛、子宫脱垂。泌尿系统易致尿失禁、反复发作的膀胱炎。

4. 心血管症状 绝经前后妇女因心血管舒缩功能不稳定易出现高血压，其特点是收缩压高而波幅大，并常伴潮红潮热症状。另一症状是心悸、心前区痉挛痛，用硝酸甘油不能缓解，而用雌激素能改善，故称"假性心绞痛"。至围绝经期晚期，冠心病发病率增高，易发生动脉粥样硬化。

5. 骨质疏松 围绝经期过程中约 25% 妇女患有骨质疏松症，其中 80% 出现于绝经后期。骨质疏松的特点：①女性较男性多见，并较男性早 10～15 年发生。绝经后头 3 年内骨丢失迅速，每年骨丢失率为 2%～3%，以后减慢至每年丢失 0.75%，直至死亡。②骨结构的改变表现为骨质减少，而化学组成无变化。③主要是骨小梁丢失，骨皮质变化不明显。骨质疏松可使脊柱变形，体格变矮或发生驼背，严重者屡屡导致骨折，好发部位为脊椎、股骨颈和桡骨远端。

6. 皮肤和毛发的变化 皮肤皱纹增多加深；皮肤干燥甚

至皲裂；皮肤色素沉着，出现老年斑；皮肤营养障碍易发生围绝经期皮炎、瘙痒、多汗、水肿，暴露区皮肤经常受日光刺激易致皮肤癌。

绝经后大多数妇女出现毛发分布改变，通常上唇毳毛消失，代之以恒久毛，形成轻度胡须；阴毛、腋毛有不同程度的丧失；躯体和四肢毛发增多或减少；偶有轻度秃发。

（二）辅助检查

1. 内分泌激素测定

（1）患者体内的雌激素水平往往偏低，绝经妇女体内的雌二醇水平 <30pg/ml。

（2）促性腺激素水平升高，绝经后高达 40U/L。

（3）血 PRL 水平和睾酮水平可正常或偏低。

2. 超声检查 超声检查可了解卵巢与子宫的形态，一般表现为正常大小，有时小于正常。

3. 骨密度检查 围绝经期妇女的骨密度显著降低。

（三）诊断要点

1. 病史 根据发病年龄、月经改变及自觉症状潮红、潮热、出汗等可初步诊断。

2. 诊断性刮宫 目的在于排除宫颈癌或宫体癌。围绝经期妇女子宫内膜大部呈增生期改变，对外源性孕激素有撤退性出血反应；少数为萎缩型子宫内膜。

3. 激素测定 E_2 水平低且无周期性变化，而尿促卵泡素、黄体生成激素水平上升，提示绝经期卵巢功能衰竭。

（四）鉴别诊断

1. 阴道出血 需与子宫内膜增生过长、内膜息肉及内膜癌相鉴别，诊断性刮宫较内膜活检为准确。

2. 潮热 多种疾病有潮热的感觉，如甲状腺功能亢进症、嗜铬细胞瘤、类癌综合征、糖尿病、结核病及其他慢性感染病，应做相关检查确诊。

3. 外阴、阴道炎 需与滴虫、真菌性炎症鉴别；有萎缩情况时，可局部使用雌激素治疗以作鉴别。

4. 骨质疏松 需与骨质软化症、多发性骨髓瘤、变形性骨炎及甲状旁腺功能亢进症等相鉴别。X线骨骼检查，血清钙、磷、碱性磷酸酶等及其他激素与血清蛋白的测定，均有助于鉴定。

【治疗】

1. 一般治疗 围绝经期精神-神经症状可因精神状态不健全而加重，心理治疗可避免该情况。必要时可使用镇静药帮助睡眠。用法：地西泮（安定）2.5~5mg，口服，每晚1次。谷维素对自主神经的功能调节有所帮助，每天可服用30~60mg。老年人加强体育锻炼，增加钙的摄入可缓解骨质疏松。

2. 激素替代治疗 1923年Geist和Spielman首先提出补充雌激素可预防围绝经期综合征，从此以后雌激素的作用才逐渐被人们所认识。1971年国际健康基金会在日内瓦召开首次关于雌激素替代治疗（ERT）大会，会议针对ERT导致子宫内膜癌发病率明显升高的情况，强调有子宫的妇女在服用雌激素的同时，应周期性地加用孕激素，以减少补充雌激素的不良反应。20世纪80年代后，在使用雌激素的同时，周期性地使用了孕激素，所以ERT改称HRT。为避免周期性阴道出血，临床上采用连续联合应用雌、孕激素的治疗方案。

（1）HRT的适应证：①有围绝经期综合征且要求治疗者；②血管舒缩失调症状严重者；③精神-神经症状严重者；④有骨质疏松高危因素或骨质疏松严重者；⑤泌尿生殖系统症状严重者。

（2）HRT的禁忌证：①有雌激素依赖性肿瘤者如子宫内膜癌、乳房癌等患者；②有原因不明的阴道出血者；③严重肝、肾疾病患者；④有血栓梗死性疾病者；⑤红斑狼疮、耳硬化患者；⑥有与雌激素有关的疾病患者如子宫肌瘤、子宫内膜异位症患者等；⑦希望预防心血管病者。

（3）治疗方案：①雌激素替代治疗，适用于无子宫者；②雌孕激素序贯治疗，适用于围绝经期早期、子宫内膜较厚且希望有月经来潮者；③雌孕激素联合治疗，适用于内膜较薄且不希望有月经来潮者。

（4）常用药物

①口服药物

维尼安（尼尔雌醇）：为雌三醇衍生物，口服吸收后能在脂肪组织内贮存，缓慢释放，因而长效。用法：每次服用2mg，每2周服1次。有子宫的妇女每3个月加用孕激素1次，如甲羟孕酮每天6~8mg，连服10~14天。无子宫的妇女不必加服孕激素。

利维爱：化学名7-甲基异炔诺酮，该药口服后的代谢产物具有雌激素、孕激素、雄激素活性。用法：每天服2.5mg，症状缓解后可隔天服2.5mg。适用于绝经后1年的妇女。

倍美力（结合雌激素）：它是从孕马尿中分离的天然型结合雌激素，属于生物制剂，其中45%为硫酸雌酮（E1S），55%为各种马雌激素，成分复杂。用法：a.每天0.625mg口服，连服28天为1个疗程，适于子宫切除者；b.每天0.625mg，连服28天，后14天每天加服甲羟孕酮6mg，适于有子宫者；c.每天0.625mg，连服28天或连续使用，在使用倍美力的同时每天加服甲羟孕酮4mg，适于有子宫者。

微粒化17β-雌二醇（诺坤复），1mg诺坤复相当于0.625mg倍美力，用法同倍美力。

戊酸雌二醇（补佳乐），1mg补佳乐相当于0.625mg倍美力，用法同倍美力。

②局部用药：适用于泌尿生殖道症状严重的患者。①倍美力软膏，每支含42.5g倍美力，每次使用0.5~2g，治疗老年性阴道炎、外阴炎。②欧维婷膏剂，每支含15g软膏，每克

含 1mg 雌三醇，每天 1 次，每次把 0.5g 软膏放入阴道内。

【病情观察】

短期用药期间应观察以下症状的改善情况：①血管舒缩失调症状。一般用药 1 个月症状得到明显改善，2 个月以后症状得到控制，但停药后仍有可能复发。②精神-神经症状。精神-神经症状对治疗很敏感，用药后失眠能得到明显的改善，患者的情绪也会趋于平静。③泌尿生殖系统症状。单纯治疗泌尿生殖道症状时可于阴道局部用药。如激素治疗效果较差，或炎症反复发作，应加用抗生素，如诺氟沙星口服，每次 0.1g，每日 3 次。长期用药应定期做乳房检查，以免发生乳腺癌。观察阴道出血模式，必要时做诊断性刮宫。子宫肌瘤患者应观察子宫肌瘤是否增大，子宫内膜异位症状患者应注意有无病灶的复发。

【病历记录】

门诊病历的书写应仔细询问并记录现病史、既往史、体格检查结果和辅助检查结果。在病历中必须写清已向患者介绍过激素替代治疗的利弊，患者知情同意激素替代治疗。在激素替代治疗前必须仔细记录有无激素依赖性疾病。门诊随访期间应记录阴道出血情况、乳房情况及围绝经期症状的缓解情况。

【注意事项】

1. 医患沟通

（1）围绝经期综合征患者往往脾气暴躁，因此在就诊时应注意说话的语气，避免不必要的纠纷。

（2）由于激素替代治疗可能与子宫内膜癌和乳腺癌有关，因此在给予激素替代治疗前一定向患者交代清楚，以免将来发生纠纷。

（3）对有心血管疾病的妇女应慎用或禁用激素替代治疗，因为目前的研究认为激素替代治疗可能增加心血管意外的发生率。如这些患者坚决要求使用激素替代治疗，应让她们在病历上签字。

（4）有雌激素依赖性疾病的患者应慎用或禁用激素替代治疗，如患者坚决要求使用激素替代治疗，应告知其风险并要求其在病历上签字。

2. 经验指导

（1）雌激素的应用须严格掌握适应证，并遵循以最小效量间隔给药为宜，症状控制后应酌情逐渐减量至停用。

（2）应用雌激素前应先除外子宫肌瘤、子宫内膜癌、乳腺癌、肝脏疾病、肾病及血栓静脉炎等。

（3）坚持体育锻炼，注意劳逸适度，解除心理障碍和精神负担。

（4）改善饮食结构，增加蛋白、维生素、钙的摄入，减缓骨质疏松。少食辛辣及高脂、高糖食物。

（5）加强围绝经期宣教，提高妇女对围绝经期的进一步认识，解除思想顾虑，保证充足的睡眠。如此时期因病切除了双侧卵巢，应及时补充雌激素，防止围绝经期综合征的发生。进入围绝经期应补充钙剂，有症状者应早治疗。

第九章

女性生殖系统肿瘤 ◆●●

第一节　外阴良性肿瘤

外阴良性肿瘤较少见，主要种类有乳头瘤、纤维瘤、汗腺瘤等，其他还有神经纤维瘤、淋巴管瘤和血管瘤等。

【诊断】

（一）症状

外阴部位有包块，不痛不痒，肿块生长比较缓慢，边界较清楚。

（二）体征

外阴部位可触及一肿块，表面光滑，边界清楚，活动性好，一般无触痛。也无腹股沟淋巴结的肿大。如果是纤维瘤，可以见肿块下垂而且有蒂。

（三）辅助检查

单从外观上有时很难看出是哪一种良性肿瘤，要想确切地知道，需要手术把肿瘤切除送病理检验。至于肿瘤是良性的还是恶性的，也需要通过病理检查来最后确定。

（四）诊断要点

（1）无意中发现外阴无痛性肿块，生长缓慢。

（2）外阴局部肿块，质较硬，活动度好，边缘清楚，表面无压痛。

（3）局部活组织检查可以确定病理类型。

（五）鉴别诊断

主要是良性肿瘤自身种类的鉴别和与恶性肿瘤的鉴别。

1. 外阴良性肿瘤　外阴良性肿瘤主要有四种病理类型：乳头瘤、纤维瘤、脂肪瘤和汗腺瘤，它们单纯从外观上无法明确，容易混淆，但是根据这4种病理类型肿块的生长情况，还是可以做出初步的鉴别诊断。

（1）乳头瘤：这是一种生长在大阴唇外侧的单个小肿瘤，抚摸时感到比较硬，细看表面有无数个乳头状小突起。这种肿瘤有偶然发生恶变的可能。

（2）纤维瘤：开始常从大阴唇长出，质地比较硬，突起，慢慢因为重量关系，下垂而有蒂，成为悬挂在大阴唇上的实性小肿瘤。

（3）脂肪瘤：一般从大阴唇或者是阴阜部位的脂肪长出，瘤体大小不等，大的直径可达十几厘米。这种肿瘤不容易恶变，但可因其体积较大而有行动不便或性交困难等。

（4）汗腺瘤：这种肿瘤从外阴的大汗腺长出，与表皮没有关系，直径 1~2cm。肿瘤生长慢，无症状。少数可有癌变。

2. 外阴恶性肿瘤　恶性肿瘤往往患者在病前有多年的外阴白斑或外阴瘙痒史，肿块表面粗糙，活动性差，与周围组织粘连，边界不清楚，晚期往往有肿块表面的破溃，腹股沟淋巴结肿大。

【治疗】

（一）一般治疗

对于较小的肿块可以定期随访，局部可以使用铁箍散等散瘀化结的中药，同时须防止局部感染，若有感染可以口服抗生素治疗。

（二）手术治疗

如果外阴肿块较大，行走时有异物感或者影响夫妻生活或肿块迅速增大有恶变可能，则需切除局部肿块。

【病情观察】

对于定期随访的外阴良性肿瘤患者要注意肿块是否有迅速增大的趋势、是否有表面的破溃、腹股沟淋巴结是否有肿大。

【病历记录】

1. 门诊病历的书写 详细记录患者发现肿块的时间，肿块的大小、质地、边缘、表面光滑度，有无表面的破溃，肿块的活动度、压痛，有无周围腹股沟淋巴结的肿大以及门诊病理活检的结果。如果患者拒绝病理活检，在劝说无效后应进行书面记录，并应有患者的签字为证。

2. 住院病历的书写 在外阴肿块切除后必须有病理报告的记录。对于手术中肿块的大小、手术情况必须详细记录。

【注意事项】

1. 医患沟通

（1）对于不进行手术的良性外阴肿瘤患者，医生必须告知患者肿瘤存在恶变的可能，如果有任何的异常都必须及时就诊，以免延误治疗的时机。

（2）手术除了告知患者一般的麻醉意外、手术并发症外，还要特别说明如果肿块过大，切除肿块可能会伤及外阴腺体，影响患者以后的性生活。

2. 经验指导

（1）外阴良性肿瘤的诊断主要是依靠外阴肿块的切除，进行活组织检查确定病理类型来做最后的确诊，发现外阴肿块一般都建议患者进行活组织检查，在病理报告出来之前医生不能随便做出良性肿瘤的诊断，只能是初步印象。

（2）外阴良性肿瘤的切除一般选择在月经干净后进行，肿块在切除时要尽可能完整切除，但要注意防止伤及周围的腺体结构。如果估计肿块比较深，由于外阴血供丰富可能会出血很多，术前应准备必要时输血。

（3）手术当中尽量沿着完整的包膜切除肿块。如果肿块较大，强行切除可能损伤周围腺体则不需要完整切除。

（4）对于不愿进行手术的患者，必须让其定期来医院复查，同时让其注意有无肿块大小的变化，有无破溃、压痛，有无腹股沟淋巴结的肿大，如果有任何一种的变化必须及时就医，主要考虑是否有恶变的倾向。

第二节　外阴恶性肿瘤

外阴恶性肿瘤以原发性的为主，约占女性生殖器肿瘤的 4%，占妇女全身肿瘤的 1%～2%。约 2/3 病变发生在大阴唇，1/3 发生在小阴唇、阴蒂或会阴联合等处。大多数病变发生在外阴的前半部，发生在会阴部或大阴唇的外侧面者占少数。绝大多数外阴癌是鳞状上皮癌，平均发病年龄为 50～60 岁，40 岁以前也可能发病。腺癌较少，常发生在尿道旁腺或前庭大腺部位。有时外阴癌局限于上皮内，在上皮内蔓延称原位癌，亦称外阴上皮癌，上皮癌有两种：①鳞状上皮原位癌（波文病）；②湿疹样上皮内癌（派杰病）。上皮内癌主要发生在大阴唇。此外尚有基底细胞癌及恶性黑色素瘤。

【诊断】

（一）症状

1. 外阴癌　因为女性外阴皮肤是鳞状上皮，所以恶性肿瘤以鳞状上皮癌最常见。患者主要症状是在外阴部发现一硬的小结节或者是肿块，在这之前大多数患者往往有多年的外阴瘙痒病史。外阴部的这种癌性小结节或肿块常常会伴有疼痛或瘙痒，也有的患者没有疼痛或痛痒症状。部分患者表现为外阴部位出现经久不愈的溃疡。晚期为典型的糜烂、肿块或不规则的乳头状瘤，颜色可呈白色、灰色、粉色或有黑色素沉着，一侧或双侧腹股沟淋巴结增大，质硬而固定。当肿瘤破溃或继发感染时，可出现尿频、尿痛、排尿困难、排便困难等。

2. 外阴湿疹样癌（派杰病）　　大多发生在绝经以后的妇女，主要症状是长期的外阴瘙痒和疼痛。癌肿部位发红，表皮粗糙，有液体渗出，像湿疹一样。癌肿可以发生在一侧阴唇上，也可能整个外阴表面都累及。这种癌转移比较少见。一般情况下不会发生淋巴转移，偶然可见到有局部周围组织浸润。

3. 恶性黑色素瘤　　一般多发于小阴唇和阴蒂。可能与外阴部经常受摩擦和刺激有关。表现为外阴瘙痒，色素痣扩大，色素增加，表面溃疡，有血性或浆液性渗出物。

4. 其他外阴恶性肿瘤　　包括基底细胞癌、外阴湿疹样癌等，均较罕见。基底细胞癌一般是位于大阴唇的肿块，中心可能破溃形成溃疡，它的特点是生长很慢，以向周围侵犯为主，极少通过淋巴管向远处转移。

（二）体征

（1）鳞状上皮癌可以表现为单纯性溃疡、白色病变、皮下肿块或息肉样病变。早期时表皮的上皮脚向间质浸润，逐渐形成皮下结节，此结节也可破溃、变小而误诊为炎症，晚期发展成为菜花样赘生或溃疡。

（2）波文病表现为暗红色粗糙斑，边界清楚而不规则，表面有结痂，去痂后见到肉芽组织和渗出面。

（3）派杰病的病变呈湿疹样变化，呈红色，略突起，伴有白色病变或小颗粒，有时见浅溃疡形成和结痂。检查往往会在外阴触及一肿块，质地较硬，活动性差，与周围组织粘连，一般会有轻度触痛，有的患者可以没有疼痛症状。晚期患者在其肿块发生坏死感染，表面可有破溃，有时可以在一侧或双侧腹股沟触及肿大的淋巴结，质硬，不活动。

（三）辅助检查

外阴肿瘤惟一的确诊手段就是病理检查。并不是所有的腹股沟淋巴结肿大都表明外阴肿瘤的转移，当触及淋巴结肿大时须进行淋巴结活组织检查来确定有无肿瘤的淋巴转移。

（四）诊断要点

1. 病史 发现外阴肿块，伴有轻度压痛。

2. 临床表现 外阴触及一肿块，质地较硬，活动性差，与周围组织粘连，有轻度触痛，有的患者可能没有疼痛感觉。晚期患者在其肿块发生坏死感染，表面可有破溃，有时可以在一侧或双侧腹股沟触及肿大的淋巴结，质硬，不活动。

3. 辅助检查 活体组织病理切片检查可以明确肿瘤的病理类型。

对外阴的病变应做详细的观察，如发现经久不愈的溃疡、丘疹样疣或白色病变经治疗效果不明显时，应采取活体组织检查。除极早期类似良性病变而难以确诊外，一般诊断均无困难，但应与乳头瘤、外阴结核、增生型营养不良、基底细胞癌、派杰病等相鉴别。活检为惟一可靠的鉴别方法，在甲苯胺蓝染色后的不脱色区处取活检，可获得较准确的诊断结果，必要时还需多次、多处活检方能最后确诊。

（五）鉴别诊断

1. 外阴良性肿瘤 外阴部位可触及一肿块，表面光滑，边界清楚，活动性好，一般无触痛，也无腹股沟淋巴结的肿大。主要依靠病理检查来做最后的鉴别。

2. 外阴损伤 外阴损伤是女性常见的疾病之一。发病原因多数为骑跨式跌伤（如骑男式自行车时意外的急刹车，或上下车时阴部遭到猛烈碰撞）、外阴部位受到暴力打击等。在这种情况下，外阴部有严重的挫伤，可有疼痛，能见到皮下淤血或血肿，时间长后血肿机化成为硬结。一般根据其外伤症状能够明确诊断。

3. 尖锐湿疣 尖锐湿疣是一种性传播疾病，一般与不洁性交有关。发病时，外阴瘙痒，分泌物增加。早期外阴部的皮肤、黏膜粗糙不平，随后可摸到小结节或肿块，样子为毛刺状，或者像大小不等的菜花状、鸡冠花状的灰白色肿物，多分布在小阴唇的内侧、大小阴唇之间的唇间沟、会阴和肛门。一般抗病毒治疗有效。

4. 假性湿疣 假性湿疣不是性传播疾病。在阴唇内侧可以看到有小米粒大小的淡红色疹子，两侧对称，分布均匀，通常能够自行消退。病理检查可明确鉴别。

【治疗】

外阴癌的治疗应视局部病变的大小、周围器官是否受累、临床对淋巴结的评估以及患者的具体情况区别对待，选择合适的治疗方案。治疗大致有药物、激光、放疗和手术等方法。以手术治疗为主，其次是放疗。

（一）药物治疗

用 5% 的氟尿嘧啶软膏涂于病灶处，但治疗效果不理想，失败率为 50%。

（二）手术治疗

外阴癌的治疗以手术切除为主，近年来许多学者强调手术与放疗综合治疗在外阴癌治疗中的重要性。文献报道在一定范围内淋巴转移与病灶大小有关。Ⅰ期患者病灶小，淋巴转移机会少，单行外阴根治性切除，可在不降低治疗效果的前提下减少手术创伤与手术并发症。外阴癌淋巴转移的特点是形成淋巴管转移，单行外阴病灶处理易造成腹股沟淋巴结转移，因此，对Ⅰ期患者腹股沟活检阴性者，仍应行腹股沟根治性治疗。对于可疑腹股沟淋巴转移者，应以手术治疗为主，腹股沟区的预防照射应足量，以达到预防复发的目的。

（三）放射治疗

在行外阴及腹股沟术前、术后可以进行辅助放疗，术前放疗用于外阴肿块大、侵及周围器官、切除困难者，局部照射可使肿瘤体积缩小，有利于手术切除，保留器官功能，提高手术疗效。晚期患者一般情况差，不能耐受较大手术，或腹股沟淋巴融合、固定，不能切除，可给予放疗。

（四）激光治疗

激光治疗主要是用二氧化碳激光，可保持外阴的外观，短期疗效较好，但也有1/3的复发率。

【病情观察】

主要是手术后的观察，定期检查外阴是否有新的肿块生长，表面是否有破溃，腹股沟淋巴结是否肿大等。一旦怀疑为外阴恶性肿瘤，必须进行病理检查，如果病理检查确诊为恶性，必须及早进行治疗，不能有所耽搁，早期（Ⅰ~Ⅱ期）发现并治疗，外阴恶性肿瘤具有较好的预后。

【病历记录】

1. 门诊病历书写 重点详细询问并记录患者的症状，症状出现的时间，既往外阴白斑史（约有半数患者有外阴白斑史）、瘙痒史，特别注意有无腹股沟淋巴结的肿大，有无妇科以外的临床症状，如尿频、尿痛、排尿困难、排便困难等。对所进行的检查必须详细记录，尤其是活检病理结果。

2. 住院病历书写 由于顾虑手术后的影响，患者常要求单纯放疗而不愿意手术治疗，事实上对于单纯放疗效果可能不佳的年轻患者，医生必须如实告知，同时必须在病历上有所记录，写明一切可能的后果，包括肿瘤的转移，最终失去手术的机会甚至威胁生命，必须有患者的签字。

外阴癌术后必须有病理报告，手术中如果进行淋巴清扫，术后必须明确写明淋巴清扫的位置、淋巴结组数，病理检查淋巴结转移的结果，最终明确临床和病理分期分级。

【注意事项】

1. 医患沟通

（1）外阴癌手术后女阴就失去了原来的形状，术后瘢痕收缩，可能会影响夫妻生活。外阴恶性肿瘤对妇女的身心损伤很大。尤其是年轻妇女，因此事先必须明确告诉患者手术可能带来的影响，让其做好心理准备。

（2）有些年轻患者可能拒绝手术，而要求单纯放疗，临床医生必须根据患者病变的分期来做出决定，同时告知患者可能出现的不良后果，如肿瘤进一步扩散最终将无法有效的治疗，有关谈话应予记录，并要求患者签字为证。总之，应尽量在医患之间对于治疗找到一个平衡点，不能随意迁就患者的决定。

（3）由于国情的不同，国外要求医生明确告诉患者真实的病情，但在我国有的患者家属要求医生对患者隐瞒病情，以免造成患者巨大的精神负担，影响治疗效果。对于医生必须根据实际情况来做出判断，由于现在很多人对医学知识了解得比较多，即使医生不向患者说明病情，患者在治疗的过程当中也会对病情有所了解。这一点医生必须向家属说明，以避免不必要的矛盾。

2. 经验指导

（1）外阴癌如果早诊断早治疗，其预后相对较好，早期治疗总的 5 年生存率为 68.9%。早期发现外阴癌主要依靠患者自身的检查。

（2）在临床实践过程中应教会女性自查外阴。

（3）强调手术与放疗综合治疗在外阴癌治疗中的重要性。由于外阴癌许多都存在淋巴转移，因此越来越强调手术和放疗相结合的方法。

第三节　子宫颈癌

宫颈癌可以发生在任何年龄的女性，但普查发现宫颈癌发病年龄多为 40～55 岁，20 岁以前罕见，30 岁以后，随年龄增长而发病率上升，高峰分布在 50 岁年龄组，但 60～69 岁又有一高峰出现。宫颈癌是发病率仅次于乳腺癌的女性癌症，排第 2 位。据统计，全世界每年有 46 万新发病例，每年约有 25 万人死于宫颈癌。在我国，每年宫颈癌的新发病例数超过 13 万。每年死于宫颈癌约有 2 万人。近 10 年来，宫颈癌的发病率呈稳步上升和年轻化趋势。医学上把宫颈癌分为宫颈癌的癌前病变和宫颈浸润癌两大类。CIN 是宫颈上皮内瘤样病变的英文缩写，它是指发生在宫颈癌前的病变，包括宫颈非典型增生和宫颈原位癌，反映了宫颈癌发生的连续发展的过程，也是宫颈癌防治的重要阶段。

【诊断】

（一）临床表现

1. 早期无症状 早期宫颈癌的外表可以是正常的，但在细胞学和组织学上已有了异常增生的改变。临床上可以无明显症状，部分患者仅表现为白带增多或血性白带，偶有接触性出血或性生活出血。

2. 阴道出血 当癌肿侵及间质内血管时开始出现流血。最早表现为任何年龄的妇女，在性交后或双合诊后有少量出血或阴道排液增多。在绝经前后出血可以是少量断续不规则，在晚期则流血增多，甚至因较大血管被侵蚀而引起致命的大出血。一般外生型癌出血较早，血量也多；内生型癌出血较晚。

3. 阴道排液 多发生在阴道出血之后，最初量不多，无臭。随着癌组织破溃，可产生大量浆液性分泌物，晚期癌组织坏死感染，则出现大量脓性或米泔水样恶臭白带。

4. 晚期症状明显 疼痛为晚期症状，当宫颈旁组织受侵，累及神经，则出现严重持续的腰骶部疼痛，盆腔病变广泛时，可因静脉、淋巴回流受阻，出现下肢肿胀和疼痛。

5. 全身症状 在晚期宫颈癌时，由于病灶侵犯的范围扩大而出现继发性症状。患者可以诉尿频、尿急、肛门坠胀、大便秘结、里急后重等，到末期甚至表现为消瘦、发热、全身衰竭等。

（二）诊断要点

宫颈癌的早期诊断依赖于病理检查。一般的初步筛选通过宫颈刮片进行，如有异常则进行阴道镜下宫颈活检来最后确诊，在活检前可以进行碘试验或醋酸白试验以确定病变部位。

（三）鉴别诊断

晚期宫颈癌诊断不困难，早期需与下列疾病相鉴别。

1. 宫颈柱状上皮异位 宫颈外口周围有鲜红色小颗粒，质地软，不脆，可做宫颈刮片或活体组织检查以鉴别。

2. 宫颈息肉 常来自宫颈口内，突出宫口外，有蒂，表面光滑、红润、质软，单发或多发，极少癌变。但宫颈恶性肿瘤有时呈息肉状，故凡有息肉均需摘除，并同时送病理检查以资鉴别。

3. 宫腔或宫颈黏膜下肌瘤 若肿瘤表面感染坏死，极似宫颈癌，但阴道指检可触及瘤蒂，境界清楚。

4. 宫颈湿疣 是人乳头瘤病毒感染的性传播疾病，于宫颈口可见团块型及丘疹型2类，常与宫颈癌难以区别。病检有空泡细胞、角化不良细胞及湿疣外底层细胞为主要特征。

【治疗】

目前，宫颈癌的治疗强调三个原则，即适度治疗原则、个体化治疗原则和综合治疗原则。也就是说，对宫颈癌患者来说，不能采用以往"一刀切"的办法，而是应根据每例患者的病情、年龄、生育要求等具体情况，制订出一个最适合患者本身的治疗方案。以下所介绍的是宫颈癌的一些基本治疗原则，子宫颈癌的处理分不典型增生、原位癌、镜下早期浸润癌、浸润癌的处理等方法。

1. 治疗原则

（1）不典型增生：活检如为轻度不典型增生者，暂按炎症处理，半年随访刮片和必要时再做活检。病变持续不变者可继续观察。诊断为中度不典型增生者，应使用激光、冷冻、电熨治疗。对重度不典型增生，一般多主张行全子宫切除术。如迫切要求生育，也可在锥形切除后定期密切随访。

（2）原位癌：一般多主张行全子宫切除术，保留双侧卵巢；也有主张同时切除阴道1~2cm者。近年来国内外有用激光治疗，但治疗后必须密切随访。

（3）镜下早期浸润癌：一般多主张做扩大全子宫切除术，即切除全子宫及1~2cm的阴道组织。因镜下早期浸润癌淋巴转移的可能性极小，不需消除盆腔淋巴组织。

（4）浸润癌：治疗方法应根据患者的临床期别、年龄和全身情况以及设备条件决定。常用的治疗方法有放射、手术及化学药物治疗。一般而言，放疗可适用于各期患者；Ⅰb~Ⅱa期的手术疗效与放疗相近；宫颈腺癌对放疗敏感度稍差，应采取手术切除加放疗综合治疗。

2. 手术治疗 对Ⅰb~Ⅱa期宫颈癌，可以采用广泛性子宫切除术和盆腔淋巴结切除。切除范围包括全子宫、双侧附件、阴道上段和阴道旁组织以及盆腔内各组淋巴结（子宫颈旁、闭孔、髂内、髂外、髂总下段淋巴结）。手术要求彻底、安全，严格掌握适应证，防止并发症。这类手术的并发症有术中出血、术后盆腔感染、淋巴囊肿、尿潴留、泌尿系统感染及输尿管阴道瘘等。近年来，随着手术方法和麻醉技术的改进、预防性抗生素的应用以及术后采用腹膜外负压引流等，上述并发症的发生率已显著减少。

3. 放射治疗 为宫颈癌的首选疗法，可应用于各期宫颈癌，放射范围包括子宫颈及受累的阴道、子宫体、宫旁组织及盆腔淋巴结。照射方法一般都采用内外照射结合，内照射主要针对宫颈原发灶及其邻近部位，包括子宫体、阴道上部及其邻近的宫旁组织（"A"点）。外照射则主要针对盆腔淋巴结分布的区域（"B"点）。内放射源采用腔内镭（Ra）或^{137}铯（^{137}Cs），主要针对宫颈原发病灶。外放射源采用^{60}Co，主要针对原发病灶以外的转移灶，包括盆腔淋巴结引流区。剂量一般为^{60}Gy。目前对早期宫颈癌多主张先行内照射，而对晚期癌，特别是局部瘤体巨大、出血活跃或伴感染者则以先行外照射为宜。

4. 化疗 到目前为止，子宫颈癌对大多数抗癌药物不敏感，化疗的有效率不超过15%，晚期患者可采用化疗、放疗等综合治疗。化疗药物可采用氟尿嘧啶、阿奇霉素等进行静脉或局部注射。

【病情观察】

一旦发现宫颈癌，一般都应及时进行治疗，包括手术治疗和放疗，手术之前主要根据妇科检查双合诊和三合诊的结果判断临床分期。宫颈癌治疗后必须严密地定期随访，尤其是中晚期宫颈癌容易发生转移，术后必须观察患者是否有异常的阴道流血、疼痛、咳嗽、胸痛、血尿等，进行常规的妇科检查包括超声检查、肛查、肿瘤标志物 CA_{199}、CA_{125}、CEA检查等，如果有咳嗽、胸痛、咯血等症状，必须进行 X 线胸片检查。

【病历记录】

1. 门诊病历的书写

（1）重点详细询问并记录患者孕产史、婚育史、性生活史，以往是否有宫颈疾病，宫颈疾病的类型、持续时间，HPV感染史以及治疗情况（科学已经证实，HPV 感染是宫颈癌最主要的病因）。

（2）对反复同房后出血且宫颈柱状上皮异位的患者，应高度怀疑宫颈癌的可能，必须建议其进行宫颈刮片或阴道镜检查，病史上必须写明，如果患者拒绝也应有书面记录，最好由患者签字为证。

2. 住院病历的书写

（1）宫颈癌术后必须有病理报告，手术的范围必须在手术记录中写明，对于术中进行淋巴结清扫的患者，术后必须写明清扫的范围、部位，这对于以后宫颈癌复发后的治疗非常重要。

（2）如果患者有生育要求或者对手术方法有异议，必须在病历中体现出来，并告诉患者可能的严重后果，如由于保留生育功能而导致宫颈癌治疗不彻底、造成的宫颈癌的复发、转移等，最好有患者本人的签字为证。

【注意事项】

1. 医患沟通

（1）由于 HPV 感染是一种性传播疾病，因此许多女性对于进行 HPV 检查持有反感的态度，事实上她们也会因此承受巨大的精神压力。对于这种患者，如果医生怀疑有 HPV 感染，则必须耐心劝导，说明利害关系，争取患者的同意接受检查。但是宫颈刮片必须常规进行，这是目前宫颈癌筛查最基础的一项内容。

（2）诊为 HPV 感染的患者，由于患者的病历也许会被其亲属尤其是配偶看到，为了避免不必要的家庭纠纷，减轻患者的痛苦，医生在患者的病卡上写下诊断的时候可以用英文名词（HPV infection）来表达，这样既做到病历的完整规范又有利于患者。

（3）宫颈癌手术前除了告诉患者麻醉手术意外等可能的并发症外，必须了解患者对生育的要求，如果患者有生育要求而又属于宫颈原位癌，可以进行宫颈锥切术或者放疗。但对于晚期患者治疗一般不考虑生育问题。

（4）由于国情的不同，国外要求医生明确告诉患者真实的病情，但在我国有的患者家属要求医生对患者隐瞒病情，以免造成患者巨大的精神负担，影响治疗效果，对于医生必须根据实际情况来做出判断。由于现在很多人对医学知识了解的比较多，即使医生不向患者说明病情，患者在治疗的过程中也会对病情有所了解。这点医生必须向家属说明，以避免不必要的矛盾。

2. 经验指导

（1）妇科检查时应轻柔，特别是用窥器检查易碰伤癌组织，引起大出血。

（2）临床分期必须在治疗之前确定，分期一经确定，其后不得变更，故应由有经验的医师根据仔细的临床检查而决定，疑决不下时，应划入较早期。

（3）对于患有不同种类、不同程度宫颈疾病的妇女，由于早期宫颈癌与它们无法在肉眼上进行区别，因此在临床上，对于中到重度宫颈柱状上皮异位的患者建议进行阴道镜检查，必要时进行活检，以期及时发现癌变。对于轻度宫颈柱状上皮异位的患者临床上往往比较忽视，但是其同样存在癌变的可能，因此必须定期进行宫颈刮片检查，必要时行阴道镜检查。

（4）诊断确定后对复发病例的治疗仍是手术、化疗或放射治疗。首先应分析以往治疗是否合理、恰当、彻底，再根据复发者全身与局部情况，选择适宜的某一疗法或综合疗法，对晚期病例应对症处理。手术后复发病例可选择放射治疗。

（5）Ⅰa期的诊断必须包括全部宫颈病变在内的宫颈切除或宫颈锥形切除、全子宫切除标本切片的显微镜检查以后才能确定。

（6）对于宫颈炎患者，如果宫颈柱状上皮异位达到中到重度，已经生育过的妇女在排除癌变后可以进行激光或者微波治疗，此种治疗效果比较明显，但这种治疗可能导致宫颈粘连从而不易受孕，因此没有生育过的妇女应当建议其生育后再进行物理治疗。

（7）随着宫颈癌患病的年轻化趋势，卵巢功能的保留和术后性功能的改善应受到重视。对于大多数宫颈癌患者来说，转移到卵巢者极少，保留卵巢对术后宫颈癌的发展也没有多大的影响，所以，对于45岁以下采用手术治疗者，只要卵巢外观正常，可保留一侧或双侧卵巢。采用放疗者，放疗前也可先用腹腔镜进行卵巢移位后再放疗。由于有些宫颈癌可侵犯阴道，进行手术治疗时多需切除一段阴道，术后阴道较短，将对性生活造成一定的影响，所以，对于年轻患者，可在手术的同时进行阴道延长术。

（8）治疗后需定期随访以观察疗效，最初每月1次；3个月后每月1次；1年后每半年1次，第3年后每年1次。如发现异常症状应及时至医院就诊。

（9）普及肿瘤知识、计划生育，注意科学避孕及性生活卫生。积极防治与宫颈癌相关病，如治疗慢性宫颈炎、配偶切除过长包皮等。

第四节　子宫肌瘤

子宫肌瘤是女性生殖器中最常见的肿瘤之一，是子宫平滑肌细胞增生而引起的。发病率随年龄增长而增高，多见于30～50岁妇女。子宫肌瘤90%以上生长于子宫体部，仅少数（4%～8%）发生于子宫颈，根据肌瘤生长和子宫肌壁的关系可分为：肌壁间肌瘤、浆膜下肌瘤、阔韧带肌瘤、黏膜下肌瘤。子宫肌瘤常多个，也可单个发生。

【诊断】
（一）诊断
（1）月经改变，经期延长，月经量增多，有腹部包块，腹痛、腹胀、下坠感，腰酸；出现压迫症状如尿频、尿急、便秘；白带增多等。

（2）典型的肌瘤能触及，一般在下腹中部，质硬，多不平整。在腹壁薄的患者，肿瘤的轮廓可清楚摸到，甚至能看出其外形。妇科双合诊一般可较清楚摸出子宫肌瘤轮廓。肌瘤居子宫前壁或后壁者则前壁或后壁较突出；如果是黏膜下子宫肌瘤，则可能表现为整个子宫均匀增大。

（3）B超检查是最简单、最准确、最迅速也是临床上最常用的诊断子宫肌瘤的方法。

（二）鉴别诊断

子宫肌瘤常易与下列疾病混淆，应予以鉴别。

1. 子宫腺肌病 子宫腺肌病的妇女，半数以上伴有继发性剧烈的渐进性痛经，常有原发性或继发性不孕。但很少超过2~3个月妊娠子宫。如伴有子宫以外子宫内膜异位症，有时可在后穹窿触到痛性小结节。此外还可试用孕激素治疗，观察其效果，以资鉴别。但子宫肌瘤合并子宫腺肌病者也不少见，约占肌瘤的10%。B超检查更有助于鉴别。其他无症状或B超未查出者，则往往经手术切除标本的病理学检查始能明确。

2. 宫内妊娠 在妊娠前3个月，个别孕妇仍按月有少量出血，如误认为月经正常来潮而子宫又增大，往往错诊为肌瘤。应详细追问以往月经史（包括量的多少），有无生育史，年龄多大（年轻妇女的肌瘤机会更少）；还应注意有无妊娠反应。如为妊娠，子宫增大符合月经减少的月份；肌瘤者子宫较硬，此外妊娠者外阴、阴道着紫蓝色，子宫颈柔软，乳房胀感，乳晕增大。妊娠达4个月以后，可感胎动或听到胎心音，用手探触可感到子宫收缩。除病史、体征外，还可做妊娠试验或B超显像检查来鉴别。

3. 卵巢肿瘤 浆膜下子宫肌瘤与实质性卵巢瘤，肌瘤有囊性变者与囊性卵巢瘤而张力很大者或卵巢瘤与子宫发生粘连者，在鉴别上存在一定困难。应详询月经史及腹部包块生长速度（恶性卵巢瘤较快），仔细做妇科检查，因腹壁紧张妇科检查不满意者，可借助于麻醉药品或止痛药检查。检查包括肛诊，注意子宫体能否与肿块分离，并可用子宫探针测量宫腔长度及方向。综合病史、检查加以分析。在鉴别有困难时，还可以肌内注射缩宫素10U，注射后肿块有收缩者为子宫肌瘤，否则为卵巢肿瘤。大多数情况下，均可通过B超显像检查相区别。但有的须在手术中方能确诊。

4. 子宫肥大症　此症也引起月经过多，子宫增大，易与小的壁间肌瘤或宫腔内黏膜下肌瘤混淆。但子宫肥大症常有多产史，子宫增大均匀，无不平结节，子宫增大常在2个月妊娠左右，探测宫腔无变形，亦不感觉有肿块存在。B超检查见不到肌瘤结节。

5. 盆腔炎性包块　子宫附件炎块紧密与子宫粘连常误诊为肌瘤。但盆腔炎性包块往往有分娩、早产或流产后急性或亚急性感染史，继以下腹痛、腰痛。妇科检查肿块往往是双侧性、较固定，压痛明显，而肌瘤多无压痛。包块虽与子宫关系密切，但仔细检查，往往可查出正常子宫轮廓。检查不清时，可探测子宫腔或做B超查协助鉴别。

【治疗】

治疗原则应根据患者年龄、生育要求、症状及肌瘤的大小等情况全面考虑。

1. 子宫肌瘤一般无症状　<3个月妊娠大小，可每3~6个月复查1次。若40岁以上出血量多或有不规则出血，应做诊刮排除恶变。

2. 药物治疗　药物治疗的依据为子宫肌瘤系性激素依赖性肿瘤，采用拮抗性激素的药物可有效地抑制肌瘤的生长。

（1）雄激素：用以对抗雌激素，使子宫内膜萎缩，直接作用于子宫，使肌层及血管平滑肌收缩，减少出血。并使近绝经期患者提早绝经。常用药物有甲睾酮 5mg，每天 2 次，舌下含服，每个月用药 20 天。经期时肌内注射每天 25mg，连续 3 天，每月总量不超过 300mg，以免引起男性化。

（2）促性腺激素释放激素激动剂（GnRH-α）：可抑制垂体卵巢功能，有效地降低雌激素水平，使肌瘤逐渐缩小，月经量减少或闭经，血红蛋白上升，从而纠正贫血状态。应用国产 GnRH-α（丙安瑞林）每天 150μg，皮下注射，卵泡期开始给药，或布舍瑞林滴鼻，每天 3 次，每次 300μg 或长效 Gn-RH-α，如醋酸亮丙瑞林 3.75mg，每个月 1 次，戈舍瑞林 3.6mg，每个月 1 次，连续 3～6 个月。不良反应为低雌激素症状，如潮热、出汗、头晕等症状，但很少有因此而停药者。对肝肾功能无影响，如用药不超过 6 个月，对血脂和骨质无影响。停止治疗后，肌瘤可长大。

（3）他莫昔芬：为抗雌激素药物，治疗子宫肌瘤可用 10mg，每天 2 次，连续服 3～6 个月，使用后月经量明显减少，肌瘤也能缩小，但停药后肌瘤又逐渐增大。不良反应与 LHRH 类似物相似。

（4）米非司酮：用法为每天 10mg，连续服用 3～6 个月，不良反应有轻微的低雌激素血症的症状，如潮热、关节轻微不适等。个别患者有时有氨基转移酶暂时升高，停药后降至正常。

3. 手术治疗

（1）子宫切除术：适用于绝经前妇女、肌瘤大、出血症状严重者。手术疗效肯定，不会复发。

（2）肌瘤切除术：对年轻、需要保留生育能力的妇女可采用。为减少术中出血及缩小手术范围，尤其接近输卵管口的肌瘤，在术前应用 GnRH-α 治疗 1 个疗程，使肌瘤缩小后再行手术。

（3）宫腔镜：对小型黏膜下肌瘤可应用宫腔镜下肌瘤切除术。

【病情观察】

主要观察患者月经周期、月经量，有无膀胱直肠压迫症状，有无贫血等症状。

【病历记录】

1. 门诊病历的书写　询问并记录患者的症状，包括月经史、腹部肿块、压迫症状、白带增多、腰酸、腰腹坠胀、生育史等。对所进行的检查，尤其是阴道双合诊和三合诊必须详细描述，包括肿块的大小、质地、活动性、压痛等，这些对临床诊断非常重要。对B超结果也需清楚写明。

2. 住院病历的书写　除常规告诉患者手术和麻醉的风险外，子宫肌瘤的手术方法有多种多样，对于希望保留子宫、仅行肌瘤切除的患者，必须强调在肌瘤切除手术失败的情况下，做好子宫切除的准备，对这点患者必须同意并签字。同时必须告知患者如果进行保留子宫的手术，子宫肌瘤复发的可能性非常大，可能需要第二次手术。这些也应在病历中写明。

【注意事项】

1. 医患沟通

（1）很多妇女把子宫作为女性的一种象征而拒绝行子宫切除术，即使在临床上切除手术困难很大，仍然要求只行肌瘤切除，对于这种患者必须事先告知手术风险，尤其强调在肌瘤切除手术失败的情况下，必须做好子宫切除的思想准备，否则临床医生不能贸然手术，以免带来不必要的医疗纠纷。

（2）一般对于年龄大于45岁的患者手术建议行子宫全切或次全切。对于年龄小于45岁或者有生育要求的患者可以考虑行子宫肌瘤切除，当然还需要结合肌瘤数目大小来决定。如果患者强烈要求保留子宫则必须告知子宫肌瘤复发的可能性非常大，有第二次手术的可能，让患者自己来权衡利弊，做出决定。

（3）对于希望生育的子宫肌瘤患者，在手术前需要向患者说明虽然保留了子宫，但是如果肌瘤较大，手术创面累及了子宫内膜也可能影响患者的生育能力，医生无法保证在子宫肌瘤手术后患者就能够正常生育。这一点希望患者能够理解。同时由于行肌瘤切除术后的瘢痕子宫随着妊娠月份的增大有子宫破裂的危险，尤其是行多个子宫肌瘤切除术的患者，这一点也必须告知患者。

2. 经验指导

（1）近年来子宫肌瘤的发病率在升高，这主要与人们生活水平的提高，对自己健康的重视有关，许多无症状的患者只是因为到医院普查才发现自己患有子宫肌瘤的，因此一般建议对 30 岁以上的妇女每年进行妇科体检，以期早日发现、早期治疗。

（2）子宫肌瘤的诊断一般没有太大的困难，B 超是最简单也是效果最好的检查手段，临床上对于怀疑有子宫肌瘤的患者必须行 B 超检查。

（3）由于子宫肌瘤是良性病变，而且与雌激素水平密切相关，因此对于围绝经期妇女如果患者的症状不明显，一般不建议手术，因为肌瘤可能随着激素水平的下降而缩小，除非造成严重的症状、药物无法控制或者肌瘤较大、估计缩小可能性较小或者出现并发症时才考虑手术。如有不规则的流血，就应该及时就医。

（4）根据子宫肌瘤生长的部位可以选择不同的手术方式。对于黏膜下肌瘤可以采取经阴道肌瘤切除手术或子宫切除术，浆膜下或肌壁间肌瘤可以采取腹腔镜下肌瘤摘除术或子宫切除术。

（5）当然，子宫肌瘤的治疗同样要采取个性化治疗，根据患者的年龄，对生育的需要，肌瘤生长的部位、数目而采取不同的治疗方式，不能一概而论。

（6）定期随访，一般 2 ~ 3 个月检查 1 次，包括妇科检查及 B 超检查。发现腹部胀痛，阴道排液增多和不规则阴道出血应立即就诊，往往有变性可能。尤其在绝经期前后更应积极随访，预防恶变。

第五节 子宫内膜癌

子宫内膜癌又称子宫体癌，是女性生殖道最常见的恶性肿瘤之一。占女性生殖道恶性肿瘤的 20% ~ 30%，近年来国内外报道其发病率有增高趋势。

【诊断】

（一）临床表现

1. 子宫出血 绝经期前后的不规则阴道出血是子宫内膜癌的主要症状，常为少量至中等量出血，很少为大量出血。不仅较年轻或近绝经期患者易误认为月经不调，不及时就诊，即使医生亦往往疏忽。个别也有月经周期延迟者，但表现不规律。在绝经后患者多表现为持续或间断性阴道出血。子宫内膜癌患者一般无接触性出血。晚期出血中可杂有烂肉样组织。

2. 阴道排液 因腺癌生长于宫腔内，感染机会较宫颈癌少，故在初期可能仅有少量血性白带，但后期发生感染、坏死，则有大量恶臭的脓血样液体排出。有时排液可夹杂癌组织的小碎片。倘若宫腔积脓，可引起发热、腹痛、白细胞增多。一般情况也迅速恶化。

3. 疼痛 由于癌肿及其出血与排液的淤积，刺激子宫不规则收缩而引起阵发性疼痛，占 10% ~ 46%。这种症状多半发生在晚期。如癌组织穿透浆膜或侵蚀宫旁结缔组织、膀胱、直接压迫其他组织也可引起疼痛，往往呈难治性和进行性加重，且多从腰骶部、下腹向大腿及膝部放射。

4. 其他 晚期患者自己可触及下腹部增大的子宫和（或）邻近组织器官，肿瘤可致该侧下肢肿痛，或压迫输尿管引起该侧肾盂输尿管积水或致肾脏萎缩；或出现贫血、消瘦、发热、恶病质等全身衰竭表现。

（二）诊断要点

（1）绝经前后有不规则阴道出血或排臭液。

（2）绝经后妇女子宫不萎缩反而饱满、变硬。

（3）诊断性刮宫进行病理检查可以发现不同类型的癌细胞。

（三）鉴别诊断

1. 围绝经期功能失调性子宫出血 主要表现为月经紊乱，如经量增多、经期延长、经间期出血或不规则流血等。妇科检查无异常发现，与内膜癌的症状、体征相似，临床上难以鉴别。

2. 老年性阴道炎 主要表现为血性白带，需与内膜癌相鉴别。前者见阴道壁充血或黏膜下散在出血点，后者见阴道壁正常，排液来自宫颈管内。老年妇女还需注意两种情况并存的可能。

3. 子宫黏膜下肌瘤或内膜息肉 多表现为月经过多及经期延长，应及时行分段刮宫、宫腔镜检查及 B 超检查等，有助于鉴别诊断。

4. 原发性输卵管癌 主要表现为阴道排液、阴道出血和下腹疼痛。与内膜癌的鉴别是前者诊刮阴性，宫旁扪及块状物，而后者诊刮阳性，宫旁一般无块状物扪及。B 超检查有助于鉴别。

5. 老年性子宫内膜炎合并宫腔积脓 常表现阴道排液增多，浆液性、脓性或脓血性。子宫正常大小或增大变软，扩张宫颈管及诊断刮宫即可明确诊断。扩张宫颈管后即见脓液流出，刮出物见炎性浸润，无癌细胞。内膜癌合并宫腔积脓时，除有脓液流出外，还能刮出癌组织，病理检查即能证实。但要注意两者并存的可能。

6. 子宫颈管癌、子宫肉瘤 均表现有不规则阴道出血及排液增多。子宫颈管癌病灶多位于宫颈管内，宫颈管扩大形成桶状宫颈。子宫肉瘤一般多在宫腔内以致子宫增大，分段刮宫及宫颈活检即能鉴别。

【治疗】

子宫内膜癌以手术治疗为主。还可配合放疗、化疗及激素治疗。

1. 手术治疗 0 期癌宜行全子宫切除术；Ⅰ期癌应行全子宫及双附件切除术，并切除阴道黏膜 1~2cm；Ⅱ期癌应行广泛子宫切除术及盆腔淋巴结清除术。

2. 放射治疗 适用于有手术禁忌证或病情已不适宜手术者，或作为术前、术后的辅助治疗手段。

3. 化疗 晚期不能手术或治疗后复发者可应用化疗，常用的药有氟尿嘧啶（5-Fu）、环磷酰胺（CTX）等。

4. 孕激素治疗 对晚期或复发癌，或年轻患者、早期癌或要求保留生育功能者，可用孕激素治疗。用药注意两点，一是剂量要大，二是用药时间要长。可用己酸孕酮 500~1000mg 肌内注射，每周 1 次，或甲羟孕酮 200~300mg 口服，每天 1 次，持续 3~6 个月。

5. 抗雌激素制剂治疗 他莫昔芬也可用以治疗子宫内膜癌。一般剂量为 10~20mg，每天 2 次口服，持续 3~6 个月。

【病情观察】

一旦发现子宫内膜癌，必须马上进行相应的治疗。作为恶性肿瘤，早期诊断和治疗对疾病的预后非常重要。手术后的患者必须注意定期复查包括妇科检查、血肿瘤标志物等，观察病情有无复发的迹象，有无异常的阴道流血，有无咳嗽、咯血、胸痛的表现等。

【病历记录】

1. 门诊病历的书写 询问并记录患者的症状，包括异常的阴道流血、排液。患者是否有高血压、糖尿病（这些都是子宫内膜癌的好发因素），记录其婚育史、绝经史等。对于围绝经期的妇女出现反复阴道流血，必须行阴道检查，必要时分段诊刮。这些处理必须在病历中体现出来，如果患者拒绝也应当注明，最好由其签字为证。

2. 住院病历的书写 在手术后必须要有病理报告，以最终确诊。对于术中手术范围，包括淋巴清扫范围，术者的印象，必须明确记录。这对于指导手术后的进一步处理非常有帮助。

【注意事项】

1. 医患沟通

（1）子宫内膜癌一旦确诊应首选手术治疗，一般行子宫加双附件切除，同时行淋巴清扫。由于手术范围比较大，相对来说其风险就大，因此术前必须如实告诉患者以及家属可能存在的危险性、并发症，尤其对年龄比较大的妇女。同时也让患者了解手术范围，做好思想准备。

（2）一般当患者知道自己患了癌症后往往表现出消极的情绪，甚至达到绝望的程度，这对于治疗非常不利。因此作为医生当确诊病情后最好先通知患者的亲属，然后由她们决定是否告诉患者，这虽然和国外一直遵行的患者知情权相违背，但是根据我国的国情，目前这样做还是有必要的。

2. 经验指导

（1）近年来，由于肥胖、糖尿病患者越来越多，生育相对减少，这些都是子宫内膜癌的好发因素，因此其发病率也有所上升。

（2）对于围绝经期妇女出现不规则的阴道流血，临床上必须高度怀疑有癌变可能，其中最常见的就是子宫内膜癌。对于这种患者，应当首先建议 B 超检查，如果子宫内膜 ≥

5mm，则建议其进行分段诊刮并送病理检查明确内膜性质。当然如果未达到5mm，也不能排除内膜癌，主要是考虑到其诊刮阳性率较低，但如果反复出现阴道流血则同样需要诊刮。

（3）诊断性刮宫是确诊内膜癌最准确的方法。如果病理结果阳性则诊断明确。对于阴性结果，如果经药物治疗后未见好转，因此必要时须进行第二次刮宫。这里要特别强调分段刮宫，把宫颈管内膜与子宫腔内膜分开，否则无法明确癌肿来源而导致误诊。

（4）手术治疗是目前对子宫内膜癌的重要治疗手段，主要是切除病变的子宫和产生雌激素的卵巢及尽可能多的盆腔结缔组织包括转移病灶，不考虑保留子宫。

（5）放射治疗目前多用于年老体弱或全身状况差、不适于手术（如伴严重高血压、糖尿病、心脏病等）以及较晚期的子宫内膜癌患者。手术治疗和放射治疗可以相结合，只是在时间上有所先后，可以是先放疗然后手术，也可以是手术当中放疗或者手术后放疗，这需要根据患者情况来加以选择，但最终的目的总是最大程度地消灭癌灶。

（6）对患子宫内膜癌的患者，一般统计5年存活率：Ⅰ期75%～85%，Ⅱ期50%，Ⅲ期30%，Ⅳ期5%，复发率在10%～20%，故定期复查，绝大多数在3年以内复发。如治疗5年后无复发迹象，则以后复发的机会很小。

（7）根据某些可能和发病有关因素及能识别其癌前病变，应普及防癌知识，组织定期防癌检查对可疑者应定期随诊，对功血或围绝经期综合征患者，慎用雌激素治疗，以免内膜过度增生，对子宫内膜增生的患者，宜及时应用孕激素，再行诊刮送病检决定治疗方案。

第六节　输卵管恶性肿瘤

输卵管恶性肿瘤，有原发和继发之分。原发性肿瘤包括原发性输卵管腺癌（卵管癌）、极其罕见的鳞癌、肉瘤、绒毛膜癌、恶性中胚叶混合瘤、癌肉瘤、恶性畸胎瘤等；继发性肿瘤多由腹腔内其他脏器的恶性肿瘤转移至输卵管而形成，其症状、体征及治疗皆取决于原发病灶。本节重点介绍输卵管癌。输卵管癌发病率占女性生殖器官恶性肿瘤的 0.1%~1.8%，5 年存活率为 5%~25%。其发病原因至今未明，因患者常伴发慢性输卵管炎及不孕症，故有人认为本病可能与输卵管炎有关。因其临床少见而症状不典型，长期以来被认为是最难确诊的恶性肿瘤之一。

【诊断】

（一）症状

1. 阴道排液　阴道排液是输卵管癌最常见而且最具特征性的症状。排液常呈阵发性，排液性质不一，排液量或多或少，排液呈浆液性黄水，有时呈血性，一般无臭味。当输卵管癌有坏死或浸润血管时，均可产生阴道流血。

2. 腹痛　多发生于患侧，为钝痛，经过一阶段后逐渐加剧而且呈痉挛性绞痛。当阴道排出水样或血样液体后疼痛缓解。

3. 腹部肿块　部分患者可扪及下腹肿块。

4. 外溢性输卵管积液　指疼痛缓解，肿块消失，伴有阴道大量排液的现象。

5. 其他　输卵管癌肿增大压迫附近器官或癌肿盆腹腔转移时可出现腹胀、尿频、肠功能紊乱及腰骶部疼痛等。部分患者有腹腔积液，移动性浊音阳性。

（二）体征

输卵管位于盆腔，体征不典型。妇科检查可扪及肿块，肿块小者 3~4cm，多呈长椭圆形，大者平脐，呈实性或囊实性，一般表面光滑，位于子宫一侧或后方，活动受限或固定不动。

（三）辅助检查

1. 实验室检查　有学者报道，在本病症状出现之前 3～11 个月即有 CA125 水平升高，因此 CA125 的测定可作为输卵管癌诊断及预后的重要参考指标。另有人发现患者 CA199、CEA 均可升高。

2. 特殊检查

（1）细胞学检查：如阴道脱落细胞学检查找到癌细胞，特别是腺癌细胞，而宫腔及子宫颈管检查均阴性，则输卵管癌诊断可成立，但诊断阳性率在 50% 以下。重复涂片检查，用子宫帽或月经杯收集排出液，直接进行宫腔吸刮或后穹隆取材可提高阳性率。

（2）诊断性刮宫即子宫内膜检查：持续存在不能解释的异常阴道排液、不规则的子宫出血、宫腔探查未发现异常，刮出内膜检查阴性，则应想到输卵管癌可能。若内膜检查发现癌灶，虽然首先考虑子宫内膜癌，但亦不能排除输卵管癌向宫腔脱落和转移的可能。

（3）B 超检查：可确定肿块的部位、大小、性质及有无腹水等，但难与输卵管脓肿、异位妊娠及卵巢肿瘤相区别。

（4）宫腔镜的检查：检查时应特别注意输卵管的开口处，并吸取输卵管内液体进行细胞学检查，同时观察子宫内膜情况，有无肿瘤存在。

（5）腹腔镜检查：可在直视下了解盆腔内的情况。在早期输卵管癌可见到输卵管增粗，外观为输卵管积水呈茄子状。如癌灶已穿破输卵管壁或已转移至周围脏器，可直接见到赘生物。应用腹腔镜检查提高了术前诊断率，但能经腹腔镜检查发现的输卵管癌已不是早期。

（6）CT 及 MRI：如有条件可做 CT 或 MRI 检查。腹部及盆腔的 CT 检查能确定肿块的性质、部位、大小、开关以及种植和转移在腹膜上的肿瘤，并可了解腹膜后淋巴有无转移。

（四）诊断要点

1. 病史 有慢性生殖官炎症史，可有原发或继发不育史。

2. 发病年龄 以 50~60 岁居多，尤以绝经后为多见。

3. 阴道排液 水样、色黄或血性。

4. 阴道不规则流血 表现为绝经后少量出血或经期不规则出血。

5. 下腹疼痛 表现为一侧钝痛及酸痛，如阴道大量排液时，可发生剧烈的疼痛。

6. 肿块 部分患者可扪及腹部肿块，肿块有时可随排液的多少而发生大小的变化，有时甚至消失。

7. 晚期 可出现腹腔积液、恶病质。

8. 妇科检查 子宫一侧或后方可扪及大小不等的固定肿物，似腊肠或形态不规则，质偏实或呈囊性，无压痛。

9. 阴道细胞涂片检查 可找到腺癌细胞，如临床能排除子宫内膜及颈管内膜癌，则可诊断为本病。

10. 诊断性刮宫 分段诊刮和探查宫腔，以除外宫腔、颈管的癌瘤。

11. 病理检查 输卵管切片可见管壁增厚，腔内充满灰白色乳头状或颗粒状癌细胞，常伴感染、坏死及暗棕色浑浊脓样液体。输卵管癌按肿瘤增生分化程度分为乳头状腺癌、乳头小泡状腺癌及小泡髓样癌三级，以后者分化最差，预后最差。

12. B 超及 CT 检查 可明确肿块的部位、大小、性质及有无腹腔积液等。

13. 内镜检查 可协助除外卵巢、宫体及宫颈的恶性肿瘤。

14. 临床分期 参照卵巢癌的分期办法。

（五）鉴别诊断

1. 输卵管积水 少数病倒也可能由于积液，腔内压力过大，积液冲出峡部自阴道排出，但排出液清澈。妇科检查时肿块囊性感强，表面光滑，活动性大。

2. 良性输卵管乳头癌 中、晚期亦有阴道排液，但通过 CT 及 B 超检查，可明确肿块的存在，病检无恶性变化。

3. 卵巢肿瘤 卵巢肿瘤多呈球形一般无阴道排液现象。而输卵管则常呈腊肠形或椭圆形，甚少巨大者。除腹腔镜检查外，一般检查在术前极难区别输卵管肿瘤与卵巢肿瘤。B 超下见到正常卵巢形态以及对肿瘤形态及供血状况的描述常有助于鉴别诊断。

4. 子宫内膜癌 可有阴道流液，但多为阴道流血，诊断性刮宫较子宫内膜活检更具有鉴别诊断价值。

5. 附件炎性肿块 输卵管脓肿及输卵管卵巢积水在外形上难与输卵管癌鉴别，但炎性肿块常伴有周围的粘连，管腔内为黄色液体或脓液，无乳头或髓样组织，剖开标本即可与输卵管癌区别。

6. 输卵管妊娠 常伴有停经史，有腹痛及内出血等急腹症的表现，血 β-hCG 升高，剖开输卵管见内有胚囊或胎盘组织。

【治疗】

1. 手术治疗 是输卵管癌最根本的治疗方法，可经腹行全子宫加双附件、大网膜及阑尾切除术。术中应注意：

（1）已有转移的肿块，应争取切除；可疑病灶可做冰冻切片病理检查，有阳性发现者亦应尽可能切除。

（2）常因盆腔有广泛严重粘连，一般不主张行盆腔淋巴结清除术。

2. 放射治疗 为术后辅助治疗，一般多用外照射。

3. 化学药物治疗 尚无成熟系统的方案，药物选择和用法可参考"卵巢癌"。

【病情观察】

对于手术刚结束的患者，主要是观察患者血压、脉搏、尿量等，对症处理；对于化疗患者则需观察血常规、胃肠道反应等；出院患者要定期随访，定期对盆腔及腹腔进行检查，包括双合诊检查、三合诊检查、B 超及 CT 检查，监测血 CA_{125} 等肿瘤标志物水平的变化。

1. 术后患者监测 术后需注意观察患者意识状态、血压、心率、脉搏、呼吸情况，体温波动情况，腹部伤口及引流情况，保留导尿期间注意尿色、尿量，记录 24 小时出入液量。

2. 化疗患者监测 化疗期间注意观察有无局部组织坏死、血栓性静脉炎等并发症，并根据所选用的化疗方案中所包含化疗药物的主要不良反应重点观察造血系统、消化系统、泌尿系统、心血管系统、呼吸系统等方面的变化情况。

3. 放疗患者监测 放疗中或放疗后不久由于射线照射可产生放射反应，需注意患者有无乏力、食欲下降，有无血便、血尿及血象改变情况。

4. 术后随访患者 术后患者随访肿瘤标志物以判断疗效，定期对盆腔及腹腔进行检查，包括双合诊检查、三合诊检查、B 超及 CT 检查，监测血 CA_{125} 变化。

【病历记录】

1. 门诊病历的书写

（1）要详细询问并记录患者的症状及发生时间，对所进行的检查，如 B 超、分段诊断性刮宫、阴道脱落细胞学检查及随访患者的 B 超等要进行详细记录。即使是阴性结果，也要予以记录。

（2）如果患者拒绝检查，在劝说无效后进行书面记录，最好能有患者本人的签字。

（3）随访患者监测肿瘤标志物以判断疗效，定期对盆腔及腹腔进行检查，包括双合诊检查、三合诊检查、B 超及 CT 检查，详细记录各项检查结果。

2. 住院病历的书写

（1）对于患者的病情变化、辅助检查以及所采取的治疗方案，特别是手术方式和（或）化疗方案要详细记录在病史中。如果患者或其家属拒绝输血或拒绝进行化疗，需要患者知情同意并签字。

（2）放化疗患者详细记录放化疗不良反应，并记录相关检查结果。

（3）对于所切除的组织器官，一定要有病理报告的记录，这是对所切除器官的证明，也是最后确诊及以后进一步治疗的依据。

【注意事项】

1. 医患沟通

（1）患者的免疫功能与情绪、精神状态有着密切的关系，情绪忧伤、精神压抑能抑制自身免疫系统的正常功能，降低机体抗病能力，使肿瘤迅速发展，严重的可加速患者死亡。因而，在治疗恶性肿瘤的同时，要帮助患者了解病情，树立信心，并主动配合治疗。

（2）患者的心理状态和对手术的理解程度对确定手术十分重要。治疗中多数患者对手术存在种种恐惧，主要是由于手术和麻醉带来的痛楚和不适造成的，同时担心手术能否将肿瘤彻底切净，一些绝经前患者害怕手术切除子宫和卵巢后出现性征改变甚或变成男性等。针对这种焦虑和恐惧，医生和护士应给予详细的术前咨询，耐心地告诉患者现代先进的麻醉技术可使患者在完全没有痛楚的情况下经历任何大型手术，并介绍手术将如何进行、手术切除的范围。应说明输卵管恶性肿瘤手术范围较大，创面较广，术中出血多时为挽救生命可能要输血。有时还必须使患者有必要的思想准备：为了切除癌瘤必须切除一段肠管，行腹部人工肛门。这些情况术前必须有患者本人同意并签字（或委托家属签字），而后方可施行手术。医生在给患者讲解时，应持亲切、关心的态度，而且充满信心，说明所做的一切都是为了切净肿瘤而力争取得良好效果，使患者感到医生所做的一切都是必要的，对医生更加信任并主动配合。

（3）化学药物在杀伤肿瘤细胞的同时也损伤了正常的组织细胞，可产生一系列不良反应。鉴于患者对化疗不良反应的紧张、忧虑，医生应该告诉患者化疗的必要性，解释手术虽然彻底，但散落的瘤细胞需要用辅助的化疗或放疗才能杀死，从而减少复发的可能性。并且说明，化疗或放疗的不良反应是可以通过药物来减轻、控制的，某些不良反应如脱发等在化疗停止后可自行恢复。鼓励患者坚持治疗并按时完成各个疗程，并告之中断治疗则前功尽弃及将产生的严重后果，坚持治疗可使一些不能切净的肿瘤消退达到痊愈。

（4）患者常对放射治疗有较多的疑虑，例如，认为放疗不是根治方法、复发较多等。医生需耐心向患者解释，各期患者都可选择放疗，所以有一些晚期患者治疗后效果不好并不是放疗的原因，而是其他所有治疗方法效果都不好的缘故。至于在放疗期间（一般4~6周）所出现的种种放疗反应或不良反应，更是加重患者的疑虑，更需对患者做详细的解释、说明，使她（们）知道放疗也是治疗癌症的一种重要而常用的方法，对患者身体不会有大的影响，并让她（们）知道这种治疗方法对疾病的治愈是必要的，是有效的方法。

（5）妇科癌症患者在治愈后恢复正常的性生活，不仅对保持家庭、夫妻关系是必要的，而且对患者自身的长远康复和健康也是十分重要的。有的患者认为子宫附件切除就失去了女性特征，性生活会造成癌症的复发，疑心生殖系统肿瘤会传染，有的丈夫对妻子接受生殖器官切除手术心里郁闷，对以后的性生活感到忧虑或自责。医护人员应尽力避免使患者及其丈夫改变他们的性关系，应对患者夫妇做出具体的指导，如何时性交为好，性交前必要的准备，治疗后初期性交的方式、方法等。

（6）对于年轻要求保留生育功能者，若通过病史、症状、体征及辅助检查综合分析，有保守性手术指征，根据患者意愿可行保守性手术，但需告知手术不彻底及术后肿瘤复发转移等可能性，患者及家属知情同意，签字后手术。

（7）出院患者要落实随访时间，术后1年内每个月1次，术后2年每3个月1次，术后3~5年视病情4~6个月1次，5年以后者每年1次。

2. 经验指导

（1）输卵管癌少见，肿瘤发展早期症状很不明显，下腹疼痛不适，常伴有其他不同的盆腔疾病，常误诊为绝经期的内分泌功能紊乱。若能对此病有一定的认识，提高警惕，经常考虑到它的临床特征，并通过进一步的辅助检查，可能在术前做出早期诊断。

（2）由于输卵管癌的病例甚少，迄今尚无有关治疗的前瞻性研究。手术是治疗输卵管癌的主要手段。应根据患者的病变范围、临床分期及对生育的要求等因素综合考虑手术方式。

（3）手术时应认真进行手术分期，仔细探查盆、腹腔各部，并进行腹腔积液或腹腔冲洗液细胞学检查，还应探查横膈部位、肝脾及胃肠道。由于癌细胞易通过输卵管伞端或浆膜面脱落至腹腔，因此腹水或腹腔冲洗液的细胞学检查甚为重要。

（4）因术后残余肿瘤大小与预后相关，术中应尽最大可能使残余肿瘤减少到最低限度，最好是完全没有残余肿瘤。

第七节　卵巢肿瘤

卵巢肿瘤是妇科常见的肿瘤，发病年龄广泛。卵巢肿瘤不仅组织学类型繁多，而且有良性、交界性及恶性之分。恶性肿瘤的发病率已占女性生殖器恶性肿瘤的第三位，严重地威胁着妇女的健康。卵巢恶性肿瘤的转移特点：往往外观局限的肿瘤，在腹膜、大网膜、腹膜后淋巴结、横膈等部位已有亚临床转移。其转移途径主要通过直接蔓延及腹腔种植，淋巴道也是重要转移途径。

【诊断】

（一）诊断

1. 病史 卵巢良性肿瘤常见于生育年龄妇女，而恶性肿瘤则多见于 40 岁以上女性，生殖细胞来源的肿瘤则常见于年轻妇女甚至青春期前女性。

2. 临床表现 卵巢肿瘤早期多无明显症状，开始可有腹胀、不适感，待肿物长大后可产生压迫症状，如尿频、排尿困难、大便不畅等。如为恶性肿瘤，因浸润较快，常有腹痛，并伴有腹腔积液。若功能性肿瘤，则临床上常表现出女性化或男性化症状。

3. 并发症

（1）蒂扭转：是妇科常见的急腹症，常发生于瘤蒂长、中等大小、密度不均、活动度大的肿瘤，如畸胎瘤、纤维瘤等。其主要症状是下腹剧痛，呈绞痛，伴恶心、呕吐。双合诊检查可触及肿物，张力大，不活动，有明显压痛。本病一经诊断需立即手术治疗。

（2）囊肿破裂：分为外伤破裂与自然破裂两种。肿瘤破裂后引起剧烈腹痛，伴恶心、呕吐，严重时导致内出血，肿物轮廓消失。如肿瘤发生破裂应立即剖腹探查，清洗腹腔，将肿物全部切除。切除标本送病理。

（3）感染：感染后患者发热、腹痛，肿物有明显压痛，白细胞总数升高。首先应用抗生素治疗，如短期不能控制应及时手术。

（4）恶变：若肿物在短期内生长迅速，患者有食欲缺乏、消瘦等症状，检查时肿物明显增大，软硬不均，应尽早手术切除。

4. 辅助检查 B超可探及附件肿块，明确肿瘤大小、部位、形态，提示肿瘤性质。肿瘤标志物虽然无特异性，但是卵巢恶性肿瘤患者血清 CA_{125}、AFP、hCG、CEA、LDH 等常可有不同程度的升高，术前检测这些肿瘤标志物不仅有助于诊断和鉴别，更有助于术后病情监测。影像学检查则有助于判断有无盆腹腔转移及淋巴转移。

5. 组织病理学检查 这是确诊的依据。确定卵巢肿瘤组织来源有助于肿瘤的病理分型及治疗。

6. 肿瘤分期

Ⅰa 期：肿瘤限于一侧卵巢，无腹腔积液，表面无肿瘤，包膜完整。

Ⅰb 期：肿瘤限于两侧卵巢，无腹腔积液，表面无肿瘤，包膜完整。

Ⅰc 期：Ⅰa 或 Ⅰb 期肿瘤，但一侧或双侧卵巢表面有肿瘤；或包膜破裂；或出现腹腔积液含恶性细胞；或腹腔冲洗液阳性。

Ⅱ期：一侧或双侧卵巢肿瘤，伴盆腔内扩散。

Ⅱa 期：蔓延和（或）转移到子宫和（或）输卵管。

Ⅱb 期：蔓延至其他盆腔组织。

Ⅱc 期：Ⅱa 或 Ⅱb 期肿瘤，但一侧或双侧卵巢表面有肿瘤；或包膜破裂；或出现腹腔积液含恶性细胞；或腹腔冲洗液阳性。

Ⅲ期：一侧或双侧卵巢肿瘤，盆腔外有腹膜种植和（或）后腹膜或腹股沟淋巴结阳性，肝表面转移定为Ⅲ期。

Ⅲa 期：肿瘤肉眼所见限于真骨盆，淋巴结阴性，但组织学腹膜表面有显微镜下种植。

Ⅲb 期：一侧或双侧卵巢肿瘤，有组织学证实的腹膜表面种植，其直径无一超过 2cm，淋巴结阴性。

Ⅲc 期：腹腔种植直径 >2cm 和（或）后腹膜或腹股沟淋巴结阳性。

Ⅳ期：一侧或双侧卵巢肿瘤有远处转移。胸腔积液如有癌细胞为Ⅳ期，肝实质转移为Ⅳ期。

（二）鉴别诊断

1. 卵巢良性肿瘤与恶性肿瘤的鉴别　见表 9-1。

2. 卵巢良性肿瘤鉴别诊断

（1）子宫块状物：生育年龄妇女有盆腔肿块必须先除外妊娠。子宫肌瘤常是分散的、圆形、实质性、单个或多个的肿瘤。长在阔韧带内的肿瘤与子宫下段仅有细蒂相连，易与卵巢或输卵管的块物混淆，B 超有助于诊断。子宫腺肌瘤及子宫内膜癌也都可引起子宫增大，表面不规则，但可有继发性进行性痛经、月经量增多或阴道不规则出血。

表 9-1　卵巢良性肿瘤与恶性肿瘤的鉴别

鉴别内容		良性肿瘤	恶性肿瘤
病史	年龄	20～50 岁	常 <20 岁或 >50 岁
	病程	长，肿瘤生长缓慢	短，肿瘤迅速增大
体征	包块部位及性质	单侧多见，囊性，光滑活动	双侧多见，实性或囊实性，不规则，固定，后穹隆实性结节或包块
	腹水征	无	常为血性腹腔积液，可查见恶性细胞
一般情况		良好	可有消瘦、恶病质
超声		肿瘤边界清晰，液性暗区，有隔光带	界限不清，暗区内有杂乱光团，光点（实质、囊实或囊性囊内乳头）
CA125		常 ≤35U/ml	>35U/ml 可疑，>65U/ml 高度可疑

（2）卵巢块状物：很多卵巢块状物需与卵巢肿瘤相鉴别，

常见的有卵泡囊肿、黄体囊肿、黄素囊肿、卵巢内膜样囊肿等。①卵泡囊肿患者通常没有排卵，卵泡内充满清澈液体形成囊肿，囊壁为颗粒细胞覆盖，直径可达10cm，卵泡囊肿常在4~6周自然吸收、消退。一般无症状，仅在妇科检查或剖宫产时偶然发现，仅个别患者因持续卵泡分泌雌激素引起子宫内膜增生过长，绝经后阴道出血等。②黄体囊肿多发生于生育年龄的妇女，囊肿可自行消退，患者可有月经延迟，妇科检查可扪及一侧附件增大，囊肿破裂则引起急腹症。③黄素囊肿在正常妊娠时较少见，但多见于葡萄胎及绒毛膜癌等血 β-hCG 水平较高者，常于滋养细胞疾病病灶彻底清除后2个月内消失，可无临床症状，有腹胀或腹痛，发生扭转或破裂可引起急腹痛症状。④卵巢内膜样囊肿患者常有盆腔隐痛不适、进行性加重的痛经、月经失调、不孕或性交痛等，妇科检查触及后位子宫，宫骶韧带部位、后穹窿及宫体后壁等扪及触痛性结节。B超见囊内有点状细小絮状光点，CA_{125}升高，但常低于65U/ml，极少超过100U/ml。

（3）输卵管肿块：输卵管和卵巢位置接近，输卵管来源的肿块易与卵巢肿块混淆。①输卵管炎患者多有急性盆腔炎史，主诉下腹隐痛、腰酸、不规则阴道出血，两侧附件区形成囊性包块，不活动，抗感染治疗有效。②输卵管妊娠者多有短期停经史，不规则阴道出血、急性腹痛等。尿妊娠试验阳性或可疑阳性，也有阴性者。后穹窿穿刺或腹腔镜检查有助于鉴别诊断。③卵巢冠囊肿位于含有输卵管的阔韧带内，输卵管系膜和卵巢门之间。一般无症状，仅在妇科检查或术中发现。囊肿多为单房，充满清液。

（4）腹腔积液：大量腹腔积液应与巨大卵巢囊肿鉴别，腹腔积液常有肝病、心脏病史，平卧时腹部两侧突出如蛙腹，叩诊腹部中间鼓音，两侧浊音，移动性浊音阳性；B超检查见不规则液性暗区，液平面随体位改变，其间有肠曲光团浮动，无占位性病变。巨大囊肿平卧时腹部中间隆起，叩诊浊音，腹部两侧鼓音，无移动性浊音，边界清楚；B超检查见圆球形液性暗区，边界整齐光滑，液平面不随体位移动。

3. 卵巢恶性肿瘤的鉴别诊断

（1）子宫内膜异位症：异位症形成的粘连性肿块及直肠子宫陷凹结节与恶性肿瘤很难鉴别。前者常有进行性痛经、月经失调、不孕或性交痛。妇科检查触及后位子宫、宫骶韧带部位、后穹隆及宫体后壁等扪及触痛性结节。B超检查、腹腔镜检查是有效的辅助诊断方法，必要时应剖腹探查确诊。

（2）结核性盆腹膜炎：常伴有腹腔积液、盆腹腔内粘连性块状物形成。多发生于年轻、不孕妇女，伴月经稀少或闭经。患者多有肺结核史，有消瘦、乏力、低热、盗汗、食欲缺乏等全身症状。妇科检查肿块位置较高，形状不规则，界限不清，不活动。叩诊时鼓音和浊音分界不清。X线胸片检查、B超检查、胃肠道检查多可协助诊断，必要时行剖腹探查取活组织检查确诊。

（3）原发性输卵管癌：极少见，部分患者有阴道排液、腹胀、腹痛三联征，B超检查、腹腔镜检查有助于诊断，最后确诊有待于术中所见及组织病理学检查。

（4）生殖道以外的肿瘤：卵巢肿瘤需与腹膜后肿瘤、直肠癌、乙状结肠癌等相鉴别。后腹膜肿瘤常固定不动，位置低者使子宫、直肠或输尿管移位。肠道恶性肿瘤多见于老年妇女，常有便血、贫血及大便习惯改变，纤维结肠镜及钡剂灌肠有助于鉴别诊断。

（5）慢性盆腔炎：有流产或产褥感染病史，有发热、下腹痛，妇科检查附件区有包块及组织增厚、压痛、片状块物达盆壁。用抗生素治疗后症状缓解，块物缩小。

（6）其他：盲肠及乙状结肠部位的粪块有时会被误认为是卵巢肿瘤，应该在清洁肠道后再进一步检查。充盈的膀胱也需与卵巢肿瘤鉴别。

【治疗】

1. 良性卵巢肿瘤的治疗 良性者只切除卵巢肿瘤即可。在手术时一定要检查对侧卵巢情况，必要时做做冰冻切片病理检查。

2. 恶性卵巢肿瘤的治疗 对恶性卵巢肿瘤要采取手术、化疗及放疗等综合措施。

（1）手术治疗：手术治疗是恶性卵巢肿瘤的首选方法。其手术范围要广，一般应行全子宫、双附件加大网膜切除。必要时还应清除盆腔淋巴结，对晚期癌患者应行肿瘤细胞减灭术，即除生殖器外，还应尽量切除转移病灶，使其残留的病灶 <2cm，以利术后化疗。

（2）化疗：化疗是卵巢癌综合治疗的主要手段之一。术前应用可减少手术转移，并可能使一些不能切除的肿瘤缩小，粘连减轻，得以手术。术后应用可以消除手术区及血液中散在的癌细胞，预防肿瘤转移、扩散，并可能控制或消除残余肿瘤。

常用的化疗药有顺铂、阿霉素、环磷酰胺、氟尿嘧啶等。目前提倡大剂量联合用药，较为常用的是 PAC 及 VAX 方案（表9-2）。

表9-2 常用卵巢恶性肿瘤联合方案

方案	药物	剂量及方法	适应证
PAC	顺铂（P）	50mg/m² 静脉滴注 1 次	上皮性癌
	阿霉素（A）	50mg/m² 静脉注射 1 次	
	环磷酰胺（C）	500mg/m² 静脉注射 1 次	生殖细胞肿瘤
VAC	长春新碱（V）	每周 1.5mg/m² 静脉注射	
	放线菌素 D（A）	每天 300μg/m² ×5 天静脉滴注	
	环磷酰胺（C）	每天 150~250mg/m² ×5 天静脉注射	

腹腔内化疗对控制腹腔积液及消除小的病灶具有良好的作用。且不良反应较全身用药为轻，故目前应用较为普遍。

将顺铂 $100mg/m^2$ 加入生理盐水 2100ml 中，缓慢注入腹腔，保留 4 小时后排出。同时行静脉水化，使每小时尿量达 150ml；静脉滴注硫代硫酸钠 $4g/m^2$，以保持骨髓干细胞及减轻肾毒性。每 3 周重复疗程。

在肿瘤患者的化疗过程中，应严密观察药物的毒性反应，密切注意骨髓、肝、肾、心、肺及神经系统有无严重反应，一旦发现应及时减少药量或停药，防止因不可逆的毒性反应而致死。

（3）放疗：放疗是综合治疗中的辅助疗法。可使病灶缩小、症状减轻，常用的放疗方法有^{60}Co 外照射和^{32}P 内照射。

【病情观察】

1. 术后患者监测 卵巢良性肿瘤手术治疗一般比较简单，创伤小，危险性不大，术后并发症少，易于恢复健康，术后不需要特殊监护，而卵巢恶性肿瘤则正好相反，术后需注意观察患者意识状态、血压、心率、脉搏、呼吸情况、体温波动情况，腹部伤口及引流情况，保留导尿期间注意尿色、尿量，记 24 小时出入液量。

2. 化疗患者监测 化疗药物在杀伤肿瘤细胞的同时，也杀伤正常组织细胞而产生一系列的化学治疗不良反应。化学治疗期间应注意观察有无局部组织坏死，血栓性静脉炎及造血系统、消化系统、泌尿系统、心血管系统、呼吸系统等的变化情况。

3. 放疗患者监测 放疗中或放疗后不久，由于射线照射可产生放射反应，需注意患者有无乏力、食欲降低，有无血便、血尿及血象改变情况。

4. 术后随访患者 术后患者应随访肿瘤标志物以判断疗效，定期做妇科检查及 B 超检查，及时发现复发或转移。

【病历记录】

1. 门诊病历的书写

（1）要详细询问并记录患者的症状、月经史、生育情况、职业、家族史及过去史，注意患者有无结直肠癌、乳腺癌、子宫内膜癌史，其亲属有无妇科肿瘤史。对所进行的检查，包括妇科检查、B 超检查及血 CA_{125}、血 AFP、血 hCG，均要进行详细的记录。

（2）随访的患者须告知下次复诊时间。

（3）如果患者拒绝检查，在劝说无效后应进行书面记录，最好能有患者本人签名。

2. 住院病历的书写

（1）对于患者病情变化、辅助检查以及所采取的治疗方案，特别是手术方式、化疗方案或放疗方案都应详细记录在病史中。如果患者或其家属拒绝输血、放化疗等，必须患者知情签字。

（2）对放化疗患者应详细记录放化疗不良反应，并记录相关检查结果。

（3）对所切除的组织器官必须要有病理报告的记录，这是对所切除的组织器官和所患疾病的证明，同时也是进一步治疗的依据。

【注意事项】

1. 医患沟通　同输卵管恶性肿瘤内容。

2. 经验指导

（1）卵巢"三联征"指：①40 岁以上妇女；②出现胃肠道症状，如腹胀、腹痛等；③卵巢功能障碍。"三联征"不能用来诊断卵巢肿瘤及区别其性质，但至少应引起医生的重视而做进一步检查。

（2）超声检查已经广泛用于临床可疑盆腔包块的诊断与鉴别诊断。超声用于筛查临床前期卵巢癌，其敏感性明显同于 CA_{125}，但值得注意的是它的特异性。

（3）年轻妇女查到卵巢有压痛的囊性块状肿物、直径在 5cm 左右或以下者，可以观察 2 个月经周期，一般功能性囊肿在8周内会自然缩小；如果块状肿物不缩小，反而增大，就需进一步检查。

（4）年轻妇女如块状肿物>5cm，必须认真对待，50%的卵巢实质性肿瘤是恶性的，不管年龄多大，必须积极处理。

（5）绝经后妇女如扪及卵巢或增大的卵巢必须考虑是否有卵巢癌，应立即做腹腔镜检查或剖腹检查。

（6）卵巢肿瘤恶变机会多，即使是良性肿瘤，也可以有恶性变，而向腹腔各脏器或浆膜种植。

（7）卵巢恶性肿瘤与一般癌不同，有转移或已广泛转移的病例，并非都是"不治之症"，1/4以上的患者尚有存活机会，故不应放弃手术。

（8）腹腔积液多的患者，应于术前先缓慢放净腹腔积液，最好是术前1~2日放腹腔积液，否则手术时吸出腹腔积液速度太快易发生休克并发症，以致影响手术的进行。

（9）患者的免疫功能与情绪、精神状态有着密切的关系，情绪忧伤、精神抑郁能抑制自身免疫系统的正常功能，降低机体抗病能力，使肿瘤迅速发展，严重的可加速患者死亡。因而，在治疗恶性肿瘤同时，要帮助患者了解病情，树立信心，并主动配合治疗。

第八节　葡萄胎

葡萄胎亦称水泡状胎块，是指妊娠后胎盘绒毛滋养细胞异常增生，终末绒毛转变成水泡，水泡间相连成串，形如葡萄得名。葡萄胎分为完全性和部分性两类，其中大多数为完全性葡萄胎，且具较高的恶变率；少数为部分性葡萄胎，恶变罕见。两类葡萄胎从发病原因至临床病程均不相同。

【诊断】

（一）诊断要点

根据停经后不规则阴道出血，子宫异常增大、变软，子宫 5 个月妊娠大小时尚摸不到胎体、听不到胎心、胎动，应疑诊为葡萄胎。妊娠剧吐、孕 28 周前的先兆子痫、双侧卵巢囊肿均支持诊断。若在阴道排出血液中查见水泡状组织，葡萄胎的诊断基本可以肯定。

（二）辅助检查

诊断有疑问时做下列辅助检查。

1. 绒毛膜促性腺激素测定 葡萄胎时血 β-hCG 超过 100U/L，常高达 1500～2000U/L，且持续不降。

2. 超声检查 为重要的辅助诊断方法，应用最多如下。

（1）B 超检查：正常妊娠在孕 4～5 周时，可显示妊娠囊，至孕 6～7 周可见心管搏动。葡萄胎时则见明显增大的子宫腔内充满弥漫分布的光点和小囊样无回声区，仪器分辨率低时呈粗点状或落雪状，但无妊娠囊可见，也无胎儿结构及胎心搏动征。

（2）超声多普勒探测胎心：正常妊娠最早在孕 6 周时可听到胎心音，孕 12 周后阳性率达 100%，在葡萄胎只能听到子宫血流杂音。

（三）鉴别诊断

1. 流产 不少病例最先被误诊为先兆流产。流产有停经史及阴道出血症状，妊娠试验可阳性，而葡萄胎患者子宫多大于同期妊娠子宫，孕期超过 12 周时 hCG 水平仍高。B 超图像显示葡萄胎特点。

2. 双胎妊娠 子宫较同期单胎妊娠大，hCG 水平亦稍高，易与葡萄胎混淆，但双胎妊娠无阴道出血，B 超显像可确诊。

3. 羊水过多 可使子宫迅速增大，虽多发生于妊娠后期，但发生在中期妊娠者需与葡萄胎鉴别，羊水过多时不伴阴道出血，hCG 水平较低，B 超显像可确诊。

【治疗】

1. 一般治疗 葡萄胎一经确诊，原则上应立刻处理。但如伴严重的并发症，如重度妊娠高血压综合征、心力衰竭、重度贫血、甲状腺功能亢进症（甲亢）等，则应先处理并发症，待情况好转后再处理葡萄胎。不过也不宜等待过久，因葡萄胎不排除，一般情况也难恢复。

2. 手术治疗

（1）葡萄胎组织的清除：目前最常用的方法是吸刮术，在患者情况稳定后清宫。吸刮术手术时间短，出血量少，不易发生子宫穿孔，比较安全。手术处理之前，首先应仔细做全身检查，注意有无休克、先兆子痫、甲状腺功能亢进症、肾功能损害、电解质紊乱、贫血及有无宫腔内感染。葡萄胎子宫大而软，清宫时出血较多，也易穿孔，所以清宫应在手术室内进行，在输液、备血情况下，充分扩张宫颈管，选用大号吸管吸引。待葡萄胎组织大部分吸出，子宫明显缩小后，改用刮匙轻柔刮宫。在充分扩张宫颈和大部分葡萄胎组织排出后可静脉滴注缩宫素 5～10U，促进子宫收缩、减少出血和预防子宫穿孔。子宫小于妊娠 12 周可以 1 次刮净。子宫大于妊娠 12 周或术中感到 1 次刮净有困难时，可于 1 周后行第 2 次刮宫，刮出物必须送组织病理学检查。

（2）卵巢黄素化囊肿的处理：卵巢黄素化囊肿在葡萄胎排出后会自然消失，无须特殊处理。发生急性扭转时，如果扭转时间不长，可在 B 超或腹腔镜下做穿刺吸液，囊肿多数自然复位。若扭转时间长，已缺血坏死，则需行患侧附件切除术。

3. 药物治疗 对于葡萄胎应用化学药物治疗，至今仍有分歧意见。一般认为葡萄胎患者普遍应用预防性化学治疗是不恰当的，只选择性地应用于高危患者及随访不便者。高危因素包括：①患者年龄大于 40 岁，②子宫大小明显大于停经月份，hCG 测定值特别高；③有咯血史者；④吸出葡萄胎为小颗粒；⑤第 2 次刮宫仍可见增生活跃的滋养细胞。⑥刮宫后 hCG 超过 2 个月持续不正常。化疗以单药为主，氟尿嘧啶（5-Fu）或放线菌素 D（KSM）效果较好，常用氟尿嘧啶每天 28mg/kg，静脉滴注，共 8 天；或 KSM 每天 $10\mu g/kg$，静脉滴注，共 5 天。刮宫前 1~3 天或刮宫后立即进行化疗，一般为 1~2 个疗程。

【病情观察】

1. 术前　观察患者阴道流血、腹痛、体温情况，以了解有无大出血、卵巢囊肿扭转等情况。

2. 术中　术中患者需密切观察生命体征，特别是注意有无急性呼吸窘迫甚至急性右心衰竭，同时观察刮出物有无绒毛、胚胎或胎儿组织，以鉴别完全性葡萄胎和部分性葡萄胎。

3. 术后　观察患者体温、呼吸、血压、阴道流血情况，以预防出血性休克、术后感染及肺功能衰竭的发生，术后随访血 $\beta-hCG$。

【病历记录】

1. 门诊病历的书写　要详细询问并记录患者的症状、末次月经、继往生育史（特别是有无葡萄胎史）、家族史。对所进行的检查，如 B 超检查、尿 hCG 和血 $\beta-hCG$ 检查，要进行详细的记录，特别是血 $\beta-hCG$ 结果一定要有记录，以便和术后、化疗后比较，监测病情。

2. 住院病历的书写

（1）对于患者的病情变化、辅助检查以及所采取的治疗方案，如清宫术、全子宫切除术及具体化疗方案要详细记录在病史中。

（2）在清宫术或全子宫切除术后，一定要有病理报告的记录。这是诊断依据，也是对所切除器官的证明，同时可指导以后的治疗。

（3）若患者或其家属拒绝输血或拒绝手术，劝说无效，需患者知情同意签名，并在病史中记录。

【注意事项】

1. 医患沟通

（1）在手术前谈话时，除了要告知一般的麻醉意外、手术并发症以外，要特别强调术中大出血、子宫穿孔及发生急性肺栓塞、急性右心衰竭可能。术前还要询问患者的生育要求。对于没有生育要求且有高危因素者，在签署知情同意书以后，行全子宫切除术。

（2）部分患者葡萄胎排出不净，子宫持续少量出血，血或尿 hCG 持续阳性，需再次刮宫。但有部分患者可能再次刮宫后，症状、体征仍不改善，以致后来发展为肺或阴道转移，发生恶变。术前应让患者有一定的思想准备。

（3）化疗对再次妊娠并发症及胎儿有无畸形方面尚无定论，除需告知化疗常见不良反应，如胃肠道反应、脱发、骨髓抑制外，还需告知患者及家属再次妊娠发生流产、前置胎盘、植入性胎盘、如此高血压综合征、死胎、胎儿畸形等可能。

（4）一次葡萄胎之后再次妊娠又为葡萄胎者并不少见，达 2%～4%，比一般人发生葡萄胎机会大。

（5）葡萄胎患者清宫术后随访极其重要，有利于早期发现，早期治疗，改善愈后，一定要让患者认识到随访的重要性，定期随访。

（6）患者出院前帮助其选择合适的避孕方法，首选避孕套避孕 1～2 年。

2. 经验指导

（1）葡萄胎患者一经确诊应立即清宫。若有严重并发症，则应先处理并发症。如合并重度妊娠高血压综合征，需要进行解痉、镇静、降压、合理扩容及利尿。并发甲亢者用丙基硫氧嘧啶、碘溶液对症治疗，待症状改善后即行清宫。

（2）术中术后患者需密切观察生命体征，若出血多、血压迅速下降，四肢厥冷、出现休克症状，应积极输血输液，补充血容量，同时静脉滴注缩宫素促进子宫收缩。

（3）完全性葡萄胎的临床表现往往比较典型，但 50% 的部分性葡萄胎在临床上表现为自然流产，50% 表现为过期流产，子宫很少大于停经月份，妊娠反应轻，血清 β－hCG 值升高不明显，给诊断带来困难。若阴道排出物中见到水泡样结构则有助于诊断。对可疑患者，刮出物应送病理学检查并密切随访血清 β－hCG 下降情况。

（4）在清除宫内组织物过程中，极少数患者可因大量滋养细胞浸润子宫血窦，随血流进入肺动脉，造成肺栓塞，出现急性呼吸窘迫，甚至急性右心衰竭。需与心内科、ICU 室紧密协作，经积极心血管和呼吸功能支持治疗，一般在 72 小时内可以恢复。

（5）葡萄胎若在随诊的 1 年内发生再次妊娠，也不必立即终止妊娠，在明确诊断后密切观察，大多可以有满意结果。

（6）定期随访可早期发现持续性或转移性滋养细胞肿瘤。葡萄胎清除后每周一次做 hCG 定量测定，直到降低至正常水平。开始 3 个月内仍每周复查 1 次，此后 3 个月每半个月 1 次，然后每个月 1 次持续半年，第 2 年起改为每半年 1 次，共随访 2 年。随访内容除每次必须监测 hCG 外，应注意有无异常阴道出血、咳嗽、咯血及其他转移灶症状，并做妇科检查，盆腔 B 超及 X 线胸片检查也应重复进行。葡萄胎处理后应避孕 1～2 年，最好用避孕套；不宜使用宫内节育器，因可混淆子宫出血原因；含有雌激素的避孕药可能促进滋养细胞生长，以不用为妥。

第九节　绒毛膜癌

绒毛膜癌（绒癌）是一种高度恶性的肿瘤，早期即可通过血液循环转移至全身，破坏组织或器官。绒毛膜癌继发于葡萄胎，流产和足月分娩后，其发生比例为 2:1:1，少数可发生于异位妊娠之后。

患者多为生育期妇女，个别可因滋养细胞在非增殖状态，隐匿潜伏多年，以后因某种因素刺激而变为活跃，甚至可发生于绝经之后，极少数与妊娠无关，可称为非妊娠性或原发性绒毛膜癌，可见于未婚或绝经后妇女，通常和卵巢恶性肿瘤（无性细胞、恶性畸胎瘤或胚胎癌）同时存在，由于 hCG 检测技术进步及化学治疗的发展，现今，绒毛膜癌预后有了显著改善。

【诊断】

（一）诊断要点

1. 病史 产后、流产后尤其是葡萄胎后阴道持续不规则出血。

2. 临床表现 子宫复旧不良，较大且软。

3. 辅助检查 血或尿 hCG 测定持续阳性，B 超检查见恶性滋养细胞图像。如果发生转移，X 线胸片上见片状阴影，或 CT 发现脑部占位性病变。在送检的子宫肌层或子宫外转移灶的组织切片中，仅见成片滋养细胞及坏死出血，未见绒毛结构者方可诊断为绒毛膜癌。

绒毛膜癌可转移至全身多个脏器，以血行转移为主，故以肺部的转移最为多见，其次阴道转移和脑转移。

（二）鉴别诊断

绒癌与其他滋养细胞疾病以及胎盘组织残留、合体细胞子宫内膜炎等混淆，现将鉴别要点列表如下（表 9-3）。

表 9-3 绒癌与其他疾病的鉴别

	葡萄胎	侵蚀性葡萄胎	绒毛膜癌	胎盘部位滋养细胞肿瘤	胎盘部位反应	胎盘残留
先行妊娠	无	葡萄胎	各种妊娠	各种妊娠	各种妊娠	流产、足月产
潜伏期	无	多<6 个月	常>6 个月	多<1 个月	无	无
绒毛	有	有	无	无	无	有，退化
滋养细胞增生	轻→重	轻→重，成团	重，成团	中间型滋养细胞	散在，不增生	无

续表

	葡萄胎	侵蚀性葡萄胎	绒毛膜癌	胎盘部位滋养细胞肿瘤	胎盘部位反应	胎盘残留
浸润深度	蜕膜层	肌层	肌层	肌层	浅肌层	蜕膜层
组织坏死	无	有	有	无	无	无
转移	无	有	有	少	无	无
肝、脑转移	无	少	较易	少	无	无
hCG	+	+	+	+或-		+或-

【治疗】

治疗原则以化疗为主，手术和放疗为辅。

1. 药物治疗　恶性滋养细胞是唯一能用化学药物治愈的肿瘤。即使已有全身转移，极晚期的患者也能根治。现在常用一线化疗药物包括氟尿嘧啶（5-Fu）、放线菌素 D（ACTD）或国产放线菌素 D（KSM）、甲氨蝶呤（MTX）、环磷酰胺（CTX）、长春新碱（VCR）等。用药原则为：低度危险者可用单药治疗；中度危险者宜联合用药（二联或三联）；高度危险或耐药病例则用 EMA-CO 方案。常用的单一药物及联合用药方案如下所述。

（1）低度危险性者，可用单药化疗

①ACTD 或 KSM：一般病情均适用，特别适用于肺转移者，一般用 300～400μg 溶于 500ml 5% 葡萄糖液中 2～4 小时静脉滴完。1 周 1 个疗程，每次间隔 2 周。

②氟尿嘧啶：静脉滴注适用于盆腔、阴道转移癌，动脉灌注适用于肝、脑转移，局部注射对盆腔肿块、阴道宫颈转移有效；每天 25～30mg/kg 溶于 5% 葡萄糖液 500ml 中，8 小时均匀静脉滴注，10 天为 1 个疗程。局部注射时，每次 250～500mg，无须稀释。

③MTX：每天 10～15mg，溶于 5% 葡萄糖液 500ml 中 4 小时滴完，在 MTX 给药后 24h 肌内注射四氢叶酸（CF）每天

0.1mg/kg 解毒，连用 5~7 天。MTX 髓鞘内注射特别适用于脑转移，每天 10~15mg，溶于 4~6ml 双蒸水中，一般每 2~3 天 1 次，3~4 次为 1 个疗程。

（2）中度危险性可用 MAC 方案

①第 1 天：MTX 1mg/kg，KSM（ACTD）400μg，CTX 400mg，各自溶于 20~40ml 生理盐水中静脉注射。

②第 2 天：CF 0.1mg/kg，MTX 后 24 小时肌内注射；KSM（ACTD）400μg，CTX 400mg，各自溶于 20~40ml 生理盐水中静脉注射。

③第 3 天：如第 1 天，第 4 天如第 2 天，第 5 天如第 1 天。

④第 6 天：CF 0.1mg/kg，肌内注射。

⑤第 7 天：MTX 1mg/kg，溶于 20ml 生理盐水，静脉注射。

⑥第 8 天：CF 0.1mg/kg，肌内注射。

MAC 方案疗程间隔 14~17 天，应用 CTX 时为避免出血性膀胱炎，用药后要补充水分；应用 ACTD 时宜避光与避热。

（3）高度危险性一般应用 EMA-CO 方案联合化疗

①EMA 部分

第 1 天：VP-16 100mg/m²，溶于 250ml 生理盐水中，静脉滴注 1 小时；KSM 0.5mg，溶于 30ml 生理盐水，静脉注射；MTX 100mg/m²，溶于 30ml 生理盐水，静脉注射；MTX 200mg/m²，溶于 1000ml 生理盐水，静脉滴注 12 小时。

第 2 天：VP-16 100mg/m²，溶于 250ml 生理盐水中，静脉滴注 1 小时；KSM 0.5mg，溶于 30ml 生理盐水中，静脉注射；CF 15mg，肌内注射。从静脉推注 MTX 开始算起 24 小时后开始肌内注射 CF，每 12 小时 1 次，共 2 次。

第 3 天：CF 15mg，肌内注射，每 12 小时 1 次，共 2 次（前后共 4 次），第 4~7 天休息（无化疗）。

②CO 部分

第 8 天：VCR 2mg，溶于 20ml 生理盐水中，静脉推注；

CTX $600mg/m^2$，溶于 300ml 生理盐水中，静脉滴注 1 小时。

第 9~14 天：休息（无化疗）。

第 15 天开始新疗程。

应用 MTX 时保持尿液碱性，尿量大于 2500ml。如用 EMA 部分后反应严重，可省去 CO 部分，下一个疗程自第 15 天开始。

在每一个疗程结束后，应每周测定 1 次血 β-hCG，并做妇科检查、B 超、胸片、CT 等检查。在每个疗程化疗结束至 18 天内，血 β-hCG 下降至少 1 个对数称为有效。若患者症状体征消失，原发和转移灶消失，血 β-hCG 每周测定 1 次，连续 3 次正常，再巩固 2~3 个疗程可停止化疗，随访 5 年无复发者称治愈。

2. 手术治疗 手术治疗在滋养细胞肿瘤治疗中的地位，尚有不同意见。作为辅助治疗，对控制大出血等各种并发症，消除耐药病灶，减少肿瘤负荷，缩短化疗疗程等方面有一定作用。

（1）子宫切除：对于大病灶、耐药病灶或病灶穿孔出血时应在化疗的基础上手术。手术范围为全子宫或次广泛子宫切除，后者对切除宫旁血管内瘤栓有意义。育龄妇女可考虑保留一侧或双侧卵巢。对于有生育要求的年轻妇女，若血 β-hCG 水平不高，子宫外转移灶控制及耐药病灶为单个，可考虑做病灶剜除术或子宫部分切除。

（2）肺切除术：对于多次化疗未能吸收的孤立耐药病灶，可考虑肺叶切除。

3. 其他治疗 放射治疗目前应用较少，主要用于脑转移和肺部耐药病灶的治疗。血管介入技术创伤小，操作简便，介入部位准确，使一些不能耐受手术的患者得到了治疗机会。盆腔动脉造影可观察血管的位置、形态、数目等，可对病变进行定位，帮助鉴别良恶性，对肿瘤破裂致腹腔出血及动、静脉瘘诊断有独到之处。灌注可用于控制肿瘤破裂导致的腹腔内出血，阻断肿瘤血运从而使肿瘤坏死，向肿瘤供血的营养动脉灌注混有抗癌药物的栓塞剂，可保持局部化学治疗药物的高浓度。对合并动、静脉瘘患者也可做相应动脉化疗后栓塞。

【病情观察】

1. 诊断明确者

（1）手术前患者：患者入院后注意观察患者阴道流血情况，有无贫血及感染，有无咯血、胸痛、呼吸困难等肺转移症状以及头痛、恶心、呕吐、一过性偏瘫、偏盲、四肢麻木等颅内压增高、脑神经受损表现。

（2）术后患者：注意患者生命体征，补足血容量。

（3）化疗患者：化疗期间注意化疗不良反应及其并发症，如造血功能障碍、消化道反应等。化疗期间及之后注意患者症状、体征有无改善，远处转移情况，随访血 β-hCG 水平。停止化疗后复查肝肾功能。介入化疗时需注意穿刺部位有无血肿、有无下肢疼痛、肢体变冷、肤色苍白等。

2. 诊断未明者 入院后除需注意阴道流血、腹痛外，尚需追问病史，随访血 β-hCG 水平，行 B 超检查，诊断性刮宫以帮助诊断。

【病历记录】

1. 门诊病历的书写

（1）要详细询问并记录患者的症状、月经史、生育情况、家族史及过去史。特别注意患者以前的生育情况，有无葡萄胎。对所进行的检查，包括妇科检查、B 超检查、血 hCG、尿 hCG 均要进行详细的记录，特别是血 β-hCG 结果一定要有记录，以便和术后、化疗后比较，监测病情。

（2）随访的患者须告知下次复诊时间，详细询问记录病史，注意月经是否规则，有无异常阴道流血，有无咳嗽、咯血及其他转移灶症状，记录妇科检查，B 超、X 线胸片检查结果。

（3）如果患者拒绝检查，在劝说无效后应进行书面记录，最好能有患者本人签名。

2. 住院病历的书写

（1）对于患者的病情变化、化验检查以及所采取的治疗方案，特别是化疗方案、手术方式都应详细记录在病史中。如果患者或其家属拒绝输血、化疗或手术等，劝说无效时，必须有患者知情签字。

（2）化疗患者详细记录化疗不良反应，并记录相关检查结果。

（3）在清宫术或全子宫切除术后，必须要有病理报告的记录，这是对所切除的组织器官和所患疾病的证明，同时也是进一步治疗的依据。

【注意事项】

1. 医患沟通

（1）化疗前告知患者化疗不良反应及可能的并发症，如骨髓抑制，血细胞三系降低后可能导致的严重感染等，并告知相应的治疗方案。对化疗不良反应，患者可能会有紧张、忧虑，医生应该告诉患者化疗的必要性，让患者及其家属明白恶性滋养细胞肿瘤是可以用化疗根治的，以增强其战胜疾病的信心，更好地和医护人员配合。并且说明，化疗的不良反应是可以通过药物来减轻、控制的，某些不良反应如脱发等在化疗停止后可自行恢复。鼓励患者坚持治疗、按时完成各个疗程，并告之中断治疗则前功尽弃及将产生的严重后果，告知坚持治疗可使预后大为改观。

（2）化学治疗虽然使绒癌的预后起了根本的改观，但至今仍有一定的病死率，尤其是伴有肝、脑、肾等处转移时，预后较差。

（3）告知患者随访的重要性，停止治疗后，必须严密随访。复发多在停止治疗后 1 年内，故第 1 年应每个月随访 1 次，1 年后每 3 个月 1 次直至 3 年，以后每年 1 次共 5 年，如复发应及时再次化疗，仍有可能治愈。医生与患者交流这些情况时应避免模棱两可，要对治疗和疾病预后充满信心。

2. 经验指导

（1）良性葡萄胎清宫以后，hCG 已下降至正常水平一段时间，以后出现症状及 hCG 升高或有肺转移，又无组织学检查，hCG 升高在清宫后 1 年内发生者为侵蚀性葡萄胎，1 年以上发生者为绒癌。

（2）流产、异位妊娠、足月产后出现症状及 hCG 升高的滋养细胞肿瘤，一般诊断为绒癌，但若诊断性刮宫见到水泡样组织或组织学检查见到绒毛，仍应诊断为侵蚀性葡萄胎，因可能原先的流产、异位妊娠合并有绒毛葡萄胎变而当时未被发现。

（3）凡在标本中肉眼或镜下仍可找到绒毛结构或葡萄胎组织者为侵蚀性葡萄胎，即使见到已退化的绒毛（所谓绒毛鬼影）亦应诊断为侵蚀性葡萄胎。如不再见到绒毛结构，即可诊断为绒癌。

（4）原发灶和继发病灶的组织学检查结果可能不一致。有可能原发灶是绒癌而继发灶是侵蚀性葡萄胎，或原发灶是侵蚀性葡萄胎而继发灶是绒癌，只要任何标本中发现有绒毛结构，则此病诊断为侵蚀性葡萄胎，只有原发灶与继发灶都无绒毛结构，才诊断为绒癌。

（5）诊断性刮宫有大出血、子宫穿孔可能。术前必须做好输血输液准备，并由有经验的医师操作，动作轻柔。

（6）开始用药不规范及疗效评定不严谨常可引起肿瘤患者耐药。为避免这种情况，应注意：①熟悉所用抗癌药物的特点，达到高效、低毒的目的，减少药物的发生；②用药剂量、给药方案必须"个体化"。

（7）血 hCG 可反映治疗效果。不论 hCG 初次测定的高低，在短期内以一定比例下降，以后一直维持正常，则预后好；hCG 下降缓慢，呈阶梯样或有波动，这类病例虽有反复，若积极治疗，预后尚好；开始时 hCG 有所下降，但以后呈平台状，持续不下降，或在高水平波动，始终不能降至正常水平范围内者预后差。

第十章

子宫内膜异位症与子宫腺肌病 ◄●●

第一节　子宫内膜异位症

　　子宫内膜异位症是由有活性的子宫内膜组织，在子宫内膜和肌层以外的部位生长，并出现周期性出血而引起的一种常见妇科病，近年国内报道的临床发病率约为10%，且有增高趋势。本病多见于30岁左右的育龄妇女，青春期前无发病者，绝经后子宫内膜异位病灶将随卵巢功能衰退而萎缩退化，再发病者极少，提示病变的发生及消长与卵巢功能密切相关。

　　子宫内膜异位并非肿瘤，但其病灶可向外播散，种植生长，治愈后还可能复发。虽然绝大多数的病灶位于盆腔，特别是卵巢、子宫直肠陷凹、宫骶韧带等部位最为常见，但还可以出现在阴道直肠隔、阴道、宫颈、输卵管、膀胱、直肠、阑尾、结肠、腹股沟管、外阴及腹膜后淋巴结等处，甚至在远离子宫的胸腔、脑膜及四肢也偶有发生。子宫内膜异位症病灶分布如此之广，为良性疾病中罕见。

【诊断】

(一) 诊断要点

(1) 育龄妇女有继发性痛经进行性加重和 (或) 不孕史。

(2) 盆腔检查时扪及盆腔内有触痛性结节或子宫旁有不

活动的囊性包块。

（3）B 超提示盆腔内形成了子宫内膜异位囊肿，腹腔镜检查可见盆腔内子宫内膜异位病灶；血清 CA_{125} 升高，抗子宫内膜抗体阳性。

（二）鉴别诊断

1. 卵巢癌 患者除下腹或盆腔可扪及包块外，子宫直肠陷凹内常可扪及肿瘤结节，但与子宫内膜异位症不同的是包块较大，多为实质性或囊实性，常伴有腹水，癌结节较大且无压痛。患者病程较短，一般情况较差，多数血清 CA_{125} 明显升高。必要时抽腹腔积液行细胞学检查，有条件可行 MRI 或腹腔镜检查以确诊。

2. 输卵管卵巢炎

（1）急性化脓性附件炎，若未及时和彻底治疗，可转为慢性炎症，在子宫双侧或一侧形成粘连性包块。患者常感腰骶部胀痛或痛经及不孕。但其痛经程度较轻，也不呈进行性加剧。多数有急性盆腔感染病史，用抗生素治疗有效。包块位置较低者，可经阴道后穹窿穿刺包块，若抽出巧克力色黏稠液体，可诊断为卵巢子宫内膜异位囊肿。

（2）结核性盆腔炎也可在子宫旁形成包块及有压痛的盆腔结节。患者除不孕外，有的可出现经量减少或闭经，若患者有结核病史或胸部 X 线检查发现有陈旧性肺结核，对诊断生殖道结核有重要参考价值。进一步检查可行诊断性刮宫、子宫输卵管碘油造影以协助诊断。

3. 直肠癌 发生在阴道直肠隔的子宫内膜异位症，有时需与直肠癌鉴别。直肠癌病变最初位于直肠黏膜，患者较早出现便血和肛门坠胀，且便血与月经无关。肿瘤向肠壁及阴道直肠隔浸润而形成包块。三合诊检查包块较硬，表面高低不平，直肠黏膜不光滑，肛检指套有血染。子宫内膜异位症较少侵犯直肠黏膜，患者常有痛经、经期肛门坠胀或大便次数增多；病变累及黏膜者可出现经期便血。病程较长，患者一般情况较好。直肠镜检查可明确诊断。

4. 子宫肌瘤 本病月经量多，子宫增大，表面突起，类似子宫腺肌病。但后者子宫往往均匀增大，有痛经症状。子宫腺肌病与子宫肌瘤常同时存在，术前较难鉴别。如果同时有子宫内膜异位症，则有助于子宫腺肌病的诊断。

【治疗】

子宫内膜异位症的治疗要依患者年龄、症状轻重、病变部位和范围以及对生育的要求等综合考虑后进行选定。

1. 观察 仅适用于盆腔病变不严重、无症状或症状轻微者。子宫内膜异位症，常伴有不孕症，一旦妊娠或服用性激素使排卵受到抑制时，病变和临床症状能够减轻或缓解。因此，对年轻要求生育的妇女，应做有关不孕的各项检查，促使尽早受孕。若经期有轻微腹痛者，应用镇静止痛药物对症处理。一般可每半年随访1次，并做妇科检查如发现症状和体征加重，应及时改变治疗方法。

2. 性激素疗法 采用性激素抑制排卵，以达到缓解痛经的目的。但盆腔有较大包块而诊断未十分确定或肝功能异常者常用方法如下。

（1）孕激素类药物：常用甲羟孕酮，自月经周期第6～25天服药，每天4～8mg，以抑制排卵，可连续用药3～6个周期。也可用炔诺酮或甲地孕酮等做周期治疗。

（2）假孕疗法：长期服用大量合成孕激素和小剂量雌激素防止突破性出血以造成类似妊娠的人工闭经，称假孕疗法。该疗法能使异位的子宫内膜组织产生蜕膜反应，继而坏死，最后被吸收消失。选用甲羟孕酮，第1周每次4mg，每天2次；第2周每次4mg，每天3次，第3周每次8mg，每天2次。第4周之后每次10mg，每天2次，连续用药0.5～1年。也可用炔诺酮或甲地孕酮等，用药期间为防止突破性出血，可加服炔雌醇每天0.1~0.2mg。如停药后有复发，则手术治疗。

（3）雄激素治疗：一般采用小剂量甲睾酮，每天5mg，每天1次，舌下含服，连续3~6个月。小剂量含服可缓解痛经，但不能抑制排卵，故有受孕可能。如发现停经应立即停药，以免孕期服药导致女胎男性化。

（4）假绝经疗法：达那唑为17α-乙炔睾酮的衍生物，可促使子宫内膜和异位的子宫内膜萎缩，称假绝经方法。应用方法为月经周期第1~5天开始，每天400~800mg，连服6个月。用药期间可抑制排卵。治疗后痛经症状迅速消失，停药后4~6周可恢复排卵和月经。此药大部分在肝代谢，肝功能有损害者不宜应用。

（5）18-甲基三烯炔诺酮：具有较强的抗雌激素和抗孕激素作用，效果与达那唑相同，用法为每周2次，每次2.5mg，月经第1天开始，连续服药6个月。

（6）他莫昔芬：不抑制排卵，通过对抗雌激素受体起作用，血雌激素水平并不下降。能有效控制疼痛症状，但对体征改善不明显，常用量10mg，每天2~3次，自月经期开始用6个月左右。他莫昔芬不良反应较小。

（7）促性腺激素释放激素类似物（GnRH-α）：为人工合成的肽类化合物，其作用与促性腺激素释放激素（GnRH）相同，但是GnRH-α与GnRH受体有高度亲和力，作用甚强，长期应用GnRH-α可对垂体产生降调作用，导致FSH和LH水平的下降，抑制排卵和性激素的分泌，产生非周期性的低雌激素环境，有人称此种治疗为"药物性卵巢切除"。

GnRH-α的用法，可肌内注射，皮下注射或鼻喷。皮下或肌内注射，从月经来潮的第1~2天开始，每次150μg，每天1次，用药3~6个月为1个疗程。停药后4~6周月经可恢复。用药后患者症状和体征均有明显改善，但受孕率提高不理想。不良反应为低雌激素引起的绝经期症状。

3. 手术治疗

（1）保守性手术：适用于年轻有生育要求的妇女，手术仅切除异位的子宫内膜病灶，保留卵巢和子宫。手术可经腹腔镜或剖腹直视下进行。术后可用 3~6 个月激素治疗，使手术难以清除的病灶得以抑制。术后妊娠率在 60% 左右，复发率较高。

（2）半根治性手术：适用于年龄在 45 岁以下，且无生育要求的重症患者。手术切除子宫及盆腔内病灶，保留正常卵巢组织，以维持患者内分泌功能。术后复发率较低。

（3）根治性手术：适用于 45 岁以上近绝经期的重症患者或虽年轻但病变严重的患者，可行子宫及附件切除术。切除卵巢后，即使盆腔内有残留的部分异位内膜，亦可自行萎缩化。

【病情观察】

1. 诊断明确者

（1）期待治疗或药物治疗患者：定期门诊随访了解患者症状有无改善，妇科检查及 B 超检查了解盆腔内情况，对 CA_{125} 水平、抗子宫内膜抗体测定了解病情波动情况。停药后仍需定期随访了解有无复发。

（2）保守性手术治疗患者：术后需定期随访了解有无复发。根治性手术治疗患者，因术中可能粘连明显，术后需观察生命体征，慎防腹腔内出血。

2. 诊断未明确者 可采用药物试行治疗，观察患者症状体征有无改善，以协助明确诊断，对于难以鉴别或需与卵巢癌鉴别者，宜早行剖腹探查或腹腔镜检查。

【病历记录】

1. 门诊病历的书写 要详细记录患者的症状，月经情况，生育史，以往腹部手术史，如有急腹症，要描述开始疼痛时间、部位，对末次月经情况、B 超检查情况，都要予以记录。

2. 住院病历的书写　①在切除病灶后，一定要有病理报告的记录，特别是行根治性手术，这是对所有切除器官的证明及所患疾患的证明；②对术后的药物治疗及随访在病史中要记录详细。

【注意事项】

1. 医患沟通

（1）由于子宫内膜异位症多发生在生育年龄妇女，保守手术后都有再次复发的可能，且概率较高。术前需告知患者。

（2）子宫内膜异位症患者不孕症发生率达 30% ～40%，建议早诊断、早治疗。尤其应告知患者不孕原因众多，即使手术或药物治疗，只是针对子宫内膜异位症，而非直接针对不孕症。

（3）治疗子宫内膜异位症的药物均有不良反应，典型的是雄激素样作用和低雌激素水平造成的类似围绝经期症状。

2. 经验指导

（1）典型的子宫内膜异位症有明显的痛经，月经量增多，妇科检查可以发现子宫有增大，或有结节，附件有包块，B 超及妇科检查就可诊断。

（2）不典型的子宫内膜异位症可以无症状、无体征，痛经的严重程度与卵巢囊肿的大小不成正比。有的患者只有很小的内膜异位灶结节，痛经却很严重，有的患者卵巢巧克力囊肿很大却可以无症状。

（3）盆腔子宫内膜异位症虽然机制不明，但有许多与疾病相关的高危因素，若采取相应措施可减少发病率，如对痛经、月经紊乱暂无生育要求者，可指导其药物避孕；及早治疗生殖道畸形；人工流产时正确使用负压；经期尽量不做盆腔检查以减少经血逆流；输卵管通液、剖宫产等手术时仔细操作防止医源性子宫内膜异位。

（4）治疗因人而异，根据患者的年龄、病情轻重、病变部位及范围、有无生育要求等，制订个体化治疗方案。

（5）如果患者在月经前或月经期有突然腹痛，伴有腹膜炎症状，要考虑卵巢巧克力囊肿破裂可能，如果后穹窿穿刺抽出咖啡色液体，需立即手术。

（6）该病是一个进行性疾病，可能患者由最初的期待疗法、药物治疗，直到手术治疗历经数年时间，这期间应根据患者年龄增长，病情变化，适时调整治疗方案。

（7）每一种治疗方案并不是孤立的。如术前先予以药物治疗，使病灶缩小粘连疏松可利于手术的进行。而术后配合药物治疗能去除手术难以清除或肉眼看不到的残余病灶，减少复发。

（8）子宫内膜异位症在保守性治疗后常会复发，要防止再次复发，最好采取根治性手术。对于该病所致的不孕、手术治疗都不能怀孕时要考虑采取人工助孕技术。

（9）重度子宫内膜异位症，术前药物治疗 2~6 个月，如手术不彻底，留有残留病灶，则术后继续药物治疗 2~6 个月。

第二节　子宫腺肌病

子宫腺肌病是由子宫内膜的腺体与间质侵入子宫肌层生长所引起的一种良性疾病。该病常发生于 35~50 岁经产妇，约半数患者同时并发子宫肌瘤，约 15% 患者并发盆腔子宫内膜异位症。

【诊断】

（一）临床表现

1. 痛经　约 70% 的患者有痛经。痛经程度不一，但常呈进行性加重趋势。一般认为痛经系月经期病灶出血，刺激子宫平滑肌产生痉挛性收缩引起的。病变愈广泛，痛经也愈严重。

2. 经量增多　由于子宫增大，供血增多，以及肌层中的病变干扰了子宫肌壁正常的收缩止血功能，引起经量增多；有的患者合并子宫肌瘤或子宫内膜增生过长，也可出现经量增多、经期延长或月经周期紊乱。

3. 不孕　病变弥漫及痛经较明显，多有不孕。

4. 子宫增大　患者子宫常均匀性增大，质较硬，可出现压痛。有的子宫大小尚属于正常，但后壁有结节突起。子宫活动佳，月经期因病灶出血，局部压痛亦更明显。

（二）辅助检查

1. 子宫腺肌病患者血 CA_{125}　可升高，子宫腺肌病患者常伴有经量增多，血常规检查有时可提示贫血。

2. B 超检查　是诊断子宫腺肌病的主要辅助检查方法。B型超声的图像特点为：①子宫呈均匀性增大，轮廓尚清晰。②子宫内膜线可无改变，或稍弯曲。③子宫切面回声不均，有时可见大小不等的回声增强区。

3. MRI 检查　MRI 常用 T_2 影像诊断子宫腺肌病，图像表现为在正常的子宫内膜强回声外，环绕一强带信号，> 5mm厚度的不均匀的回声带为子宫腺肌病的典型影像，月经前后对比检查，图像发生变化对诊断有重要意义。病灶内有出血时可见大小不等的强回声信号。因价格较贵，临床较少应用。

（三）诊断要点

（1）30 岁以上经产妇，出现经量增多，经期延长以及逐渐加剧的进行性痛经。

（2）子宫呈均匀性增大或有局限性结节隆起，质硬而有压痛，经期压痛尤为明显。

（3）B 超检查可见子宫均匀性增大，切面回声不均，有时可见有大小不等的回声增强区。

（四）鉴别诊断

子宫腺肌病主要需与子宫肌瘤鉴别。子宫肌瘤有局限性、质硬的结节状突起，无继发性进行性痛经表现，可资鉴别。但子宫腺肌病与子宫肌瘤可同时存在，鉴别时较困难。

【治疗】

1. 一般治疗 贫血者予铁剂治疗，可予琥珀酸亚铁 0.2g，每天 2 次口服，痛经可予吲哚美辛栓剂半粒或 1 粒塞肛。

2. 药物治疗 高效孕激素和假孕疗法对本病无效。采用 GnRH-α 和达那唑治疗，可使子宫缩小和症状缓解，但停药后常有复发，因而适用于围绝经期患者或年轻有生育要求患者和有子宫切除禁忌证者。

3. 手术治疗 痛经剧烈而无生育要求患者，应行全子宫切除术。若子宫大于孕 3 个月，亦应考虑手术治疗。由于腺肌病病灶无界限，无包膜，故不宜做挖出术。视患者年龄决定是否保留卵巢。

【病情观察】

1. 诊断明确者 保守治疗过程中要定期妇科检查和 B 超随访了解子宫大小，观察痛经症状有无改善、经量有无减少。停药后仍需密切随访以监测病情有无复发。手术治疗患者术后观察一般情况和生命体征。

2. 诊断未明确者 可剖宫手术明确诊断。

【病历记录】

1. 门诊病历的书写 一定要准确地反映患者的症状、月经情况、生育史，尤其是腹部手术史。药物治疗前应告知其疗效和不良反应。

2. 住院病历的书写 应根据患者年龄和婚育史来选择合适的手术方法，术前要告知各种手术方法的优缺点，同时要告知保守手术以后复发的可能性。

【注意事项】

1. 医患沟通 由于子宫腺肌病保守性手术治疗后复发率高，术前要与患者讲明，特别是迫切希望生育的妇女，再次手术的可能性大。

2. 经验指导

（1）典型的子宫腺肌病痛经明显，月经量增多，妇科检查有子宫增大，子宫固定，活动受限，但是有 30% 的患者无任何症状，只有子宫增大，呈均匀性，一般很少超过 12 周妊娠子宫大小。

（2）痛经呈进行性加剧，年轻患者往往伴有不孕。

（3）药物对子宫腺肌病的作用效果差，虽然用药期间可使子宫缩小和症状缓解，但停药后常有复发。

（4）对年轻患者，保守性手术易复发，因子宫腺肌病与周围正常肌层组织无明显界限，手术易残留，术后易复发。

（5）对无生育要求而痛经严重者，以全子宫切除为妥。手术时要注意，子宫后壁易与肠曲粘连，术中防止损伤，术前做好肠道准备。

第十一章

不孕症 ◂••

凡育龄夫妇未采取任何避孕措施，同居 2 年而未能受孕称为不孕症。根据不孕的原因可分为：相对不孕，指夫妇一方某种因素阻碍受孕或使生育能力降低，导致暂时性不孕，如该因素得到纠正，仍有受孕可能。绝对不孕，是指夫妇一方有先天或后天解剖生理方面的缺陷，无法纠正而不能受孕者。不孕症又可分为：原发不孕，即从未有过妊娠；继发不孕，指以前有过妊娠，而后 2 年内又不孕者。

【诊断】

（一）病史采集

不孕是主要症状。

（二）体征

1. 体格检查 多囊卵巢综合征是导致不孕的最常见原因之一，检查时要注意观察体形，体重指数 [body mass index, BMI，即体重 (kg) /身高的平方 (m)^2]，第二性征发育情况，有无多毛、毛发分布异常、痤疮等。检查颈背侧、腋下、腰围部或外阴部有无灰棕色或黑色的色素沉着，即所谓的黑棘皮症。

2. 乳房检查 高泌乳素血症也是不孕症的常见原因，检查时应注意乳房发育情况、有无泌乳、泌乳来自单侧或双侧乳房、乳汁性状及泌乳量。检查泌乳情况时，应从乳房外周向乳头方向挤压，观察有无乳汁流出，如在显微镜下见到挤出的液体中有脂肪滴即可诊断泌乳。若有血性分泌物应排除肿瘤。

3. 妇科检查 明确有无生殖道发育异常，子宫大小、质地、位置，宫颈有无柱状上皮异位，有无附件肿块、增厚、压痛、盆腔包块、结节等。

（三）辅助检查

1. 卵巢功能检查 包括排卵监测及黄体功能状态。方法有 B 超监测卵泡发育、基础体温测定、阴道脱落细胞涂片检查、宫颈黏液结晶检查、月经来潮前子宫内膜活组织检查、女性激素测定（如血孕酮 >5ng/ml 提示排卵，中黄体期血孕酮 <10ng/ml 认为黄体功能不足等）。

2. 输卵管通畅试验 常用方法有输卵管通液术、子宫输卵管碘油造影及 B 超下输卵管过氧化氢溶液通液术。输卵管通液术除可检查输卵管是否通畅外，还可分离轻度管腔粘连，有一定治疗作用，但准确性差。子宫输卵管造影可明确阻塞部位和有无子宫畸形及黏膜下肌瘤、子宫内膜或输卵管结核等病变。

3. 宫腔镜检查 了解宫腔内膜情况，能发现宫腔粘连、黏膜下肌瘤、内膜息肉、子宫畸形等。

4. 腹腔镜检查 用于上述检查均未见异常者，可做腹腔镜进一步了解盆腔情况，直接观察子宫、输卵管、卵巢有无病变或粘连，并可结合输卵管通亚甲蓝液，于直视下确定输卵管是否通畅，必要时在病变处取活检。约有 20% 患者通过腹腔镜可以发现术前未能诊断的病变。另外，对卵巢表面、盆腔腹膜等处的子宫内膜异位结节可以做电凝破坏，锐性分离附件周围粘连。

5. 性交后精子穿透力试验 夫妇双方经上述检查未发现异常时进行此试验。应选择在预测的排卵期进行。在试验前 3 日禁止性交，避免阴道用药或冲洗。受试者在性交后 2～8 小时就诊检查。先取阴道后穹窿液检查有无活动精子，若有精子证明性交成功。再取宫颈黏液，若宫颈黏液拉丝长，放在玻片干燥后形成典型的羊齿植物叶状结晶，表明试验时间选择恰当。用聚乙烯细导管吸取宫颈管黏液，涂于玻片上检查。若每高倍视野有 20 个活动精子为正常。若宫颈管有炎症，黏液黏稠并有白细胞时，不宜做此试验。若精子穿过黏液能力差或精子不活动，应疑有免疫问题。

6. 宫颈黏液、精液相合试验　试验选在预测的排卵期进行。取一滴宫颈黏液和一滴液化的精液放于玻片上，两者相距 2~3mm，轻晃玻片使两滴液体相互接近，在光镜下观察精子的穿透能力。若精子能穿过黏液并继续向前运行，提示精子活动力和宫颈黏液性状均正常，表明宫颈黏液中无抗精子抗体。

(四) 诊断要点

(1) 结婚或同居 2 年以上，性生活正常，希望生育，未采取任何避孕措施而未妊娠。

(2) 如果是多囊卵巢综合征，可能会有多毛、毛发分布异常、痤疮、出现黑棘皮症。如果是高泌乳素血症，有时会出现泌乳情况。妇科检查可能发现生殖道发育异常、附件肿块、盆腔结节等。

(3) 病因诊断

①排卵障碍：通过外周血检查，可能会有 FSH、LH、PRL、E_2、T 水平的异常，血胰岛素水平及空腹血糖升高，再加上氯米芬试验、TRH 试验、GnRH 兴奋试验、地塞米松抑制试验的异常，可以帮助诊断造成排卵障碍的病变是在卵巢还是在下丘脑或垂体。测试基础体温可以发现是否有不排卵或黄体功能不全，B 超检查更可以明确观察到有无排卵。

②输卵管阻塞：子宫输卵管碘油造影不但能检查输卵管是否通畅，还能观察到输卵管的阻塞部位和子宫的异常情况。

③生殖器官异常：腹腔镜、宫腔镜检查可以直视到盆腔、子宫以及子宫内膜的异常情况；生殖道微生物培养可以发现衣原体感染。

④免疫因素：抗精子抗体的检测有助于诊断免疫性不孕。性交后试验可以协助判断抗精子抗体对怀孕的影响程度。

（五）鉴别诊断

不孕症的诊断一般比较明确，因此无须与其他疾病相鉴别。

【治疗方案】

1. 一般处理　改变不良生活习惯，锻炼身体，增强体质，改善营养不良状况，有利于不孕患者恢复生育能力。解除焦虑，学会预测排卵期。进行性生活和受孕知识宣传教育，排卵后卵子寿命不足 24 小时，精子在酸性阴道内只能生存 8 小时，而进入宫腔后可维持 2 ~ 3 日，故每月只有在排卵前 2 ~ 3 日或在排卵后 24 小时内性交才能受孕所以选择合适的性交日期可增加受孕机会。性交次数应适度，子宫后位者性交时应抬高臀部。

2. 病因治疗

（1）治疗器质性疾病

①输卵管慢性炎症及阻塞的治疗。a. 一般治疗，口服活血化瘀中药，中药保留灌肠，同时配合超短波、离子透入等促进局部血液循环，有利于炎症消除。b. 输卵管内注射药液，当输卵管轻度粘连或闭塞时，可由子宫颈向子宫腔、输卵管内注入药物（方法与输卵管通液检查法同），使药物和输卵管病灶直接接触，并通过注射时的一定压力分离粘连，注射药物可用地塞米松磷酸钠注射液 5mg，庆大霉素 4 万 U，加于 20ml 生理盐水中，在 20kPa（150mmHg）压力下，以每分钟 1ml 的速度缓慢注入，这些药物可减轻局部充血、水肿，抑制纤维组织形成及发展，达到溶解或软化粘连的目的。在月经

干净后 2~3 日起，每 2~3 日注射 1 次，直至排卵期前。可以连续应用 2~3 个周期。c. 输卵管成形术，对不同部位输卵管阻塞可行造口术、吻合术以及输卵管子宫植入术等，应用显微外科技术达到输卵管再通的目的。

②卵巢肿瘤：可影响卵巢内分泌功能，较大卵巢肿瘤可造成输卵管扭曲，导致不孕。直径 >5cm 的卵巢肿瘤有手术探查指征，予切除，并明确肿瘤性质。

③子宫病变：黏膜下子宫肌瘤、子宫内膜息肉、子宫纵隔、宫腔粘连等影响宫腔环境，影响受精卵着床和胚胎发育，可行手术切除、粘连分离或矫形。较大的子宫肌瘤影响子宫形态，可致习惯性流产，应予剔除。慢性宫颈炎，应行局部治疗或物理治疗，宫颈息肉应予切除。

④阴道炎：严重的阴道炎应做细菌培养及药物敏感试验，根据结果及时、彻底地治疗。

⑤子宫内膜异位症：可致盆腔粘连、输卵管扭曲、输卵管阻塞及免疫性不孕，应尽早保守治疗，必要时可行腹腔镜检查，术中同时清除异位病灶、松解粘连。

⑥生殖系统结核：行抗结核治疗，并检查是否合并其他系统结核。用药期间应严格避孕。

（2）诱发排卵：对无排卵者，可采用药物诱发排卵。

①氯米芬：为首选的促排卵药。适用于体内有一定雌激素水平者。于月经周期第 5 日起，口服 50~100mg，连续 5 日。可能于停药后 7~9 日出现排卵。一般连续应用 3 个周期。服药期间须注意有无卵巢增大情况。有卵巢肿瘤者禁用。

②绒毛膜促性腺激素（hCG）：具有类似 LH 的作用，在卵泡发育到接近成熟时给药，可促进排卵。常与氯米芬（CC）合用，简称 CC 小 hCG 法。于氯米芬停药后 7 日使用 hCG 2000~5000U 肌内注射。

③人类绝经期促性腺激素（HMG）：每支含 FSH 及 LH 各

75U，能促进卵泡发育成熟。从月经周期第6日开始，每日肌内注射HMG1支，共7日。用药期间密切观察宫颈黏液，测定雌激素水平，用B超监测卵泡发育，一旦卵泡成熟即停用HMG，停药后24～36小时加用hCG 5000～10000U（HMG/hCG法）。

④雌激素：小剂量雌激素周期疗法，对雌激素水平低下的患者可采用之。从月经周期第6日开始，每晚服己烯雌酚0.125～0.25mg，共20日，连用3～6个周期。

短期大量雌激素冲击疗法，可使LH分泌增多而诱发排卵，适用于体内有一定雌激素水平的妇女。于月经周期第8～11日口服己烯雌酚20mg，在24小时内分次服完；用苯甲酸雌二醇10mg肌内注射，连用3个周期。

⑤溴隐亭：能抑制垂体分泌乳素，适用于无排卵伴高泌乳素血症者。从月经周期第5日起，每日2.5mg，共服22日，可用3个周期，服药期间测基础体温观察有无排卵。

（3）促进或补充黄体分泌功能：于基础体温上升1～3日（月经周期第15日）开始，肌内注射hCG 1000～2000U，2～3次/周，或于月经周期第20日开始，肌内注射黄体酮每日10～20mg，共5日。

（4）改善宫颈黏液：于月经周期第5～15日，用己烯雌酚0.1～0.2mg口服，每日1次，可使宫颈黏液变稀薄，利于精子穿过。

（5）输卵管阻塞的治疗：输卵管轻度粘连，经通液可能使其张开。或直接向宫腔内注射药物，根据病情选用抗生素、氢化可的松25mg、透明质酸酶1500U。也可用糜蛋白酶5mg，溶于20ml生理盐水中，在13.3～20kPa（100～150mmHg）压力下以1ml/min速度缓慢注入宫腔。于月经干净后3日起每3日1次（或每周1次），至排卵前，可连用2～3个周期。输卵管伞端闭锁，可做造口术或阻塞部位切除吻合术。

（6）免疫性不孕的治疗：对精子凝集试验和制动试验阳性者，先使用避孕套避孕 1 年，再停用避孕套，可受孕。

（7）人工授精：用人工方法将精液注入女性生殖道以取代性交途径使妇女妊娠的一种方法。根据精液来源不同又分为丈夫精液人工授精和供精者人工授精两种。

（8）体外受精与胚泡移植：体外授精与胚泡移植即试管婴儿。从妇女体内取出卵子，放入试管内培养一段时间，与精子受精后，待受精卵发育成 8～16 个细胞胚泡时。再移植到子宫内着床，发育成胎儿。主要适用于输卵管性不孕，要求年龄在 40 岁以下；卵巢具有排卵功能；子宫正常能接受胚胎着床及胎儿发育成长。男方精子正常能与卵子结合等。由于方法复杂，需特殊条件，成功率低，尚不能列为常规方法之中。

【病情观察】

1. 对于排卵障碍者 引起排卵障碍的因素有很多，在观察时除了解激素水平的变化以外，最重要的是通过基础体温的测定和超声的检查来判断是否有排卵，而且还要了解排卵以后黄体功能的情况。

2. 对于子宫、输卵管、内膜病变引起不孕者 通过各种相应的检查了解病变存在的部位，在进行相应的处理后观察病变的改善情况。

【病历记录】

（1）门诊病历的书写要详细记录患者性生活史、月经史、避孕史、人工流产史、盆腔炎、手术史。还应记录与不孕症有关的不良习惯，如吸烟、酗酒等。

（2）要记录可能与不孕症有关的疾病，如糖尿病、其他内分泌系统和免疫系统疾病，对过去已做的检查结果，如输卵管碘油造影，宫、腹腔检查等均应记录在案。

（3）由于不孕症的治疗过程比较长，对每一步的治疗方案，特别是促排卵药物使用等都应详细记录。

【注意事项】

1. 医患沟通

（1）由于不孕症是涉及夫妇双方的事，医生应鼓励患者夫妇共同前来门诊。在门诊时往往会遇到前来就诊的患者急于想了解夫妇双方是谁的原因造成不孕，医生应向患者解释，有些不孕症的病因是很明确的，源自于男方或女方，但也有相当一部分原因来自于双方，或是原因不明的。

（2）医生应向患者解释，为了寻找不孕原因及治疗的需要，医生不得不了解他们性生活的某些细节，如性生活的频率、性生活时间与月经周期间的关系，以及婚前与他人的性生活情况，对此患者应该如实陈述。有些患者会向对方隐瞒婚前性行为和妊娠史，此时，医生应单独询问并注意为患者保持秘密，以免引起夫妇不和。

（3）医生应该让患者明白，不孕症的诊治过程实际上是医患之间为达到共同的目的而紧密合作的过程。医务人员应对不孕夫妇表示充分的同情和理解，门诊时，应仔细聆听患者的主诉，与其进行深入友好的交谈，建立融洽的医患关系，取得患者的信任。通过交谈，有时会发现不孕的原因仅是因为缺乏基本的性生活知识。同时，为了尽快找出不孕的原因，医生应要求患者提供原来的检查结果，避免不必要的检查。

（4）医生应告知患者，不孕症的治疗需要一个较长的过程，即使一对生育力完全正常的夫妇，每个月的怀孕概率也仅为25%左右，盼孕心切易造成精神紧张，反而会影响治疗效果，同时应强调治疗的连贯性，劝说患者不要轻易中断治疗。

2. 经验指导

（1）在查明不孕的原因之后，就要对症治疗，根据不同的原因选择不同的治疗方法。引起不孕的原因虽很多，但首先应改善全身状况，加强体质和增进健康有利于不孕症患者恢复生育能力，如有全身性慢性疾病应积极治疗；纠正营养不良和贫血；戒烟、戒毒、不酗酒；掌握性的知识，学会预测排卵期，排卵后卵子的寿命不足 24 小时，精子在酸性的阴道内只能生存 8 小时，而进入宫腔后可维持 2～3 日，所以每月只有在排卵前 2～3 日或排卵后 24 小时性交才能受孕，因此，性交日期合适可增加受孕机会。子宫后位者性交时应抬高臀部，男女双方因不孕而过度紧张也能影响精子的产生、排卵和输卵管功能，故应注意避免情绪的变化；性交次数应适度，不能过频或过稀。

（2）当做出正确诊断后，就要进行确有成效的治疗。应该耐心期待，在内分泌功能紊乱引起的不孕症治疗方面，无论是人工周期治疗，还是其他针对病因的药物治疗，都是通过调节失调的垂体或卵巢的功能，使其恢复正常，其疗程均以 3 个月来计算，疗效判断则在半年或半年以上。

（3）对于内分泌功能紊乱造成的不孕症患者，当月经失调得到有效治疗以后，应该在医师的指导下继续治疗一段时间以巩固疗效，切不可中断治疗，以免造成再次月经失调。

（4）对于内分泌紊乱造成的不孕症，应该早期发现，早期诊断，早期治疗。如果耽误治疗时机，造成长期闭经，就会给治疗带来一定的困难。

（5）发现肿瘤、阴道横隔、生殖器炎症等疾病应积极治疗。如宫颈口狭窄，有时单纯扩张宫颈即能起到治疗作用。

（6）经子宫输卵管碘油造影明确输卵管阻塞部位，可考虑做输卵管成形术，但这种手术只能恢复其通畅，而不能恢复输卵管的功能，成形术的禁忌证是急性或亚急性输卵管炎、慢性输卵管炎输卵管增粗变硬及结核性输卵管炎。手术效果好的条件：①输卵管壁薄；②输卵管内上皮肉眼观察正常；③粘连少；④无固定的粘连。此外还应考虑手术治疗时患者的年龄。

（7）促排卵治疗只应用于女方不排卵的不孕症，或用于正常排卵妇女在进行助孕技术刺激超排卵周期。在应用促排卵治疗前，必须明确输卵管情况并排除男方因素。促排卵药物有多种，作用在下丘脑－垂体－卵巢轴的不同水平，并通过不同机制产生效应。用药过程中必须严密观察患者的反应，以调整剂量或改变方案。如应用不当，不但效果不好，有时还会产生不良反应，如严重的卵巢过度刺激综合征。另外，如一次排卵很多而受孕致多胎，导致流产、早产、孕产期并发症，对母婴不利。应用促排卵药必须有明确的适应证，首先要明确不排卵的原因及不育的原因。

第十二章

盆底功能障碍性疾病 ◆●●

第一节　子宫脱垂

子宫从正常位置沿阴道下降，子宫颈外口达坐骨棘水平以下，甚至子宫全部脱出阴道口外，称为子宫脱垂。常伴发阴道前、后壁膨出。其发病常与多产、产伤、卵巢功能减退以及长期腹内压增高有关。

【诊断】

（一）症状

子宫脱垂症状的轻重视子宫脱垂的程度及伴发周围脏器的膨出情况而定。通常轻度脱垂者可无症状或症状较轻，重度脱垂者则症状显著。

1. 阴道内脱出块状物　轻度子宫脱垂指宫颈位于阴道内，病情进展于久站、久蹲或大便用力后子宫脱出外阴口或阴道壁膨出于外阴口，经平卧休息后能自动回纳。膨出物随时间的进展越来越大，且不能自行回缩，需用手还纳。如果局部组织因血流淤滞而致水肿、肥大，严重时发生机械性障碍而使脱出物不能回纳。脱出外阴的子宫、阴道壁使行走时极感不适，少数严重者还可使患者无法行动而终日卧床。

2. 下坠感及腰背酸痛　脱垂程度越重，下坠感也越剧烈，而且可有上腹部不适甚至恶心。

3. 阴道分泌物增加　子宫脱垂引起白带增多，阴道口有块状物脱出。

4. 泌尿系统症状　子宫脱垂常伴有膀胱膨出，故可发生排尿困难、尿潴留、残余尿。排尿困难者膀胱内经常有残余尿，易引起膀胱感染而发生尿频、尿痛、尿急等症状。久而久之，感染向上蔓延，最终将损害肾脏，形成肾盂肾炎、肾盂输尿管积水，表现为肾区疼痛、腰痛等。

5. 直肠症状　轻度直肠膨出者常不引起症状，重度直肠膨出者可有下坠感、腰酸、便秘、肠胀气或大便困难等症状。

（二）体征

行妇科检查时，嘱患者向下屏气用力，于腹压增加时检查子宫脱垂的程度。

Ⅰ度轻：子宫颈距离处女膜缘少于 4cm，但未达到处女膜缘。

Ⅰ度重：子宫颈已达处女膜缘，但未超过该缘，于阴道口可见到子宫颈。

Ⅱ度轻：子宫颈已脱出阴道口外，但宫体仍在阴道内。

Ⅱ度重：子宫颈及部分宫体已脱出于阴道口外。

Ⅲ度：子宫颈及子宫体全部脱出于阴道口外。

检查见Ⅱ、Ⅲ度子宫脱垂患者的宫颈及阴道黏膜多明显增厚，宫颈肥大，不少病例宫颈管显著延长。阴道壁长期暴露，其皱襞可变浅甚至消失，阴道黏膜可水肿肥厚、角化，失去正常弹性。阴道内诊时应注意两侧肛提肌情况，确定肛提肌裂隙宽度、宫颈位置，然后明确子宫大小、在盆腔中的位置及附件有无炎症或肿瘤。

（三）辅助检查

1. 实验室检查　有尿潴留患者行尿常规检查；拟手术患者行术前常规检查。

2. 特殊检查 B 超检查了解子宫、附件、膀胱情况，有张力性尿失禁才行尿动力学检查。对老年患者除常规术前检查外，需行心肺功能检查及糖耐量检查。

（四）诊断要点

（1）根据临床特点诊断并不困难，妇科检查时应对子宫脱垂予以分度，并了解膀胱、直肠膨出情况及会阴撕裂程度。

（2）判断有无张力性尿失禁检查。让患者咳嗽，此时尿液不自主流出，当检查者用中、示指分别轻压尿道两侧，患者咳嗽后尿液不再流出，证实患者有张力性尿失禁。

（3）检查阴道侧壁，触摸肛提肌内缘，了解肛提肌情况。

（4）辅助诊断

①三合诊注意有无子宫直肠窝疝。

②常规做宫颈细胞学检查。

（五）鉴别诊断

1. 子宫黏膜下肌瘤或子宫颈肌瘤 如肌瘤脱出，在肌瘤表面找不到宫颈口，B 超检查可协助诊断。

2. 阴道壁囊肿 一般壁薄，边缘清楚且张力较大，不能推动，不能向阴道内还纳。

3. 慢性子宫内翻 极少见，阴道内可见翻出的子宫体，表面被覆红绒样子宫内膜，找不到宫颈口。肿物中可见到双输卵管口。双合诊盆腔内无子宫。

4. 子宫颈延长 用探针或 B 超检查可确诊。

【病情观察】

（1）诊断明确，已手术患者注意术后阴道出血情况及排尿情况；术后定期随访，注意有无复发；未手术患者注意病情有无加重。

（2）诊断未明确者，仔细检查以明确诊断。

【病历记录】

1. 门诊病历的书写 子宫脱垂多见于老年患者，应详细记录患者发病以来的身体情况，同时应记录有无尿失禁等症状。了解内科合并症病史，有无慢性咳嗽、便秘等增加腹压的病史。内科疾病的发病年限、治疗、控制的情况。工作或以往工作性质、条件、营养等状况。

2. 住院病史的书写　需要详细记录与患者和家属的谈话，特别是手术方式的选择和可能的手术并发症。因为子宫脱垂多见于老年患者，合并其他疾病的机会比较大，容易出现并发症，需要特别重视。

【注意事项】

1. 医患沟通

（1）子宫脱垂是一种损伤性疾病，如患者年龄太大，手术耐受性差，要选用子宫托。子宫脱垂不危及生命，但是手术本身可能会导致死亡，如果有严重心脏病、高血压、内科合并症，则手术风险比较大，需要与家属交代清楚。

（2）子宫脱垂手术后也有复发可能，可发生阴道残端脱垂。

2. 经验指导

（1）子宫脱垂严重者可有尿潴留或张力性尿失禁，因此在诊断时要仔细检查，以便明确诊断后，给予同时治疗。

（2）在治疗之前，要进行宫颈细胞学检查，以除外宫颈癌的可能。

（3）传统手术存在的问题。①传统术式用肌肉和筋膜充垫阴道中段，扭曲盆底解剖，子宫的切除使其在失去了内分泌功能的同时也丧失了其对盆底的支持作用。②未能改善阴道上段的缺陷，容易复发，尤其子宫切除术后软弱松弛的韧带及肛提肌难以胜任纠正盆底韧带筋膜的病理解剖状况及改进其支持功能的重任，从而存在阴道式子宫切除术后阴道残端整个翻出这一难以解决的问题，资料显示子宫切除术后阴道穹窿膨出发生率为 2% ~ 45%，多发生在术后 2 ~ 13 年。③阴道缩短变窄影响性生活质量。④术后阴道的不适与疼痛。

⑤易于复发，据报道30%的患者要再次接受治疗。

（4）子宫旁和阴道上方两侧的结缔组织损伤，主韧带和宫骶韧带复合体完整性缺失以及盆膈薄弱等可导致子宫和阴道穹窿位置下移。已证实单纯子宫切除术对盆底修复改善无任何意义。

（5）为了达到手术后盆底支持结构完整的解剖重建及功能更新，手术者必须于术前认真评估每例患者的每一类型盆底缺陷的原因，并根据患者的具体情况，选择恰当的手术方式。如对单纯阴道前后壁膨出的患者，可行桥式网片修补以修补阴道前后壁；对穹窿脱垂和肠膨出的患者，宜行经阴道后路悬吊术及桥式网片修补；对需要保留子宫的患者，则建议采用改良的术式，即根据盆底不同类型的缺陷，确定一个整体化的手术方案。

（6）子宫托使用注意事项。重度子宫脱垂伴盆底肌明显萎缩以及宫颈或阴道壁有炎症和溃疡者均不宜使用，经期和妊娠期停用。注意事项：①大小应适宜，以放置后不脱出又无不适感为宜。②每晚睡前取出，洗净放置于清洁杯内备用，不宜久置不取，否则可发生子宫托嵌顿及压迫坏死性尿瘘和粪瘘。③放托后应每3～6个月复查1次。

第二节　阴道前后壁膨出

膀胱直肠依靠骨盆底肌肉筋膜的托持而保持正常位置。分娩时，支持阴道前壁的耻骨膀胱宫颈筋膜、主韧带、膀胱宫颈韧带受到过度伸展或撕裂，产褥期过早参加体力劳动，致使这些阴道支持组织不能恢复正常。膀胱及其紧连的阴道前壁上2～3段向下膨出成为膀胱膨出；支持尿道的膀胱宫颈筋膜前段损伤形成尿道膨出；直肠阴道间的筋膜和耻骨尾骨肌损伤撕裂，致使直肠前壁向阴道后壁膨出成为直肠膨出。

膀胱、直肠膨出多同时有子宫脱垂。

【诊断】

（一）症状

1. 腰酸、下坠感　轻者无明显症状，重者有下坠、腰部酸胀感。

2. 阴道内块状物脱出　患者自觉有块物自阴道脱出，长久站立或剧烈活动后块状物增大，下坠感更明显。

3. 尿潴留、尿路感染、张力性尿失禁　阴道前壁脱垂患者仅有膀胱膨出时，因尿道膀胱后角变锐，排尿困难，患者可合并尿潴留、继发尿路感染等。若合并尿道膨出时，该夹角消失，患者可有张力性尿失禁表现，即在咳嗽、用力屏气等腹压增加的情况下，有尿液溢出。

4. 排便困难　阴道后壁膨出常感排便困难，有时需要用手指向上推压膨出的阴道后壁方能排空大便。

（二）体征

检查时多可见会阴部陈旧性裂伤，阴道口松弛。阴道前壁或后壁有半球形块状物膨出。平卧时可缩小，患者用力屏气时，前壁块状物膨出更明显。患者可伴有张力性尿失禁。

（三）辅助检查

1. 实验室检查　怀疑尿路感染患者应行尿常规检查。

2. 特殊检查　可行 B 超检查了解尿潴留量，通过尿流动力学检查可以评价张力性尿失禁程度。

（四）诊断要点

（1）患者多有异常分娩史、产后过早体力劳动史或年老后慢性咳嗽、便秘等，可引起子宫脱垂和阴道前后壁膨出。

（2）膀胱膨出轻者可无明显症状；重者自觉有块物脱出伴下坠感，随激烈活动下坠感加重，并出现排尿困难；尿道膨出时可出现张力性尿失禁，咳嗽、用力增加腹压时有尿液流出。

膀胱膨出分为 3 度：Ⅰ度，膨出膀胱位于阴道内；Ⅱ度，膨出膀胱显露于阴道口外；Ⅲ度，阴道前壁完全膨出阴道口外。

妇科检查：于阴道口可见阴道前壁呈半球形隆起，阴道黏膜变薄，皱襞消失。

（3）直肠膨出轻者无症状；重者可有下坠感、腰痛和排便困难。

妇科检查：阴道口较松弛，常伴有陈旧性会阴裂伤，阴道后壁可见直肠似一盲袋向阴道后壁凸出。若损伤发生在较高处的耻骨尾骨肌，可引起直肠子宫陷凹疝，疝囊内有肠管，称为肠膨出。

（4）B 超检查可以了解尿潴留量，尿流动力学检查可以评价张力性尿失禁程度。

（五）鉴别诊断

1. 子宫脱垂　亦可表现为阴道内块状物脱出，需进行鉴别。阴道壁脱垂患者仅有阴道壁脱出而无子宫脱出。

2. 直肠疝　阴道后壁脱垂（重度）需与直肠疝相鉴别，直肠疝患者脱出物内有肠组织。

3. 阴道壁囊肿　B 超检查可以了解尿潴留量，尿流动力学检查可以评价张力性尿失禁程度。

【治疗】

（一）一般治疗

轻症患者一般无须治疗，但宜注意适当营养和休息，避免站立过久及使膀胱过于充盈。

（二）手术治疗

重度膀胱膨出患者可行阴道前壁修补术，重度直肠膨出患者应行阴道后壁及会阴修补术。

（三）其他治疗

有自觉症状而不宜手术的膀胱膨出患者可用子宫托，需日间放置，夜间取出，以免长期压迫形成尿瘘、粪瘘。中药补中益气汤有促进盆底肌肌肉张力恢复、缓解局部症状的作用。

【病情观察】

1. 诊断明确者 已手术患者观察术后阴道出血量；阴道前壁修补术患者术后可能发生尿潴留，拔除导尿管后需注意患者排尿情况；术后随访患者注意有无复发征象。未手术治疗的患者门诊随访期间要注意观察阴道壁脱出情况有无加重以及有无尿失禁表现。

2. 诊断未明确者 仔细查体明确诊断。

【病历记录】

1. 门急诊病历

（1）要详细记录患者的症状、月经情况、绝经后情况、有无阴道出血、生育史、胎儿大小、生产方式、难易程度、产后恢复情况等。

（2）了解内科合并症病史，有无慢性咳嗽、便秘等增加腹压的病史，内科疾病发病年限、治疗、控制的情况。

（3）工作或以往工作性质、条件、营养等情况。

2. 住院病历

（1）住院病史除详细描写现病史、既往史外，要详细记录手术的情况。

（2）对于年龄比较大或有内科合并症的患者来讲，麻醉和手术可产生严重并发症而危及生命。手术前的谈话要慎重、周密，需要有患者或家属的知情选择和签字同意。

（3）对术后的随访及注意事项要在病史中记录。

【注意事项】

1. 医患沟通

（1）子宫前后壁膨出患者多为老年妇女，会有多种内科合并症。如果是决定手术治疗，要做好充分的术前准备，包括各种心肺功能的检查。

（2）子宫前后壁脱垂是一损伤性疾病，不会危及生命，但是对于年龄比较大的患者来讲，麻醉和手术可产生严重并发症危及生命。究竟是否进行手术，需要患者及家属慎重考虑并进行知情选择。

（3）要让患者和家属了解术后有可能再度脱垂，以免日后发生纠纷。

2. 经验指导

（1）阴道前壁膨出严重者，可有尿潴留或尿路感染，有的表现为张力性尿失禁。因此，在诊断时要详细询问病史。

（2）后壁膨出严重者，往往会有阴道分娩史和会阴裂伤史，在诊断时要详细询问病史并仔细检查，目的是在今后手术时要对会阴裂伤同时进行修补，防止术后的复发。

第三节　尿　　瘘

尿瘘（urinary fistula）是泌尿系统与阴道之间有异常通道，表现为小便淋漓不能控制。根据瘘孔部位分为膀胱阴道瘘（vesicovaginal fistula）、输尿管阴道瘘（ureterovaginal fistula）、尿道阴道瘘（ureterovaginal fistula）。绝大部分由难产引起。少部分由妇科手术损伤、子宫托损伤引起，极个别由膀胱结石、创伤、感染、宫颈恶性肿瘤、先天性畸形引起。由于尿液不断流出，外阴皮肤感染，尿味极大，使患者在精神和肉体上感到非常痛苦。

【诊断】

（一）症状

1. 漏尿　主要表现为尿液不受控制，不断自阴道内流出。因瘘孔位置不同，漏尿表现形式不同。膀胱阴道瘘患者不能控制排尿，尿液均由阴道排出；尿道阴道瘘仅在膀胱充盈时才漏尿；一侧性输尿管阴道瘘可表现为漏尿同时仍有自主排尿；膀胱内瘘孔极小或瘘道曲折迂回者通常在变更体位时出现漏尿。

2. 外阴皮炎　由于尿液长期浸渍，外阴部及大腿内侧常出现皮炎，患者感觉外阴灼痛，行动不便。

3. 尿路感染　尿瘘患者有时可有不同程度的尿路感染症状，表现为尿痛、尿急。

4. 闭经　10% ~ 15% 尿瘘患者可有继发性闭经或月经稀少。

5. 性交困难　由于出现阴道瘢痕狭窄，可能会导致性交困难。

（二）体征

除确定尿瘘存在外，还应明确瘘孔的部位、大小、数目、周围瘢痕组织的情况、有无阴道及尿道狭窄等。较大的瘘孔多可触及，用窥阴器检查也能看到。如瘘孔过小或位于耻骨联合后方难以暴露时，应嘱患者取膝胸卧位，以单叶阴道拉钩将阴道后壁向上拉起，使瘘孔充分暴露，或嘱患者咳嗽，即可见尿液自瘘孔溢出。常规用子宫探针或金属导尿管插入尿道，以了解尿道长度，有无狭窄、断裂等。也可将探针插入膀胱，与阴道内的手指配合检查确定瘘孔位置。

（三）辅助检查

1. 亚甲蓝试验　用稀释亚甲蓝液 200ml 注入膀胱，观察蓝染尿液从阴道流出的孔道。如注入亚甲蓝后从阴道流出的仍为清亮尿液，说明阴道的尿液来自膀胱以上部位，可以初步诊断为一侧输尿管阴道瘘；如蓝染尿液从宫颈外口流出，则诊断为膀胱宫颈瘘。

2. 靛胭脂试验　如亚甲蓝试验瘘孔流出的为清亮尿液，可行靛胭脂试验确定输尿管阴道瘘的存在，静脉注射靛胭脂 5ml，5 ~ 7 分钟后可见蓝色尿液自瘘孔流出。

3. 膀胱镜检查 可了解膀胱内的情况,明确膀胱瘘孔位置、数目、大小、瘘孔与输尿管口和尿道内口的关系等。

4. 肾盂输尿管造影 输尿管阴道瘘经上述检查仍不能确诊者,或需进一步了解双肾功能情况。可行肾盂输尿管造影。

5. B 超检查 有助于肾盂、输尿管积水的诊断。

(四) 诊断要点

1. 病史 有漏尿症状及有滞产、难产手术或妇科手术等病史。

2. 临床表现 妇科检查发现阴道有漏尿孔道。

3. 辅助检查 如果是膀胱宫颈瘘、膀胱下宫瘘、膀胱阴道瘘,亚甲蓝试验可见阴道内有蓝色液体流出;靛胭脂试验10 分钟内见瘘孔内流出蓝色尿液,为输尿管阴道瘘。膀胱镜检查可定位并明确瘘孔与输尿管的关系、膀胱内的情况。

(五) 鉴别诊断

根据患者尿瘘病史、体格检查发现瘘孔和辅助检查结果,一般诊断明确。主要是根据辅助检查的不同结果鉴别瘘孔发生部位。

【治疗】

1. 手术时间的选择 新鲜的创伤性瘘(如创伤、产科手术损伤、妇科手术损伤)均应争取立即进行修补。如因感染、化学性损伤致瘘,组织坏死,当时不能修补或第一次修补失败者,应在 3 ~ 6 个月后,待局部炎症水肿充分消退、瘢痕软化、局部血供恢复正常以后再行修补,这时组织愈合力好。有的瘘孔不太大,2 个月自愈者也属可能。手术宜在月经净后3 ~ 7 日进行,有利于伤口愈合。然而等待之日使患者遭受漏尿之苦,更快的处理方法是瘘发生后即给予抗生素及泼尼松(5mg,每日 3 次)10 ~ 20 日,然后行瘘修补亦能获得满意效果。可根据具体情况,不必一律等待 3 ~ 6 个月。第一次瘘修补失败,二次进行时,时间选择的原则同第 1 次。

尿瘘合并膀胱结石，是否与膀胱切开取石同时修补，应视膀胱黏膜有无水肿、感染而定。无炎症者可同时进行修补。否则应等待炎症、水肿消退后再进行修补术。尿瘘合并妊娠者，宜产后月经恢复后修补。

2. 术前准备 术前 3~5 日用 1:5000 高锰酸钾溶液坐浴。有外阴湿疹者在坐浴后局部涂搽氧化锌油膏，待痊愈后再行手术。老年妇女或闭经患者，应每晚口服己烯雌酚 1mg，共 20 日，以促进阴道上皮增生，从而有利于伤口愈合。术前做尿培养加药物敏感试验，有尿路感染者应先控制感染，再行手术。术前数小时开始应用抗生素预防感染。

3. 手术途径的选择 目前常用的手术途径有经阴道途径、腹膜外膀胱外途径、腹膜外膀胱内途径、腹腔内膀胱外途径、腹腔内膀胱内途径、经阴道腹部联合途径等，简单分述如下。

（1）经阴道途径：绝大多数膀胱阴道瘘、尿道阴道瘘可经阴道手术，其优点是手术简单、患者受损伤小，一旦失败后仍可以多次进行修补术。

（2）腹膜外膀胱外途径：适用于因妇科手术或子宫破裂造成的膀胱瘘或输尿管阴道瘘患者。

（3）腹膜外膀胱内途径：适用于尿瘘合并结石患者，取结石与尿瘘修补术可一次完成。

（4）腹腔内膀胱外途径：适用于宫颈固定在耻骨上方的膀胱宫颈瘘或高位膀胱阴道瘘，阴道操作困难者。经腹进入腹膜达阴道瘘孔处，仔细分离瘘孔周围阴道壁，充分暴露膀胱瘘孔与宫颈管缺损处，将膀胱瘘孔与宫颈缺损处分别予以缝合。

（5）腹腔内膀胱内途径：适用于瘘孔不易经膀胱外暴露，尤其是与输尿管关系不清者。

（6）经阴道腹部联合途径：适用于单从腹部或阴道途径进行手术不能使手术视野较好地暴露与充分剥离的复杂尿瘘

修补术。

4. 术后护理 是保证手术成功的重要环节。应用抗生素预防感染，保持导尿管或膀胱造瘘管通畅，导尿管一般放置8～12日。术后应多饮水，以达到自身冲洗膀胱的目的。外阴部应保持清洁。

【病情观察】

手术后观察膀胱引流情况及外阴是否清洁。保持引流持续通畅，定期观察小便量，每1～2小时记录尿量1次。拔管后令患者定时排尿，多饮水增加尿量，以达到自身冲洗膀胱的作用。

【病历记录】

1. 门诊病历的书写 在病历记录中要客观地分析尿瘘的原因、尿瘘和损伤的关系，并根据检查结果明确诊断。

2. 住院病史书写 由于尿瘘本身的特点，有可能手术治疗后不能一次痊愈，因此在住院病史中要详细记录术前谈话情况，并取得患者的知情同意和签字。

【注意事项】

1. 医患沟通

（1）尿瘘是损伤性疾病，有些是由于产伤或手术误伤引起的。在进行盆腔手术时，由于组织粘连，可能会误伤输尿管；或者是在进行输尿管游离时，操作不当也会导致输尿管阴道瘘。一旦发生损伤，要及时与家属沟通，并及时修补，将手术并发症降到最低。

（2）如果是术后才发现，则应在3～6个月后进行，因为此时瘘孔周围炎症反应消失、瘢痕软化、局部血供恢复正常，为手术成功创造了条件。但是患者和家属往往不能接受，很难了解为什么要等这么长时间，容易出现医患冲突。这就需要耐心解释，必要时还需要请第三方的同行进行会诊和咨询。

2. 经验指导

（1）最重要的是在手术前要明确漏尿的部位，可以选择以下手段：①亚甲蓝试验，了解是否有膀胱阴道瘘；②靛胭脂试验，了解是否有输尿管阴道瘘；③膀胱镜检查，确定瘘孔的位置；④静脉肾盂造影，了解肾脏功能情况；⑤B超了解有无输尿管扩张及肾盂积水。

（2）绝经期妇女术前术后服适量雌激素，以提高疗效。

（3）术后应卧床休息，多饮水，保留导尿管长期开放2周，注意外阴清洁。

（4）加强围生期保健，提倡推广新法接生，减少产伤。

第四节　粪　瘘

粪瘘（fecal fistula）是指人体肠道与生殖道之间有异常沟通，致使粪便由阴道后壁排出。临床以直肠阴道瘘居多。

【诊断】

（一）症状

直肠阴道瘘若瘘孔极小，且粪便成形时，阴道内可无粪便污染，但阴道内不时出现阵发性排气现象或有稀粪时则由阴道流出。若瘘孔较大而接近阴道口者，成型或半成型大便皆可经阴道排出，并有不能控制的排气症状，大便稀时上述症状更为严重。若粪瘘与尿瘘同时并存，则漏尿中常夹杂粪便或同时排气。阴道及外阴因常受粪便及带有粪便的分泌物刺激而发生慢性外阴皮炎，有瘙痒、渗液和皮疹等症状。

（二）体征

大的瘘孔可在阴道窥器暴露下直接窥见瘘孔；瘘孔极小者往往仅在阴道后壁见到一鲜红的肉芽组织，插入探针，另一手指介入直肠内如触及探针即可确诊。

（三）辅助检查

1. B超检查　一些极小的瘘需要借助肛门B超检查确诊。

2. 亚甲蓝试验 瘘孔较小，可用反探针检查或用无菌干纱布塞入阴道后自肛门注入稀释亚甲蓝溶液，纱布染成蓝色即可确诊。

（四）诊断要点

根据病史、体格检查一般均可明确诊断。

（1）滞产或产伤史，有粪便自阴道内流出。

（2）可直接在阴道内窥及瘘孔或于阴道内见一处鲜红的小肉芽组织，此处用子宫探针探查可与肛门内手指相遇。稀薄粪便及腹中气体不能控制，由阴道排出。粪瘘部位高者，大便可积于阴道内，形成阴道局部感染。外阴和阴道因受粪便刺激而引起慢性炎症。

（3）钡剂灌肠可诊断小肠或结肠-阴道瘘。

（五）鉴别诊断

直肠-阴道瘘的诊断较尿瘘容易，有上述病史和典型症状，再根据检查结果很易诊断。进行临床诊断时必须明确直肠-阴道瘘的性质、大小和部位。①根据瘘孔在阴道内的部位，将瘘孔位于阴道直肠间隔上段，有腹膜覆盖者称为高位瘘；瘘道累及阴道直肠间隔，且在阴道中下段称为中位瘘；低位瘘位于齿状线上下。②位于直肠阴道隔上段，瘘孔≥2.5cm 的瘘，或合并有尿瘘称为复杂型瘘；瘘道只累及阴道直肠隔，瘘孔在阴道中下段，<2.5cm，称单纯型瘘。复杂型瘘往往继发于肿瘤、放疗、炎症性肠疾病，手术吻合器导致的直肠阴道瘘也多属此类；单纯型瘘多为中低位瘘，多由创伤和炎症引起。

【治疗】

1. 治疗原则 根据病因及瘘孔大小，某些直肠阴道瘘可能自愈或经非手术疗法治愈。约有半数以上的外伤性瘘可以自愈。炎症性肠病形成的瘘，可能不能自愈或在保守疗法后仍有复发者，则多需手术治疗。如系粪瘘与尿瘘两者并存，宜同时修补。如粪瘘较大，或瘢痕组织较多，暴露困难手术难度较大可先做腹壁结肠造瘘及尿瘘修补，待尿瘘愈合后，间隔4周，进行粪瘘修补，成功后再使造瘘之结肠复位。此种情况虽较少，在方法、步骤上须结合具体情况慎重考虑。直肠阴道瘘的瘘孔巨大，瘢痕组织过多（多为阴道内腐蚀性坐药所引起），瘘孔经多次修补失败，经商讨修补确无成功希望者，可考虑做永久性人工肛门手术。先天性阴道瘘一般瘘孔小于1cm，如果为单纯性不伴肛门闭锁，手术应该在患者月经初潮后进行，以免手术致阴道瘢痕性缩窄。确诊小肠或结肠阴道瘘宜经腹修补或行肠切除吻合术。

2. 治疗方法

（1）手术途径和方法：手术途径选择取决于瘘道的位置，有多种途径：可经腹、直肠、阴道、会阴、括约肌、骶骨或联合途径进行修补。高位及复杂型直肠阴道瘘只有经腹修补安全；对中、低位单纯型直肠阴道瘘，以上其他途径均适用，一般经阴道进行修补手术容易，成功率高。复杂型瘘亦可用尼龙补片或组织皮瓣来修补；还有经腹腔镜进行手术修补者。如直肠阴道瘘接近肛门，则首先从正中剪开肛门与瘘孔之间的阴道直肠隔，使会阴三度裂伤，再行修补。

手术方法为切除瘘道周围瘢痕组织，充分游离直肠、阴道壁组织，使阴道壁与直肠黏膜分离，在无张力情况下先缝直肠壁（不透黏膜），后缝合阴道壁。

（2）手术操作：手术操作时要充分游离瘘口周围的直肠和阴道壁组织，切除瘘口的瘢痕，在瘘口周围组织无张力情况下分3层进行缝合修补。缝合直肠壁时不穿透肠黏膜，小于1cm的瘘可以进行内翻肠黏膜荷包缝合关闭直肠瘘孔，1cm以上的直肠瘘孔进行连续或间断的直肠黏膜内翻缝合，再依次间断缝合直肠肌层及阴道壁。大于2cm的瘘孔、复杂型瘘或有手术失败史的直肠阴道瘘，应该考虑在直肠阴道间隔加用尼龙补片或用组织皮瓣进行修补手术。

【病情观察】

手术后主要观察伤口的愈合情况。

【病历记录】

1. 门诊病历的书写 在病历记录中要客观地分析粪瘘的原因、粪瘘和损伤的关系，并根据检查结果明确诊断。

2. 住院病史书写 由于粪瘘本身的特点，有可能手术治疗后不能一次痊愈，因此在住院病史中要详细记录术前谈话情况，并获得患者的知情同意。

【注意事项】

1. 医患沟通

（1）粪瘘和损伤有关，应在各种手术操作前充分估计手术的困难性、复杂性，多和家属沟通，并将手术并发症降到最低。

（2）对于有坏死和炎症的直肠瘘，手术治疗一般应在 3～6 个月后进行，因为此时瘘孔周围炎症反应消失、瘢痕软化、局部血供恢复正常，为手术成功创造了条件。但是患者和家属往往不能接受，很难理解为什么要等这么长时间，容易出现医患冲突。这就需要耐心解释，必要时还需要请第三方同行会诊和咨询。

2. 经验指导

（1）对于瘘管较小的粪瘘，诊断起来比较困难，一般检查时往往发现不了瘘管。如果临床高度怀疑，而检查未能发现时，需用探针明确诊断。对小肠或结肠的阴道瘘，需经钡剂灌肠进行放射检查才能确诊。

（2）手术时间选择：凡压迫坏死性瘘及炎症性瘘管应等待 4～6 个月炎症完全消失后再行手术。新鲜创伤（如手术或外伤）应立即进行修补。

（3）粪瘘的术前准备：对粪瘘修补的愈合关系较大，术前应该进行充分的肠道准备，目的是确保手术时肠内无粪便，抑制肠道细菌，在手术部位形成一个亚无菌环境，将手术局部感染的因素降至最低。故术前 3 ~ 5 天开始进无渣半流质，并给予甲硝唑 0.2g，3 ~ 4 次/天，共服 3 ~ 4 天；庆大霉素 8 万 U，肌内注射，2 次/天，用 3 ~ 4 天；或术前每日口服新霉素 1g 或链霉素 1g，用 3 ~ 4 天，以减少肠道感染机会。术前 1 天流质或禁食，服番泻叶 15g（冲饮），术前晚及手术前清洁灌肠，并冲洗阴道。

（4）术后处理：术后继续给予无渣半流质饮食并控制排便 3 ~ 5 天，可给予 5% 鸦片酊 5ml，3 次/天。自术后第 4 日起每晚服液状石蜡 30 ~ 40ml 或每日服番泻叶 15g，使粪便变稀或软化易于排出（排便次数过多时可停服）。此外，术后还应保持外阴清洁，常规应用抗生素预防感染。术后禁食期间注意患者的营养和电解质平衡。

（5）粪瘘的预防：基本同于尿瘘。此外，应正确助产，避免发生重度会阴裂伤，会阴切开缝合时应注意缝线勿穿透直肠黏膜。阴道手术或难产手术时误伤直肠，应立即予以修补，术后服用肠道抗生素 5 ~ 7 天。对于经腹手术，在缝合盆底腹膜时，注意勿穿透肠壁及暴露粗糙面，以免肠粘连、感染、坏死，形成直肠阴道瘘。

（6）因放射治疗或晚期肿瘤破溃引起的粪瘘，治疗效果不佳。